D1749641

Patricia Le Roux

Die Metalle
in der Homöopathie

Für Dich, mein Metall-Liebhaber…

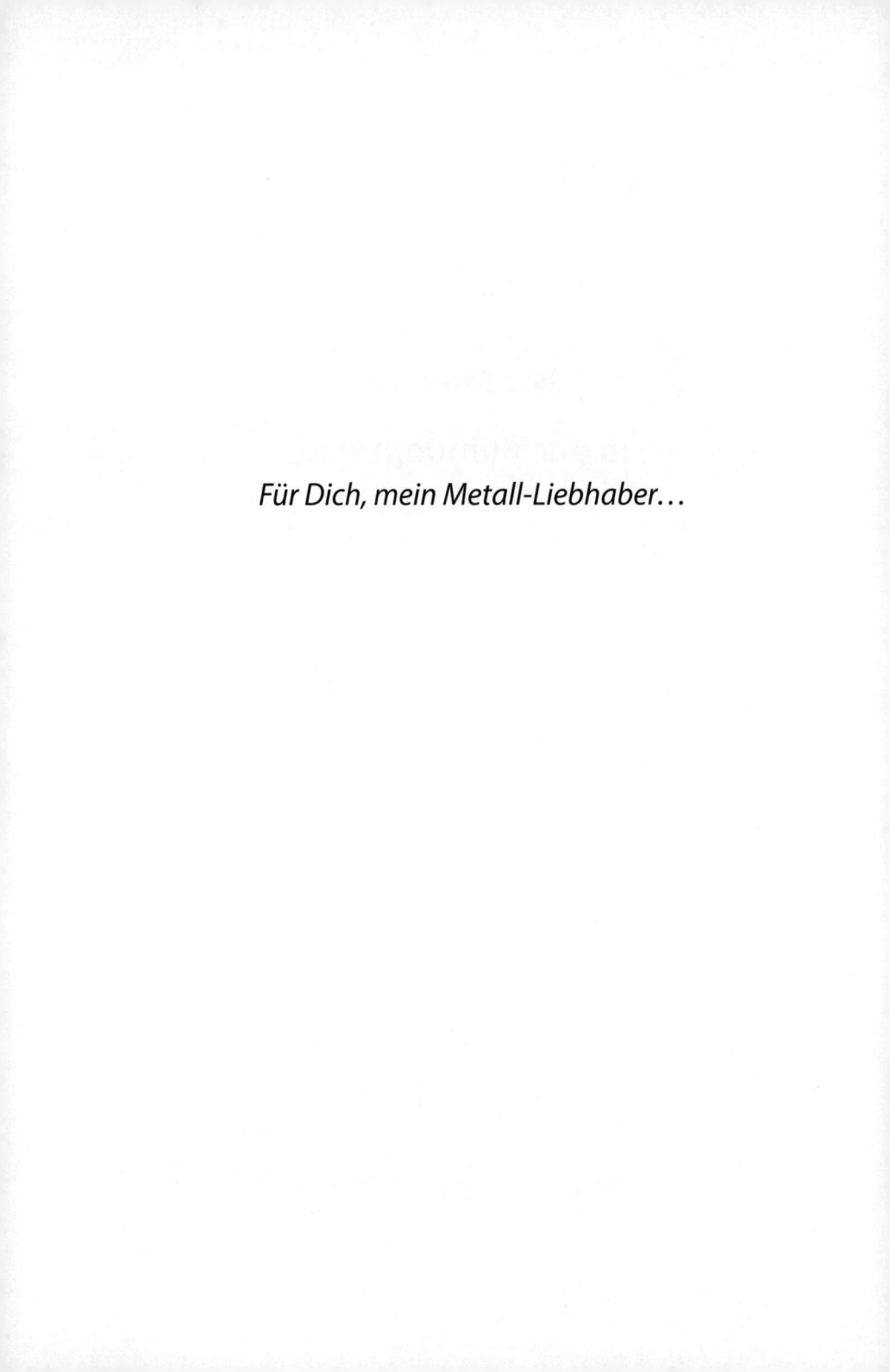

Patricia Le Roux

Die Metalle in der Homöopathie

Fallbeispiele mit Kindern und
Jugendlichen von sämtlichen Elementen
der Eisen-, Silber- und Goldserie

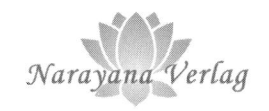

Narayana Verlag

Patricia Le Roux
Die Metalle in der Homöopathie
Fallbeispiele mit Kindern und Jugendlichen von sämtlichen
Elementen der Eisen-, Silber- und Goldserie

Titel der englischen Original-Ausgabe:
Metals in Homeopathy
© 2009, Narayana Verlag GmbH, Kandern

1. deutsche Ausgabe 2009
2. deutsche Ausgabe 2016
ISBN 978-3-939931-61-4
Übersetzt von Angela von Büdingen
Überarbeitet von Sabine Eschenfelder

Coverabbildung © Uwe Hoyer

Herausgeber:
Narayana Verlag GmbH, Blumenplatz 2, 79400 Kandern
Tel.: +49 7626 974970-0
E-Mail: info@narayana-verlag.de
www.narayana-verlag.de
© 2009, Narayana Verlag

Alle Rechte vorbehalten. Ohne schriftliche Genehmigung des Verlags darf kein Teil dieses Buches in irgendeiner Form – mechanisch, elektronisch, fotografisch – reproduziert, vervielfältigt, übersetzt oder gespeichert werden, mit Ausnahme kurzer Passagen für Buchbesprechungen.

Inhaltsverzeichnis

Vorwort von Jan Scholten 1
Einführung 3
Physikalisch-chemische Grundkenntnisse 7
Die horizontale Ebene des Periodensystems und ihre Serien 11
Die vertikale Ebene des Periodensystems und ihre Stadien 15
Die vierte Ebene des Periodensystems – Die Eisenserie 23

    Stadium 1   Kalium 27
    Stadium 2   Calcium 34
    Stadium 3   Scandium 39
    Stadium 4   Titanium 43
    Stadium 5   Vanadium 51
    Stadium 6   Chromium 58
    Stadium 7   Manganum 63
    Stadium 8   Ferrum 72
    Stadium 9   Cobaltum 86
    Stadium 10 Niccolum 95
    Stadium 11 Cuprum 107
    Stadium 12 Zincum 119
    Stadium 13 Gallium 134
    Stadium 14 Germanium 139
    Stadium 15 Arsenicum 147
    Stadium 16 Selenium 154
    Stadium 17 Bromium 168
    Stadium 18 Krypton 181

Die fünfte Ebene des Periodensystems – Die Silberserie 185

    Stadium 1   Rubidium 189
    Stadium 2   Strontium 193
    Stadium 3   Yttrium 200
    Stadium 4   Zirconium 205
    Stadium 5   Niobium 210
    Stadium 6   Molybdaenum 215

Inhaltsverzeichnis

Stadium 7	Technetium	221
Stadium 8	Ruthenium	225
Stadium 9	Rhodium	229
Stadium 10	Palladium	234
Stadium 11	Argentum	245
Stadium 12	Cadmium	258
Stadium 13	Indium	267
Stadium 14	Stannum	275
Stadium 15	Antimonium	288
Stadium 16	Tellurium	294
Stadium 17	Iodum	308
Stadium 18	Xenon	321

Die sechste Ebene des Periodensystems – Die Goldserie 325

Stadium 1	Caesium	329
Stadium 2	Barium	333
Stadium 3	Lanthanum	338
Stadium 4	Hafnium	342
Stadium 5	Tantalum	346
Stadium 6	Tungstenium	351
Stadium 7	Rhenium	356
Stadium 8	Osmium	360
Stadium 9	Iridium	371
Stadium 10	Platinum	378
Stadium 11	Aurum	393
Stadium 12	Mercurius	408
Stadium 13	Thallium	416
Stadium 14	Plumbum	425
Stadium 15	Bismuthum	440
Stadium 16	Polonium	447
Stadium 17	Astatinum	451
Stadium 18	Radon	457

Zusammenfassung 459

Literaturverzeichnis 463

Arzneimittelindex 465

Periodensystem der Elemente 470

Vorwort von Jan Scholten

Patricia Le Roux hat wieder ein hervorragendes Buch über die homöopathische Behandlung von Kindern geschrieben. Sie ist nicht nur eine souveräne Klinikerin, sie verfügt auch über die Fähigkeit, ihre Erfahrungen und Ideen in leicht nachvollziehbarer Form darzustellen.

Hier führt sie uns erneut vor Augen, dass die Homöopathie eine ernstzunehmende alternative Heilmethode ist. Sie kann zum Nutzen des Patienten gut in Kombination mit der medizinischen Behandlung in Kliniken sowie in der Notfallbehandlung und der Intensivmedizin eingesetzt werden, wie viele der in ihrem Buch beschriebenen Fälle zeigen.

Ich erlebe diesen neuen Trend als eine sehr interessante und viel versprechende Entwicklung in der Medizin. Auch in den USA zeichnet sich eine ähnliche Entwicklung in Form der „Integrativen Medizin" ab. Die amerikanische Gesellschaft für Integrative Medizin ist im Wachstum begriffen und bekannte Kliniken wie die Mayo Klinik beziehen integrative Medizin in ihre Behandlungsmethoden ein. Diesem Trend wird zwar in einigen Ländern noch entgegen gearbeitet, im Hinblick auf die Gesundheit der Bevölkerung ist jedoch eine Vernetzung von Schulmedizin und Naturheilkunde auf Dauer unabdingbar.

Die Fälle, die Patricia Le Roux in ihrem Buch beschreibt, sind sehr eindrucksvoll und klar, was auf der ihr eigenen herausragenden Art der Beschreibung und Darstellung beruht.

Die Präzision der Fälle hängt u. a. aber auch damit zusammen, dass Kinder weniger kompliziert sind, sie haben weniger Probleme und ihre Lebensgeschichte ist noch weniger umfangreich als die von Erwachsenen. Dies lässt die Mittelbilder in voller Klarheit hervortreten. Kinder sind in geringerem Maße in komplizierte Problemstrukturen involviert als Erwachsene. Dadurch erwecken die Falldarstellungen und die dahinter stehenden Mittelbilder beim Leser einen Eindruck von Durchsichtigkeit und Präzision. So klären sich viele Mittelbilder, indem sie auf diese Weise „auf den Punkt gebracht", auf ihre wesentlichen Inhalte, ihre Essenz, reduziert werden.

Vorwort von Jan Scholten

Patricia Le Roux bringt die Essenz eines Falles und des entsprechenden Arzneimittels klar ans Licht. Sie hat die Gabe, neue homöopathische Erkenntnisse und Theorien mit einzubeziehen und darzustellen. Und sie wendet sie mit großem Geschick bei ihren Patienten an. Hinzu kommt ihre Fähigkeit, diese Erfahrungen in kristallklaren Worten auszudrücken – all das in einer Hand ergibt ein Buch, das sich wirklich lohnt!

Jan Scholten

Einführung

Das vorliegende Werk verdankt seine Entstehung der zunehmenden Verwendung von Metallen in meiner kinderärztlichen Praxis. Die homöopathische Verschreibung gehört sowohl in akuten als auch in chronischen Fällen inzwischen zum Alltag und das Studium dieser Gruppe von Medikamenten schien mir daher von allgemeinem Interesse zu sein.

Die Arbeit ist die Frucht einer langjährigen und intensiven Beschäftigung mit der Arbeit der Autoren Jan Scholten und Rajan Sankaran, die mich in hohem Maße inspiriert und somit dazu beigetragen haben, dass dieses Buch über die Metalle Gestalt angenommen hat.

Um zu verstehen, wie sich die Studie über die Metalle in die Entwicklung meiner homöopathischen Vorgehensweise einfügt, ist es vielleicht von Nutzen, sich die anderen Mittelgruppen in Erinnerung zu rufen, mit denen sich meine Veröffentlichungen nacheinander befasst haben.

Ich begann mit einer Studie über Milchmittel in homöopathischer Verdünnung. Das zentrale Thema dieser Mittelfamilie ist die allererste Nahrung, die der Säugling erhält (in *Homéo et Juliette*). Es folgte eine Arbeit, in der ich mich mit der Verwendung von Säuren beschäftigte, mit ihrer charakteristischen Suche nach der Einheit im Individuum und in der Gruppe (in *Die Energie des Wasserstoffs*). Danach schien mir eine Studie über Metalle in der alltäglichen pädiatrischen Praxis die notwendige und logische Folge.

Tatsächlich sind wir oft geneigt, einem kleinen Kind am Anfang seines Daseins – oder auch später – ein homöopathisches Milchmittel zu verabreichen, um seinen Organismus ins Gleichgewicht zu bringen und ihm eine „Richtlinie" für ein gesundes Wachstum mitzugeben.

Oftmals aber benötigen unsere kleinen Patienten zu gewissen Zeiten in ihrem Leben auch eine homöopathisch aufbereitete Säure, nämlich dann, wenn sie das Leid einer Trennung oder Zerrüttung erlebt haben.

Unsere kleinen Kinder werden auf diese Weise zunächst mit Hilfe der „Milchmittel" und später der „Säuren" von ihren anfänglichen Leiden befreit. Dann wachsen sie auf, unter den aufmerksamen und besorgten Blicken der Eltern und des homöopathischen Arztes. Gemeinsam möchten diese den Kindern helfen, zu handlungsfähigen Erwachsenen heranzureifen,

Einführung

die in der Lage sind, ihre Vorhaben im Leben erfolgreich in die Tat umzusetzen. So können wir alle Kinder – in ihrem Handeln und ihrem schöpferischen Tun – als wahre Künstler betrachten und genau an diesem Punkt sind wir in der Lage, ihnen mit den potenzierten Metallen zu helfen, ihr Potential zu verwirklichen!

Hier möchte ich anhand einiger Fallschilderungen aufzeigen, wie sich diese Hypothese während meiner täglichen Sprechstunde geradezu aufdrängen musste:

» Wieso kann ein anämisches, geschwächtes Kind mit schwindender Lebenskraft durch *Ferrum* geheilt werden?

» Wie kann es sein, dass ein Heranwachsender, der Angst vor der Autorität („die Polizei") hat und sich in der Schule ständig genötigt fühlt sich zu verteidigen, zu einem aktiv handelnden Aufrührer wird, sodass ein Eingreifen mit *Zincum* notwendig ist (wie z. B. in den Vororten der großen Städte)?

» Wie kann ein kleiner Chorsänger, der vor einem wichtigen Konzert von einem totalen Stimmausfall betroffen ist, in einem solchen Extremfall durch *Argentum* „gerettet" werden?

» Wie kann eine junge Tennismeisterin, die in ihrer Altersklasse auf dem Gipfel des Erfolges steht, kurz vor der europäischen Meisterschaft eine Gelenkentzündung und eine Zyste am Handgelenk entwickeln und wie kann *Iridium* diese in wenigen Tagen zum Verschwinden bringen – und das trotz weiteren Trainings auf dem Tennisplatz?

Diese und ähnliche Fragen, die im Zusammenhang mit Fällen aus meinem Praxisalltag aufgetreten sind, habe ich in diesem Buch über die homöopathische Verschreibung von Metallen in der Kinderheilkunde verarbeitet.

Dank der spektakulären Arbeit von Dr. Jan Scholten über die Elemente des Periodensystems von Dmitri Mendelejew sowie der Forschungen von Dr. R. Sankaran über die Welt der Mineralien ist es möglich, jungen Patienten mit einer geeigneten metallisch-homöopathischen Verschreibung wirkungsvoll zu helfen. Dies zeigen die in diesem Buch dargestellten Fälle.

Wir wollen zunächst mit der Untersuchung der horizontalen und vertikalen Ebenen des Periodensystems von Mendelejew beginnen, in dem die Elemente – und mit ihnen die Metalle – durch ihre molekulare Ordnung klassifiziert sind. Darüber hinaus wollen wir besonders die gemeinsamen

Einführung

Eigenschaften sowohl der vertikalen („Stadien") als auch der horizontalen Ebenen („Serien") analysieren.

Hierfür ist es hilfreich, einige Grundlagen der Klassifikation der Elemente zu rekapitulieren.

Alle Metalle, die in der Homöopathie verwendet werden, sind im Periodensystem der Elemente verzeichnet, das von Dmitri Ivanovitch Mendelejew vor über 100 Jahren entwickelt wurde.

Die Kenntnis der physikalisch-chemischen Eigenschaften der Moleküle ermöglicht es uns, zahlreiche homöopathische Symptome der Metalle entsprechend ihrer atomaren Struktur zu verstehen. Im Periodensystem von Mendelejew sind die Elemente nach ihrer Ordnungszahl (oder Kernladungszahl) und ihrem Atomgewicht (Atommasse) angeordnet.

Ein Element besteht aus Protonen (positive Ladung), Neutronen (keine Ladung) und Elektronen (negative Ladung). Die Protonen und Neutronen bilden den Atomkern, um den die Elektronen kreisen.

Bei allen Elementen des Periodensystems besitzt das erste Orbital der Elektronenhülle höchstens 2, das zweite 8 und das dritte 18 Elektronen. Um stabil zu sein, muss das letzte Orbital eines Atoms mindestens 8 Elektronen enthalten.

Im Periodensystem haben benachbarte Elemente in einer horizontalen oder vertikalen Ebene ähnliche atomare Strukturen und – wie festgestellt wurde – auch ähnliche homöopathische Eigenschaften.

Die metallischen Elemente erscheinen im Periodensystem erstmals in der vierten horizontalen Stufe, und es gibt zwei Möglichkeiten des Zugangs zu ihnen: die Untersuchung der Elemente derselben horizontalen Ebene oder Stufe (hier: „Serie") oder der Elemente derselben vertikalen Ebene oder Gruppe (hier: „Stadium").

Im Folgenden wollen wir uns die Elemente genauer anschauen, die auf der vierten, fünften und sechsten Stufe des Periodensystems anzutreffen sind, d. h. die Metalle der vierten bis sechsten Serie.

Die Metalle der vierten Serie sind die leichtesten, die schwersten finden wir in der sechsten Serie.

Physikalisch-chemische Grundkenntnisse

Ein Element besteht aus **Protonen** (die eine positive Ladung haben), **Neutronen** (die neutral sind) und **Elektronen** (mit ihrer negativen Ladung). Die Protonen und Neutronen bilden den Atomkern und die Elektronen umrunden den Atomkern in einer oder mehreren Schalen. Die erste Schale z. B. enthält maximal zwei Elektronen, die Zweite acht und die Dritte achtzehn. Jedes Element hat seine eigene Ordnungszahl, welche die Anzahl der Protonen im Kern repräsentiert.

Im Periodensystem, das von Dmitri Ivanovitch Mendelejew im 19. Jahrhundert aufgestellt wurde, sind alle Elemente in aufsteigender Reihenfolge nach ihrer Ordnungszahl aufgelistet und in Säulen und Reihen geordnet. Das ermöglicht es, ihre chemischen Eigenschaften vorherzusagen. Elemente mit sehr ähnlichen chemischen Eigenschaften stehen in der gleichen Säule. Elemente, die in der horizontalen Reihe nebeneinander stehen, teilen physikalische Eigenschaften. Das Atomgewicht (oder die relative Atommasse) steigt, je weiter man nach rechts und nach unten im Periodensystem geht, so dass die Elemente in den unteren Reihen schwerer sind als in den oberen.

In der Homöopathie hilft uns das Periodensystem auf diese Weise, Ähnlichkeiten im Ausdruck von Themen oder Symptomen zwischen den Mitteln in der gleichen Reihe oder Säule zu erkennen.

Die horizontalen Reihen: Perioden oder Serien

Wissenschaftler beziehen sich gewöhnlich auf die Reihen als Perioden. In der Homöopathie bezeichnen wir sie als Serien; bezugnehmend auf ihr charakteristischstes Element. So ist Periode 4 die Eisenserie, Periode 5 die Silberserie und Periode 6 die Goldserie.

Die vertikalen Säulen: Gruppen oder Stadien

Wissenschaftler bezeichnen diese als Gruppen, während Homöopathen sich oft auf die Säulen als Stadien beziehen. Wie oben erklärt, haben Ele-

Physikalisch-chemische Grundkenntnisse

mente in derselben Säule, Gruppe oder demselben Stadium eine ähnliche Elektronenkonfiguration und gemeinsame chemische Merkmale.

Salze

Elemente, die Elektronen abstoßen und damit positiv geladen sind (Kationen) sind in der linken Seite des Periodensystems gruppiert. Solche, die Elektronen einfangen und damit negative Ladung tragen (Anionen), stehen auf der rechten Seite. Salze werden gebildet, wenn sich Kationen und Anionen verbinden.

So hat Natrium (**Na**) z.B. ein einziges Elektron in seiner äußeren Schale, welches es leicht verliert und zum positiv geladenen Kation (**Na⁺**) wird. Chlor (**Cl**) dagegen hat sieben Elektronen auf seiner äußeren Schale. Indem es ein weiteres Elektron einfängt, wird es zum negativ geladenen Anion (**Cl⁻**). Diese beiden Ionen können sich verbinden und bilden Natriumchlorid (Kochsalz), das neutrale Ladung zeigt, da die acht Elektronen zwischen ihnen geteilt werden.

Das hilft uns, die Verbindungen zwischen Gruppen von Salzen, die als homöopathisches Mittel verwendet werden, wie die *Natriums* und *Magnesiums* oder die *Sulphuricums* und die *Bromatums*, zu verstehen.

Metalle

Metalle sind durch ihren strahlenden Glanz charakterisiert. Ihre Elektronen können von einer Schale zur anderen springen, dabei entsteht Licht: Sie sind fähig, Licht zu absorbieren und zu reflektieren. Verglichen mit den Nicht-Metallen, sind Metalle im Allgemeinen dichter, leiten die Wärme und Elektrizität leichter und sind unter Druck leichter formbar ohne zu splittern. Eine dritte Kategorie von Elementen, als Metalloide oder Semi-Metalle bekannt, hat einige metallische Eigenschaften, aber im engeren Sinne sind sie keine Metalle.

Metalle werden auch nach der Art eingeteilt, in der sie Ionen bilden und Verbindungen eingehen; ihre Atome stoßen leicht Elektronen ab, werden so zu positiv-geladenen Ionen (Kationen) und bilden metallische Verbindungen mit anderen Metall-Atomen bzw. ionische Verbindungen mit Nicht-Metall-Atomen.

Die ersten beiden Metalle im Periodensystem sind Lithium und Beryllium, die zur **Kohlenstoffserie** gehören. Dann gibt es die drei Metalle der **Siliziumserie**: Natrium, Magnesium und Aluminium. Die meisten Elemente in

Physikalisch-chemische Grundkenntnisse

den folgenden drei Serien (der **Eisen-**, **Silber-** und **Goldserie**) sind Metalle und die bekannten Elemente der anderen Serien sind ebenfalls Metalle, inklusive der radioaktiven Elemente, den Lanthaniden (Lanthanoiden) und Actiniden (Actinoiden).

Mit diesem Basiswissen von Chemie und dem Periodensystem, können wir nun die drei Serien (**Eisen, Silber** und **Gold**) im Detail betrachten. In jeder Serie gibt es achtzehn Elemente, das macht zusammen 54 Elemente: 42 davon sind Metalle, außerdem noch fünf Metalloide und sieben Nicht-Metalle auf der rechten Seite des Periodensystems.

Die folgenden Kapitel dieses Buches werden jedes dieser 54 Elemente und seine Materia medica beschreiben, jeweils illustriert durch ein relevantes Fallbeispiel, um die Definition und das Wiedererkennen der Indikation des Elementes zur Verschreibung in der pädiatrischen Praxis zu erleichtern.

Die horizontale Ebene des Periodensystems und ihre Serien

Kurzfassung

Die Einteilung der Elemente in horizontale Ebenen macht es möglich, diese ihrem Molekulargewicht entsprechend zu ordnen. Je weiter man in den Serien voranschreitet, umso schwerer werden die Elemente.

Serie 1: Die Wasserstoffserie

Die Idee dieser Mittel ist die **Suche nach der Einheit**.

Wasserstoff ist das erste Element, es ist das leichteste, aber auch das expansivste aller Elemente. Helium folgt ihm direkt.

Elemente der Serie:

Wasserstoff (**H**)
Helium (**He**)

Im Mittelpunkt ihres Interesses steht der **Wunsch nach allumfassender Einheit**.
Sie haben das Gefühl, außerhalb von Raum und Zeit zu stehen.
Zwang und Einschränkungen ertragen sie nicht.

Serie 2: Kohlenstoffserie

In dieser Serie steht **das Thema der Ichbezogenheit** an erster Stelle.

Elemente der Serie:

Lithium (**Li**), Beryllium (**Be**), Bor (**B**), Kohlenstoff (**C**), Stickstoff (**N**), Sauerstoff (**O**), Fluor (**F**), Neon (**Ne**).

Die Hauptinteressen sind Moral und Erziehung.
Sie sind besitzorientiert und das Geben und Nehmen spielt eine wichtige Rolle für sie. Sie sind oft schwache Persönlichkeiten und verfügen dennoch über körperliche Stärke und Vitalität sowie eine natürliche Spontaneität.

Die horizontale Ebene des Periodensystems und ihre Serien

Serie 3: Die Siliziumserie

Es geht um das **Thema Beziehungen**.

Elemente der Serie:

Natrium (**Na**), Magnesium (**Mg**), Aluminium (**Al**), Silizium (**Si**), Phosphor (**P**), Schwefel (**S**), Chlor (**Cl**), Argon (**A**).

Im Mittelpunkt des Interesses stehen familiäre Beziehungen mit den Themen Liebe und Hass. Diese Mittel können in der Pubertät und in Zeiten, in denen Beziehungen sich entwickeln oder einem starken Wandel unterliegen, sehr hilfreich sein.

Serie 4: Die Eisenserie

In dieser Serie geht es um die **Handlung** sowie **Angriff und Verteidigung**.

Elemente der Serie:

Kalium (**K**), Calcium (**Ca**), Scandium (**Sc**), Titan (**Ti**), Vanadium (**V**), Chrom (**Cr**), Mangan (**Mn**), Eisen (**Fe**), Kobalt (**Co**), Nickel (**Ni**), Kupfer (**Cu**), Zink (**Zn**), Gallium (**Ga**), Germanium (**Ge**), Arsen (**As**), Selen (**Se**), Brom (**Br**), Krypton (**Kr**).

Zentrale Themen sind Arbeit und Pflichterfüllung und die Sorge, bei der Erfüllung ihrer Aufgabe kritisiert zu werden.
Angriff und Verteidigung sind demnach als mögliche Strategien im Hinblick auf diese Kritik zu verstehen.

Serie 5: Die Silberserie

Im Vordergrund steht die **Dynamik von künstlerischer Handlung und Vollendung mit der Notwendigkeit, am meisten glänzen zu müssen.**

Elemente der Serie:

Rubidium (**Rb**), Strontium (**Sr**), Yttrium (**Y**), Zirkonium (**Zr**), Niob (**Nb**), Molybdän (**Mo**), Technetium (**Tc**), Ruthenium (**Ru**), Rhodium (**Rh**), Palladium (**Pd**), Silber (**Ag**), Cadmium (**Cd**), Indium (**In**), Zinn (**Sn**), Antimon (**Sb**), Tellur (**Te**), Jod (**I**), Xenon (**Xe**).

Im Zentrum ihres Interesses steht vor allem das Bedürfnis, schöpferisch tätig zu sein und der Wunsch nach Inspiration, Ideenreichtum und Kultiviertheit.

Serie 6: Die Goldserie

Das Hauptthema dieser Serie ist das Verlangen nach **Macht und Führerschaft, stets verbunden mit der Vorstellung der Selbstverwirklichung sowie dem Wunsch, Verantwortung zu besitzen und zu übernehmen und in allem der Beste zu sein.**

Elemente der Serie:

Caesium (**Cs**), Barium (**Ba**), Lanthan (**La**), Hafnium (**Hf**), Tantal (**Ta**), Wolfram (**W**), Rhenium (**Re**), Osmium (**Os**), Iridium (**Ir**), Platin (**Pt**), Gold (**Au**), Quecksilber (**Hg**), Thallium (**Tl**), Blei (**Pb**), Bismut (**Bi**), Polonium (**Po**), Astat (**At**), Radon (**Rn**).

Macht und Herrschaft sind die zentralen Themen. Diese Patienten sind ernste Menschen und vor allem sind sie Führer. Sie sind anderen überlegen, stolz und hochmütig, und können auch diktatorisch auftreten. Aus diesem Grund sind sie oft allein.

Wenn sie scheitern, sind sie zutiefst in ihrem Stolz verletzt.

Serie 7: Die Elemente der Uranserie

Elemente der Serie:

Francium (**Fr**), Radium (**Ra**), Actinium (**Ac**), Thorium (**Th**), Protactinium (**Pa**), Uran (**U**), Neptunium (**Np**), Plutonium (**Pu**), Americium (**Am**), Curium (**Cm**), Berkelium (**Bk**), Californium (**Cf**), Einsteinium (**Es**), Fermium (**Fm**), Mendelevium (**Md**), Nobelium (**No**), Lawrencium (**Lw**).

Gerade Stadien: passiv, stabil.

Ungerade Stadien: instabil, dynamisch.

Diese Zusammenfassung hebt die Gemeinsamkeiten der Elemente hervor, die sich aus ihrer Anordnung in der horizontalen Ebene ergeben, und lässt uns an dieser Stelle bereits die Hauptthemen unserer drei Serien erkennen.

Die vertikale Ebene des Periodensystems und ihre Stadien

Kurzfassung

Die Klassifizierung der Elemente in vertikale Ebenen trägt viel zu ihrem homöopathischen Verständnis bei. Dr. Jan Scholten hat die vertikalen Stadien umfassend untersucht, und es sind seine Arbeit und seine Erkenntnisse, auf die wir uns bei der Anwendung in der Kinderheilkunde stützen.

Wie bereits in der Einführung angesprochen, haben die Elemente, die sich in derselben vertikalen Gruppe oder demselben Stadium befinden, die gleiche Elektronenzahl in ihrer äußeren Schicht und werden im Periodensystem von oben nach unten immer schwerer. Dadurch lassen sich die Reaktivität dieser Elemente und ihre Beziehungen untereinander verstehen.

Geben sie Elektronen ab oder holen sie sich welche? Sind es – der Elektronenzahl in ihrer äußeren Schicht entsprechend – Kationen oder Anionen?

Wenn sie auf der linken Seite des Periodensystems angesiedelt sind, so geben sie eher Elektronen ab und befinden sich in diesem Fall in dem Prozess loszulassen – erst durch das Loslassen wird ihre Verwirklichung möglich.

Stehen sie auf der rechten Seite des Periodensystems und haben die Tendenz, Elektronen einzufangen, so geht es mit ihren Handlungen und ihrem Einfluss eher dem Ende entgegen, und sie halten fest – sie klammern sich an etwas, bevor sie sich verflüchtigen oder dieses nicht mehr nötig ist.

Die vertikale Ebene des Periodensystems und ihre Stadien

Es gibt insgesamt achtzehn vertikale Stadien, zu denen alle Metalle und auch Halogene und Edelgase gehören.

Stadium 1:

(Alkalimetalle)

Er beginnt eine Handlung mit Impulsivität.

Zugehörige Elemente:

Wasserstoff (**H**), Lithium (**Li**), Natrium (**Na**), Kalium (**K**), Rubidium (**Rb**), Caesium (**Cs**), Francium (**Fr**).

Gemeinsame Symptome:

Sie sind impulsiv, spontan und handeln instinktiv. Sie sind Einzelgänger, oft eigensinnig und rigide, naiv und kindlich. Aus diesem Grund geben sie leicht auf.

Stadium 2:

(Erdalkalimetalle)

Er befindet sich in der Rolle des Beobachters. Er ist unsicher, schüchtern und passiv.

Zugehörige Elemente:

Beryllium (**Be**), Magnesium (**Mg**), Calcium (**Ca**), Strontium (**Sr**), Barium (**Ba**), Radium (**Ra**).

Gemeinsame Symptome:

Sie sind kritische Beobachter, aber schüchtern und wenig selbstsicher. Sie suchen Schutz, sind diszipliniert und beobachten, bleiben aber passiv.

Stadium 3:

Er fühlt sich nicht sicher und probiert aus, um das Richtige zu finden.

Zugehörige Elemente:

Bor (**B**), Aluminium (**Al**), Scandium (**Sc**), Yttrium (**Y**), Lanthan (**La**), Actinium (**Ac**).

Die vertikale Ebene des Periodensystems und ihre Stadien

Gemeinsame Symptome:

Sie untersuchen die Dinge gründlich, indem sie prüfen und vergleichen. Sie stellen sich auf die Probe, zweifeln aber an sich. Sie sind wankelmütig, setzen sich selbst herab und verlieren den Mut.

Stadium 4:

Er macht den ersten Schritt.

Zugehörige Elemente:

Titan (**Ti**), Zirkonium (**Zr**), Hafnium (**Hf**), Thorium (**Th**).

Gemeinsame Symptome:

Ihr Thema ist die Gründung, der erste Schritt. Sie lassen sich nieder, schließen sich einer Gruppe an. Sie sind voller Erstaunen.

Stadium 5:

Er befindet sich in der Vorbereitung seines Werks.

Zugehörige Elemente:

Vanadium (**V**), Niob (**Nb**), Tantal (**Ta**).

Gemeinsame Symptome:

Sie sind in der Phase der Vorbereitung, noch ist alles provisorisch, nichts ist festgelegt.

Stadium 6:

Er ist zum Handeln gezwungen und kann dem Unvermeidlichen nicht aus dem Weg gehen.

Zugehörige Elemente:

Chrom (**Cr**), Molybdän (**Mo**), Wolfram oder Tungsten (**Wo**).

Gemeinsame Symptome:

Sie stellen sich der Herausforderung und zeigen Mut. Sie sind fähig zu beginnen, aber sie werden zum Handeln gezwungen. Sie können der Handlung nicht mehr ausweichen.

Die vertikale Ebene des Periodensystems und ihre Stadien

Stadium 7:

Er beherrscht seine Tätigkeit und übt.

Zugehörige Elemente:

Mangan (**Mn**), Technetium (**Tc**), Rhenium (**Re**).

Gemeinsame Symptome:

Sie sind in der Lehrzeit. Sie müssen üben und sich verbessern, stimmen sich gut ab, erwarten Ermutigung und Komplimente, arbeiten gern mit anderen zusammen und helfen gern.

Stadium 8:

Er geht richtig zu Werke und hält durch, wenn er auf Widerstand trifft.

Zugehörige Elemente:

Eisen (**Fe**), Ruthenium (**Ru**), Osmium (**Os**).

Gemeinsame Symptome:

Sie sind ausdauernd und halten auch Zwang, starkem Druck, Kampf und Konfrontation stand. Sie kalkulieren und planen.

Stadium 9:

Ein letztes Hemmnis hält ihn noch davon ab, den Gipfel des Erfolges zu erreichen.

Zugehörige Elemente:

Kobalt (**Co**), Rhodium (**Rh**), Iridium (**Ir**).

Gemeinsame Symptome:

Sie haben das Ziel so gut wie erreicht. Zugleich haben sie Angst, das Gesicht zu verlieren, dann einen Fehler zu machen, wenn sie kurz vor dem Gipfel stehen.

Die vertikale Ebene des Periodensystems und ihre Stadien

Stadium 10:

Er ist auf dem Gipfel angelangt und strahlt.

Zugehörige Elemente:

Kohlenstoff (**C**), Silizium (**Si**), Nickel (**Ni**), Palladium (**Pd**), Platin (**Pt**).

Gemeinsame Symptome:

Sie sind auf dem Gipfel, am Ziel, haben Erfolg, stehen im Zentrum der Aufmerksamkeit, strahlen und glänzen – und bleiben dabei völlig unabhängig. Dennoch sind sie starrsinnig, hochmütig und von sich überzeugt.

Stadium 11:

Er ist auf dem Gipfel und muss das Erreichte bewahren, aufrechterhalten und an ihm festhalten.

Zugehörige Elemente:

Kupfer (**Cu**), Silber (**Ag**), Gold (**Au**).

Gemeinsame Symptome:

Sie sind die Konservatoren und Bewahrer. Sie halten sich an dem Bestehenden fest, bewahren, und erhalten es aufrecht. Sie wachen über ihre Vorräte, ihre Absicherungen, ihren Besitz, ihre Reichtümer, ihre Privilegien und ihr Vergnügen.

Stadium 12:

Er ist auf dem Gipfel und tut zu viel des Guten.

Zugehörige Elemente:

Zink (**Zn**), Cadmium (**Cd**), Quecksilber (**Hg**).

Gemeinsame Symptome:

Sie überschreiten ihre Grenzen, gehen zu weit, machen zu viel und wiederholen sich.

Die vertikale Ebene des Periodensystems und ihre Stadien

Stadium 13:

Er ist überholt und veraltet und beiseite geschoben worden. Es ist der Anfang vom Ende.

Zugehörige Elemente:

Gallium (**Ga**), Indium (**In**), Thallium (**Th**).

Sie wurden überholt, es besteht kein Interesse mehr an ihnen, sie verzichten und ziehen sich zurück.

Stadium 14:

Er wurde abgeschoben und tut nichts Nützliches mehr. Er geht jeder Handlung aus dem Weg.

Zugehörige Elemente:

Germanium (**Ge**), Zinn (**Sn**), Blei (**Pb**).

Gemeinsame Symptome:

Sie sind ausgelaugt, schwach, abgeschoben, verantwortungslos und gleichgültig. Sie gehen auf Distanz und benutzen Vermeidungsstrategien.

Stadium 15:

Er gibt alles aus der Hand. Er verliert alles und gibt auf.

Zugehörige Elemente:

Stickstoff (**N**), Phosphor (**P**), Arsen (**As**), Antimon (**Sb**), Bismut (**Bi**).

Gemeinsame Symptome:

Sie erleben einen schweren Verlust. Sie geben alles aus der Hand, sie befinden sich in einem Zustand von Verweigerung und Widerstand.

Stadium 16:

Er ist verloren, alles ist vorbei. Er ist faul und nachlässig.

Zugehörige Elemente:

Sauerstoff (**O**), Schwefel (**S**), Selen (**Se**), Tellur (**Te**), Polonium (**Po**).

Die vertikale Ebene des Periodensystems und ihre Stadien

Gemeinsame Symptome:

Sie sind verloren, verbraucht, sie erinnern sich gern an bessere Zeiten, zeigen sich aber nachlässig und faul. Sie gehen dem Verfall entgegen und leben in einer Fantasiewelt.

Stadium 17:

(Halogene).

Das ist das Ende. Er lässt alles los, um zu entfliehen.

Zugehörige Elemente:

Fluor (**F**), Chlor (**Cl**), Brom (**Br**), Jod (**I**), Astat (**At**).

Gemeinsame Symptome:

Das sind Ausstieg und Ende, sie lassen los, sie klammern sich fest, sie geben auf, sie entfliehen, sie verschwinden.

Stadium 18:

(Edelgase – das letzte Stadium, auch Stadium 0 benannt)

Das ist endlich die Ruhe.

Zugehörige Elemente:

Helium (**He**), Neon (**Ne**), Argon (**A**), Krypton (**Kr**), Xenon (**Xe**), Radon (**Rn**).

Gemeinsame Symptome:

Das gemeinsame Thema ist die Ruhe, die Pause.

Abschließend ist festzustellen, dass diese Übersicht und Zusammenfassung die gemeinsamen Merkmale aller Elemente erkennen lässt, die sich in demselben Stadium befinden.

Die eigenen Untersuchungen, die Betrachtung und Darstellung der einzelnen Elemente in ihrer Eigenart und ihren physikalisch-chemischen Eigenschaften und die Fallbeispiele aus der kinderärztlichen Praxis sind ein Beitrag zum Verständnis dieser Zusammenhänge.

DIE VIERTE EBENE DES PERIODENSYSTEMS
DIE EISENSERIE

In diesem Kapitel wollen wir die Elemente der vierten Ebene des Periodensystems – die Eisenserie – einzeln untersuchen.

Alle Autoren, die sich mit diesen Mitteln befasst haben, stimmen darin überein, dass das zentrale Thema aller Elemente der Eisenserie die Selbstverwirklichung ist, und dass die Frage der persönlichen Entfaltung eine umso größere Bedeutung gewinnt je weiter man in der horizontalen Ebene voranschreitet.

Selbstverwirklichung kann sich auch in einer besonderen Art von Leistung zeigen, wie sie mit dem englischen Wort „performance" zum Ausdruck gebracht wird – die erstklassige Durchführung einer Tätigkeit oder Aufgabe nämlich, die sich im Alltag, im Beruf oder bei einem künstlerischen Werk ergibt.

Ferrum ist das zentrale Element dieser Serie. Neben dem Bedürfnis, Leistung zu erbringen, entwickelt sich ein weiteres Bedürfnis – das nach Schutz und Verteidigung. Der Patient wird sich, während er nach der persönlichen Verwirklichung strebt, immer wieder der Kritik aussetzen, gegen die er sich dann zur Wehr setzen muss, da er sich angegriffen fühlt.

Das bedeutet, dass die drei Hauptthemen der Eisenserie die folgenden sind:

Aktion, Angriff und Verteidigung.

Für die Angriffs- und Verteidigungsstrategie gibt es genügend Beispiele.

Betrachtet man die Elemente auf der linken Seite der Eisenserie, so findet man dort *Kalium* und *Calcium*, die beide mit dem Thema Angst zu tun haben und die Verteidigung und Schutz benötigen.

Bromium dagegen – ganz auf der rechten Seite der Serie – geht bei einem Angriff zum Gegenangriff über.

Metalle wie *Manganum*, *Ferrum*, *Cobaltum*, *Niccolum*, *Cuprum* und *Zincum* stehen in der Serie in der Mitte, wo es stets um Verteidigung geht.

Die vierte Ebene des Periodensystems - Die Eisenserie

Hier tauchen immer wieder die Begriffe Schutz, Polizei, Soldaten und Militär auf.

Arsenicum mit seiner Angst vor Dieben, vor denen es sich zu schützen gilt, steht ein wenig weiter rechts.

Die Patienten, die Mittel aus der Eisenserie benötigen, haben oft eine Leidenschaft für Kampfkunst oder Sportarten, die sich mit Kampf und Verteidigung befassen.

Zu dieser Serie gehören die folgenden Elemente:

Kalium (**K**), Calcium (**Ca**), Scandium (**Sc**), Titanium (**Ti**), Vanadium (**Va**), Chromium (**Cr**), Manganum (**Mg**), Ferrum (**Fe**), Cobaltum (**Co**), Niccolum (**Ni**), Cuprum (**Cu**), Zincum (**Zn**), Gallium (**Ga**), Germanium (**Ge**), Arsenicum (**As**), Selenium (**Se**), Bromium (**Br**), Krypton (**Kr**).

In der Kinderheilkunde ist die Verschreibung dieser Elemente besonders in schwierigen Schulsituationen nützlich. In der Schule lernt das Kind, seine Begabungen und Fähigkeiten zu entwickeln, und in der Schule muss es Tag für Tag Leistungen und Taten vollbringen. Auch auf sportlichem oder künstlerischem Gebiet findet hier eine Entwicklung statt. Bei Schwierigkeiten in allen diesen Bereichen kann die Verordnung eines Elementes von großem Nutzen sein und *Ferrum* und die ihm verwandten Elemente der Serie haben sich hierbei häufig als sehr wirksam erwiesen.

Für einen Gesamtüberblick werden in der folgenden Liste die Leitsymptome für jedes Element der Eisenserie kurz zusammengefasst. Neben den Gemütssymptomen werden ein oder zwei ausgewählte körperliche Symptome aufgeführt. Wie im gesamten Buch liegt das Augenmerk auf der Anwendung im pädiatrischen Bereich.

Kalium

Dieser Patient ist bei allem, was getan werden muss, äußerst gewissenhaft. Ein Mittel für eitrige Rhinitis und Asthma, mit Verschlimmerung um 3 Uhr morgens.

Calcium

Er ist sich seiner Leistung nicht sicher und hat vielfältige Ängste. Alle Symptome verschlimmern sich um 15 Uhr. Er hat ein Verlangen nach Eiern und schwerverdaulichen Speisen.

Scandium

Er ist Perfektionist und kann sich nicht entscheiden, was er tun soll. Ein Mittel für Probleme mit dem Schwitzen und Aphthen.

Titanium

Er schafft es nicht, den ersten Schritt zu tun. Er hat Angstträume um 7 Uhr morgens und hat ein starkes Verlangen nach Äpfeln. Ein Mittel für Hemianopsie und Ekzeme.

Vanadium

Er schwankt zwischen Erfolg und Versagen, und zwischen Angriff und Verteidigung. Ein Mittel bei Anorexie und Bulimie.

Chromium

Er muss den schönen Schein wahren. Ein Mittel bei Eitelkeit, Koketterie und eitriger Sinusitis.

Manganum

Er trainiert und übt, um seine Aufgaben erfüllen zu können. Ein Mittel bei Otitis und Laryngitis. Die Otoskopie ruft Husten hervor. Er hat ein Verlangen nach Tomaten.

Ferrum

Er hält an seinen Taten und Handlungen fest. Ein Mittel bei Eisenmangelanämie.

Cobaltum

Er ist bereit zu handeln, aber er macht in letzter Minute einen Fehler. Ein Mittel bei Spina bifida, Lumbago und Dermatosen.

Niccolum

Er befindet sich ganz oben an der Spitze und muss alles bis zur Perfektion kontrollieren. Er unterdrückt seine Gefühle. Ein Mittel für intellektuelle und gebildete Menschen, die an Kopfschmerzen und Husten leiden.

Die vierte Ebene des Periodensystems - Die Eisenserie

Cuprum

Er behält die Kontrolle über sein Handeln bis zum Krampf. Diese Kinder richten gern Rituale ein. Ein Mittel bei Koliken, Keuchhusten und Krämpfen.

Zincum

Er führt seine Arbeit aus, überarbeitet sich aber dabei und erkennt seine Grenzen nicht mehr.

Er überprüft sich ständig. Ein Mittel bei Tics, Stottern, Schlafstörungen und Ekzemen an den Händen.

Gallium

Er scheint durchaus in der Lage, Leistungen zu erbringen, aber ein Teil seiner Ausdrucksmöglichkeiten wurde ihm genommen oder wurde unterdrückt. Daher ist er jetzt nicht mehr so erfolgreich und hält sich an dem fest, was er kann. Ein Mittel bei Konjunktivitis und Ekzemen.

Germanium

Er verschafft sich eine Fassade und versteckt sich hinter einer Maske, um keine Verantwortung übernehmen zu müssen. Ein Mittel bei Nierenerkrankungen und schweren Erschöpfungszuständen.

Arsenicum

Er hat seine Arbeit verloren und tut alles, um sein Gesicht zu wahren. Ein Mittel bei Angst vor Dunkelheit, Asthma und Otitis.

Selenium

Er hat kein Interesse an dem, was er tut. Ein Mittel bei vorzeitigem Altern, Hydrozele, übelriechendem Schweiß und Akne.

Bromium

Für ihn gibt es nichts mehr zu tun. Ein Mittel bei Asthma, Laryngitis und Mumps.

Krypton

Er hat sich die Ruhe nach getaner Arbeit redlich verdient.

Eisenserie • Stadium 1

Kalium

Leitsymptome

Er ist bei allem, was getan werden muss, äußerst gewissenhaft.

Mittel bei eitriger Rhinitis und Asthma mit Verschlimmerung um 3 Uhr morgens.

Kalium ist das erste Element der Eisenserie. Es ist ein ausgesprochen reaktionsfähiges Metall und vor allem in der Form seiner Salze gut bekannt. Trotzdem ist es wichtig, das Wesen des Elements in seiner Gesamtheit zu erfassen, denn es kommt in der Natur häufig vor.

Diese Patienten sind wohlgeordnet und pflichtbewusst in ihrer Einstellung zur Arbeit und der Erfüllung anstehender Aufgaben. Als Kinder sind sie sehr zuverlässig. Die einzige Quelle für das Mittelbild ist Dr. Jan Scholten.

Fall: Victor

Der 8-jährige Victor kommt regelmäßig mit seinen Eltern in die Sprechstunde. Die Eltern und auch die Großeltern beklagen sich immer wieder darüber, dass er schlecht isst und das Essen verweigert. In der Woche vor der Konsultation – im Dezember 2003 – hat er zudem einen Asthmaanfall gehabt.

Victor neigt zu allergischen Reaktionen und leidet unter einer Allergie gegen Hausstaubmilben, die von einem Allergologen bestätigt wurde. Ein- oder zweimal im Jahr hat er einen asthmatischen Anfall, der gewöhn-

Kalium

lich im Dezember und oft nach einer langwierigen Erkältung auftritt. Diese Anfälle treten normalerweise um 3 Uhr morgens auf.

Trotz dieser Probleme scheint er sich normal zu entwickeln und macht den Eindruck eines ganz normalen Kindes. Er ist ein interessierter Schüler und arbeitet im Unterricht sehr eifrig mit. Die Klassenlehrerin bezeichnet ihn als „den perfekten Schüler", obwohl er vielleicht ein wenig zurückhaltend ist. Aufgaben und Pflichten erledigt er immer tadellos.

Victor möchte seine Aufgaben allein durchführen. Er weist jede Hilfe zurück und seine Mutter darf nicht einmal in seine Hefte schauen.

Wenn er groß ist, will Victor Polizist werden.

Auffällig sind seine starke Abneigung gegen Fleisch und sein Verlangen nach Süßigkeiten.

Er bekommt *Kalium* C 200.

Reaktion

Er kommt einen Monat später wieder in die Sprechstunde. Bei den Mahlzeiten mit den Eltern widersetzt er sich jetzt viel weniger und ist viel entspannter. Er ist nach wie vor sehr strebsam in der Schule, und seine Mutter darf inzwischen seine Hefte ansehen.

Kalium hat ihm geholfen, offener und kommunikativer zu werden, und in der Schule geht er mehr aus sich heraus. Wir sehen ihn erst zwei Jahre später wieder. In dieser Zeit hat er nicht einen einzigen Asthmaanfall gehabt.

Kommentar

Bei Victor handelt es sich um ein Leistungsproblem. Er führt alle seine Arbeiten sehr selbstständig aus. Diese Tatsache spricht für die Verordnung eines Metalls aus der Eisenserie. Sein ausgeprägtes Pflichtgefühl hat mich letztendlich zu der Verschreibung von *Kalium* geführt.

Anmerkung der Autorin

Die *Kalium*-Verschreibung in solchen Fällen ist nicht die Verdünnung des Elements selbst, da dieses ja total instabil ist. Es handelt sich dann um eine Verdünnung verschiedener Salze.

Kalium

Wenn der Fall wirklich zum *Kalium*-Bild passt, verwende ich tatsächlich potenzierte Mischungen von Kaliumsalzen, wie sie in der konventionellen Medizin als Ergänzungsmittel gegeben werden, da sie die Fähigkeit haben, *Kalium* zu liefern, wo es fehlt. Nach zahlreichen Verschreibungen waren die Effekte gut (inklusive des hier präsentierten Falles), auch wenn die gelöste Substanz nicht dem reinen Element entspricht und entsprechen kann.

Materia medica[1]

Pharmakologie

In großen Dosen eingenommen führt *Kalium* zu einer heftigen Reizung des Verdauungstrakts. Es ist Gift für die Nerven und den Herzmuskel.

Kalium und seine verschiedenen Abkömmlinge stören die Funktionen von Nerven und Muskeln – die Muskeln verlieren ihre Kontraktionsfähigkeit. Dieses Phänomen beobachtet man vor allem am Herzen. Das Element reizt die Schleimhäute stark und es sollte daher im Falle einer besonderen Empfindlichkeit nicht angewendet werden. Im Verdauungstrakt führen bereits geringe Dosen zu einer Reizung. Wenn der Verdauungstrakt nicht entzündet ist und Muskeln und Herz gesund sind, können Kaliumsalze in niedriger Dosierung bedenkenlos verwendet werden. Aufgrund dieser reizenden Eigenschaften wird *Kalium* allerdings nicht so leicht absorbiert wie *Natrium*. Es sollte immer verdünnt und nur für eine kurze Zeit gegeben werden. Große Dosen, die über einen längeren Zeitraum eingenommen werden, greifen die roten Blutkörperchen an und schwächen die motorischen Nerven des Herzens, sodass mitunter Lähmungen auftreten.

Geschichte

Das Wort *Kalium* leitet sich vom arabischen „al-kalja" ab, was Pflanzenasche bedeutet. Eine andere Bezeichnung für *Kalium* ist *Potassium*. Dieses Wort ist zurückzuführen auf „Pottasche", die Bezeichnung für die Überbleibsel verbrannten Pflanzenmaterials, was wiederum sehr kaliumreich ist.

Das Element *Kalium* wurde 1807 entdeckt. Es ist das siebthäufigste Element auf der Erde und leicht radioaktiv.

---

[1] Dr. Jan Scholten

Kalium

Kalium wird bei der Herstellung von Glas verwendet.

Man findet es in Schießpulver (Kaliumnitrat) und als Bestandteil von Kunstdünger.

Als „Gegenspieler" in den Zellmembranen – *Kalium* findet man in sehr viel höherer Konzentration innerhalb der Zelle, *Natrium* dagegen außerhalb – haben beide Elemente eine wichtige Bedeutung für die Funktion des Nervensystems.

Kalium wurde als reines Element bisher nicht potenziert, da es – wie *Natrium* und *Calcium* – sofort mit Wasser und Zucker reagiert. Auch diese recht große Reaktivität und Heftigkeit von *Kalium* ist weitgehend unbekannt – wahrscheinlich deshalb, weil die meisten Studien sich bislang nicht mit dem Element selbst sondern mit den Salzen von *Potassium* befasst haben.

Gemütssymptome

Kalium ist nicht übermäßig optimistisch, und die Patienten haben oft eine ebenso starke depressive Tendenz wie *Natrium*. Wohlbekannt ist das starke Pflichtbewusstsein der *Kalium*-Verbindungen.

Aber dieses Pflichtgefühl kann verbunden sein mit Druck durch die Gesellschaft oder die Arbeit. Die Pflicht wird so wichtig – wichtiger als persönliche Kontakte oder Kommunikation. Das Motto scheint zu sein: „Rede nicht, handle!"

Kalium ist ein Mittel für verschlossene und zurückhaltende Kinder, obwohl dieses nicht immer zutreffen muss. Sie haben oft Probleme mit ihren Freunden und Familienmitgliedern, da es ihnen schwerfällt, ihre Aufgaben und ihre Arbeit ordentlich zu erledigen und gleichzeitig ihren Platz in der Gesellschaft zu finden.

Ängste

Sie haben Angst vor dem Versagen, vor Kritik, vor Widerstand, davor, beobachtet zu werden, vor Erwartungen und vor dem Alleinsein.

Träume

Sie träumen von vergeblichen Anstrengungen und von Lähmung.

Kalium

Stimmung

Sie sind traurig, apathisch, alles wird schlimmer durch Anspannung und Erschöpfung. Sie sind gereizt und ungeduldig mit Familie und Freunden.

Beruf

Polizist, Lebensmittelhändler, Richter, Buchhalter, Bibliothekar

Körperliche Symptome

Schmerzen und Absonderungen

Die Schmerzen sind stechend und ziehend, die Absonderungen reichlich, gelb bis gelbgrün.

Klinische Erscheinungen

In der herkömmlichen Medizin wurde es bei Krebserkrankungen verabreicht, ebenso bei Schwäche, Anämie und Lähmungen.
Weiterhin ist es ein Mittel bei Ödemen der Knöchel und der oberen Augenlider.

Atemwege

Es ist indiziert bei Erkältungen und Sinusitis.
Asthma verschlimmert sich um 3 Uhr morgens, es ist besser beim Aufsitzen und schlechter im Liegen.
Lungenerkrankung mit stechenden Schmerzen in der Pleura.

Herz

Ein Mittel bei Herzerkrankungen:
Herzrhythmusstörungen, Herzklopfen, Arteriosklerose und Anämie.

Verdauungstrakt

Ein Mittel bei Erkrankungen des Magens, Schmerzen und Geschwüren.

Kalium

Nieren und endokrines System

Ein Mittel bei Diabetes, Nierenerkrankungen und reichlichem Harn.

Weiblich

Ein Mittel bei reichlicher, rahmiger Leukorrhö.

Rücken

Es ist indiziert bei Rückenschmerzen mit Neigung zu Ischialgie, die sich verschlimmern durch Druck, beim Liegen auf der schmerzhaften Seite und bei Frauen während der Menstruation.

Haut

Ein Mittel bei Ekzemen und pustulösen Ausschlägen.

Allgemeines

Kalium passt oft zu Patienten, die ein wenig rundlich, kräftig gebaut und stämmig sind.
Es geht ihnen schlechter bei Kälte und Nässe.
Ihre Beschwerden verschlimmern sich um 3 Uhr morgens.
Sie haben ein Verlangen nach Süßem und eine Abneigung gegen Fleisch.
Sie leiden unter Schlaflosigkeit um 3 Uhr morgens.
Verschlimmerung tritt durch Geschlechtsverkehr und Berührung ein, Besserung bei Bewegung, beim Vorwärtsbeugen und Sitzen. Schlimmer wird es auch, wenn sie gekitzelt werden.

Vergleich mit anderen Mitteln

Wie *Natrium* zeigt *Kalium* Verschlossenheit, eine Neigung zu Depressionen und Reserviertheit. Bei *Kalium* allerdings hängt eine Depression mit der Arbeit und den Aufgaben zusammen, während sie bei *Natrium* mit emotionalen Beziehungen verbunden ist.

Kalium in der Kinderheilkunde

Obwohl das Mittel oft in Form seiner Salze verwendet wird, ist es doch das Element selbst, das in Hinblick auf die folgenden Symptome interessant sein könnte.

Kalium

Allgemein bekannt ist die Wirkung von *Kalium* als „Dränagemittel" – z.B. bei Otitis, Rhinitis etc.

1. **Das robuste, kräftig gebaute Kind, das sich in der Schule hervortut**

Es sind die fleißigen Schüler, die selbstständig arbeiten und nicht gestört werden möchten. Im Allgemeinen sind sie Einzelgänger und haben nur wenige Freunde. Sie sind gut organisiert und wissen, was sie zu tun haben. Über ihre Aufgaben wollen sie selbst die Kontrolle besitzen. Ihre Lehrer bezeichnen sie als perfekte Schüler, die überdies nur wenige Störungen verursachen.

Körperlich sind sie widerstandsfähig, sehr robust und gut gebaut. Sie haben nur wenige gesundheitliche Probleme.

2. **Das zurückhaltende und in sich gekehrte, verschlossene Kind**

Es sind Kinder, die sich an Anweisungen und Vorschriften halten. Sie sind tadellose Schüler. In der Gruppe zu arbeiten lehnen sie ab, denn Gruppenarbeit stört ihre Gewohnheiten. Sie sind Einzelgänger.

3. **Das ängstliche Kind**

Mehr noch als Kritik fürchten diese Kinder das Versagen. Sie möchten ein Scheitern um jeden Preis vermeiden, und so kontrollieren, wiederholen und überprüfen sie ständig, um sicher zu sein, im Unterricht keine Fehler zu machen.

4. **Verschlimmerungen um 3 Uhr morgens**

Ob die Kinder eine akute Erkrankung bekommen oder nachts aufwachen – es geschieht um 3 Uhr morgens. Sie leiden an Rhinitis, bisweilen auch an Asthma.

Zusammenfassung

Kalium kann bei gewissenhaften und fleißigen jungen Patienten indiziert sein, die fast untadelig sind. Alle klinischen Symptome verschlimmern sich um 3 Uhr morgens.

Eisenserie • Stadium 2

Calcium

Leitsymptome

Er ist sich seiner Leistung nicht sicher und hat vielfältige Ängste. Verlangen nach Eiern und schwer verdaulichen Speisen. Die Symptome verschlimmern sich um 15 Uhr.

Reines *Calcium* wurde bis heute nur wenig in homöopathischer Potenz angewendet, da es wie *Kalium* und *Natrium* sehr reaktiv ist. In dieser Form hilft es schon in sehr geringer Dosierung.

Es sei daran erinnert, dass dieses metallische Element lange verwechselt wurde mit der Vorstellung, die wir von *Calcium carbonicum* haben, bei dem der Kohlenstoff-Anteil eine entscheidende Rolle spielt. Das mag bei dem Element *Calcium* (Calcarea) eine gewisse Verwirrung stiften.

Fall: Romain

Romain, 7 Jahre alt, wird im Juni 1998 wegen einer allgemeinen psychomotorischen Entwicklungsverzögerung in der Praxis vorgestellt. Er ist über viele Jahre behandelt worden und zeigt das typische Bild eines *Calcium carbonicum*-Kindes.

Romain ist unbeholfen, gut gebaut, mit rundem Gesicht und vorspringender Stirn, und die kleinen Zähne stehen in einer regelmäßigen Reihe.

Er ist ein sehr ängstliches Kind und fürchtet sich einfach vor Allem! Mit seiner freundlichen und herzlichen Art merkt man ihn kaum und er stört nie.

Calcium

Was seine Nahrungsmittelvorlieben betrifft, so mag er Eier und Milch besonders gern, und er hat er einen kräftigen Appetit.

Zum kommenden Schuljahr ist Romain gerade in die erste Klasse der Grundschule aufgenommen worden. Die Untersuchungen im medizinisch-psychopädagogischen Zentrum haben jedoch gezeigt, dass er einen unterdurchschnittlichen IQ aufweist und zudem sehr langsam und stark abhängig von der Unterstützung seiner Umgebung ist.

Er besitzt wenig Selbstsicherheit. Scheinbar glaubt er, dass eine andere Person anwesend sein muss, damit er die Aufgaben erledigen kann, die in der Schule oder zuhause von ihm verlangt werden.

Er braucht immer wieder Ermutigung und Ansporn. Ermahnungen dagegen bewirken bei ihm einen sofortigen Rückzug – er verschließt sich dann wie eine Auster in ihrer Schale.

Während seiner frühen Kindheit hat er schon viele Gaben *Calcium carbonicum* erhalten. Auch mit zunehmendem Alter hat ihn dieses Mittel in seiner Entwicklung begleitet, ohne allerdings sichtbare Fortschritte zu erzielen. Romain bleibt langsam, zurückhaltend und ängstlich, und in der Schule befindet er sich am Rande des Scheiterns.

Er erhält im Juni 1998 eine Dosis *Calcium* C 200.

Reaktion

Die Verordnung von *Calcium* (einer Verdünnung aus verschiedenen Salzen) verhilft seiner aktiven Seite zum Durchbruch.

Er kommt sechs Monate später, im Dezember 1998, wieder in die Sprechstunde, und seine Fortschritte sind wirklich deutlich zu sehen.

Er hat lesen gelernt und es macht ihm vor allem viel weniger Mühe, sich mit seiner Arbeit zu befassen. Er erledigt seine Hausaufgaben und ist nicht länger auf die ständige Rückversicherung von anderen angewiesen. Außerdem ist er viel weniger reserviert und beteiligt sich an Gesprächen – etwas, was er nie zuvor getan hat.

Kommentar

Dieses *Calcium carbonicum*-Kind hat Probleme mit Leistung und seiner mangelnden Handlungsfähigkeit, die das *Calcium carbonicum* nicht lösen konnte. In einem solchen Fall kann sich die Verschreibung eines

Calcium

Metalls oder eines Elements als sehr wertvoll erweisen. Da das Problem darin besteht, eine Aufgabe nicht durchführen und vollenden zu können, ist ein Element aus der Eisenserie angezeigt.

Die vielfältigen Ängste und das Bedürfnis nach ständiger Unterstützung haben in diesem Fall zu der Verschreibung von *Calcium* geführt.

Materia medica[2]

Pharmakologie und Geschichte

Der Name *Calcium* kommt vom lateinischen „Calx", was Kalkstein bedeutet. Man findet es in Baumaterialien wie Zement, Beton und Gips.

Das reine Element wird in chemischen Reaktionen als Reduktionsmittel verwendet, um andere Metalle aus ihrer chemischen Verbindung herauszulösen.

Gemütssymptome

Diesen Patienten mangelt es an Selbstvertrauen und sie sind sich ihrer selbst nicht sicher.

Sie haben Angst unnormal zu sein. Sie leiden unter Verlustängsten, Angst vor Krankheit und Armut, vor der Zukunft, Angst Fehler zu machen, Angst beobachtet zu werden oder Angst, beurteilt oder bewertet zu werden. Am meisten fürchten sie sich vor dem Versagen, vor Kritik und Widerspruch.

Sie träumen von vergeblichen Anstrengungen und von Lähmung.

Gewöhnlich sind sie Perfektionisten.

Früher war *Calcium* ein Medikament bei Krebs, Lähmungserscheinungen, geschwollenen Drüsen, Vergrößerung der Schilddrüse, Hypothyreose, Herzproblemen, Anämie, Magenproblemen, Diabetes und Nierenerkrankungen.

Körperliche Symptome

Calcium passt zu Patienten, die fett und kraftlos sind und bei denen die Beschwerden bevorzugt auf der linken Seite auftreten.

---

[2] Dr. Jan Scholten

Calcium

Sie erfahren eine Verschlimmerung der Symptome durch Nässe und Kälte und um 15 Uhr.

Sie schwitzen am Hinterkopf und im Nacken.

Sie haben ein Verlangen nach Zucker, weichen Eiern und Milch.

Sie schlafen auf dem Bauch und es geht ihnen besser, wenn sie auf dem Bauch liegen.

Vergleich mit anderen Mitteln

Calcium gehört zur Eisenserie und ist im zweiten Stadium des Periodensystems zu finden.

Verglichen mit *Kalium*, dem es lediglich um die zuverlässige Ausführung seiner begonnenen Arbeit geht, ohne weiter darüber nachzudenken, macht *Calcium* sich Gedanken über seine Art zu arbeiten. Er ist sich der Tatsache bewusst, dass er selbst oder die anderen imstande sind wahrzunehmen, was er tut und fragt sich, ob dies Konsequenzen haben könnte.

Calcium in der Kinderheilkunde

1. Sie zweifeln an ihrer Arbeit

Es sind Kinder, die zwar mit einer Tätigkeit beginnen, aber Zweifel hegen, ob sie diese auch gut genug machen oder ob sie überhaupt in der Lage sind, die Aufgabe zu bewerkstelligen.

Dieser Selbstzweifel besteht bei allem, was sie tun oder anfangen und führt oft zu einem Verlust des Selbstwertgefühls. Hierdurch fehlt ihnen die Motivation und sie finden im Allgemeinen keine Möglichkeiten sich Mut zu machen, weil sie ihre tägliche Arbeit jedes Mal wieder in Frage stellen.

2. Sie brauchen ständig Unterstützung

Dieses ergibt sich aus den vorangegangenen Symptomen. Tatsächlich ist sich ein *Calcium*-Patient nie sicher, wie er etwas machen soll, und so ist die Gegenwart einer anderen Person für ihn unbedingt nötig, damit er beruhigt ist. Diese Kinder bitten ihre Eltern oft noch jahrelang, ihnen bei den Hausaufgaben zu helfen.

Calcium

Interessanterweise hatten die Eltern dieser Kinder im Allgemeinen die gleichen Befürchtungen und haben diese an die Kinder weitergegeben, die nun Zweifel hinsichtlich ihrer eigenen Arbeit hegen.

3. Sie vertragen keine Kritik

Kritik muss um jeden Preis vermieden werden.

Deshalb machen sie ihre Aufgaben heimlich, um möglicher Kritik, die sie verunsichert, von vornherein aus dem Wege zu gehen. Wenn sie kritisiert werden, so bringt sie dies tiefgreifend durcheinander, zieht sie herunter und entmutigt sie.

4. Sie sind *Calcium carbonicum*-Kinder

Sie haben einen kräftigen, gut gebauten und wohlgeformten Körper und einen runden, ständig schwitzenden Kopf. Sie haben ein starkes Verlangen nach Eiern, Zucker und Milch.

Zusammenfassung

Calcium ist oft bei Kindern vom *Calcium-carbonicum*-Typ nützlich, bei denen der *Carbonicum*-Anteil nur undeutlich wahrnehmbar ist.

Calcium metallicum wird sich positiv auf ihre Leistung und ihren schulischen Erfolg auswirken, während *Calcium carbonicum* ihnen mehr bei emotionalen Problemen helfen wird (z. B. in der Beziehung zu ihren Eltern, besonders zum Vater).

Eisenserie • Stadium 3

Scandium

Leitsymptome

Er ist Perfektionist und kann sich nicht entscheiden, was er tun soll.

Mittel bei Problemen mit dem Schwitzen und Beschwerden der Ohren, der Nase und dem Hals, besonders Aphthen.

Die einzigen Informationen, die wir über dieses Mittel besitzen, stammen von Dr. Jan Scholten.

Scandium ist ein Metall und das dritte Element der vierten Serie des Periodensystems oder, mit anderen Worten, das erste Element der Metallserie.

Scandium wirkt leistungsbezogen und wenn es sich wehren muss, so geschieht das mit einer gewissen Härte.

Fall: Caroline

Die 13-jährige Caroline wird wegen Schwierigkeiten in der Schule in die Sprechstunde gebracht.

Caroline ist ein großes, schlankes Kind und mit einem einfachen karierten Rock eher schlicht und fantasielos gekleidet.

Ihre Hand, die sie mir zur Begrüßung reicht, ist überraschend kalt und feucht.

Sie hatte von jeher Schwierigkeiten in der Schule und hat gerade mit sehr mittelmäßigen Noten die achte Klasse hinter sich gebracht.

Scandium

Sie ist ein Kind, das sich neben der Schule mit Hunderten anderer Aktivitäten beschäftigt hat, aber nie bei einer von ihnen geblieben ist: Klavier, Tanzen, Tennis, Theater und im vergangenen Jahr Segeln. Alles, was sie unternimmt, führt sie während einiger Monate begeistert aus, um es dann plötzlich fallen zu lassen.

Sie scheint erhebliche Schwierigkeiten zu haben, eine Wahl zu treffen.

Selbst morgens benötigt sie Stunden für das Anziehen, weil sie unschlüssig darüber ist, welches Kleidungsstück sie für den Tag wählen soll.

Sie beschwert sich über starkes Schwitzen, das ihr lästig und peinlich ist, und bittet mich um ein Mittel dagegen.

Sie hat seit einem Jahr ihre Periode, die allerdings sehr unregelmäßig auftritt.

Was die Ernährung betrifft, so liebt sie die italienische Küche, Milch und Käse und hat eine Abneigung gegen Oliven.

Ihre Schulprobleme quälen sie sehr, denn sie möchte in allen Fächern gut abschneiden. Aufgrund ihrer Mittelmäßigkeit aber neigt sie dazu, sich zurückzuziehen und sich in ihrer kleinen Welt zu verstecken.

Sie erhält eine Gabe *Scandium* C 200.

Reaktion

Diese Verschreibung hat dem jungen Mädchen deutlich geholfen, seine Unentschlossenheit zu überwinden. Einige Monate später hat sie mit Judo begonnen und ist während der mehr als sechs Monate, die sie schon dabeigeblieben ist, sehr erfolgreich gewesen.

Das Schwitzen an ihren Händen ist ebenfalls bedeutend weniger geworden.

Kommentar

Bei diesem Fall handelt es sich um ein Leistungsproblem – das junge Mädchen möchte viele Dinge gut machen. Das zeigt uns, dass wir nach einem Mittel aus der Eisenserie suchen müssen. Für die Wahl von *Scandium* hat besonders die Schwierigkeit, sich für etwas zu entscheiden, den Ausschlag gegeben.

Scandium

Materia medica[3]

Der Name *Scandium* kommt vom lateinischen „Scandia" (Skandinavien), wo diese Substanz 1879 entdeckt wurde. *Scandium* könnte auch mit dem englischen Wort „scan" in Verbindung gebracht werden, welches das Hauptthema dieses Metalls sehr gut beschreibt – das Betrachten und Vergleichen.

Scandium stimuliert die Reifung der Samenkörner. Es wird für bestimmte Legierungen verwendet, weil es leichter als Aluminium ist und eine sehr viel höhere Schmelztemperatur hat.

Gemütssymptome

Er hat große Angst vor dem Versagen, vor dem Absturz, vor Kritik und vor Widerspruch. Er leidet unter Erwartungsangst und fürchtet sich davor, beobachtet zu werden.

Er träumt vom Scheitern, vom Absturz, von vergeblichen Bemühungen und von Lähmung.

Er hat die Wahnidee, leer zu sein.

Körperliche Symptome

Es ist ein Mittel bei Krebs und Infektionen, bei Lähmungen, Kopfschmerzen und Augenproblemen, bei Hals-, Nasen- und Ohrenkrankheiten.

Es ist auch indiziert bei Problemen im Mund, wie Aphten und Blasen auf der Zunge. Ein wirksames Mittel bei Halsschmerzen.

Ein Mittel bei Hautproblemen und übermäßiger Transpiration, bei Anämie, Magenschmerzen, schlechter Verdauung, Gastritis und Diabetes.

Vergleich mit anderen Mitteln

Calcium, sein Nachbar in der Serie, ist passiver und versucht, normal zu erscheinen.

Scandium liebt es zu experimentieren und alles auszuprobieren, zieht sich jedoch in sich selbst zurück, wenn Dinge fehlzuschlagen drohen.

---

[3] Dr. Jan Scholten

Scandium

Scandium in der Kinderheilkunde

1. Mittel bei Schulversagen

Treten Probleme in der Schule auf, die mit einer Leistungsproblematik verbunden sind, sollte man immer an ein Metall denken. Es ist tatsächlich so, dass das Hauptproblem bei diesen Kindern damit verbunden ist, dass sie nicht wissen, was sie tun sollen. Die Schulaufgaben, die man ihnen aufträgt, werden normalerweise ausgeführt, aber in dem Moment, in dem man von ihnen verlangt, sich etwas auszuwählen, was ihnen gefällt, treten die Schwierigkeiten auf. Diese beruhen auf ihrem Bedürfnis nach Perfektionismus – die Arbeit, die sie ausführen, muss gut gemacht werden.

Darüber hinaus haben sie auch Angst, sie könnten es nicht schaffen das zu vollbringen, wozu sie sich entschieden haben.

Diese Entscheidungsschwierigkeiten, die immer wieder Fehlschläge nach sich ziehen, häufen sich und nach einer Weile kommt dann der Verlust des Selbstvertrauens hinzu.

2. Mittel bei Entscheidungsschwierigkeiten

Man könnte bei diesem Symptom auch an *Anacardium* denken, einem Mittel aus dem Pflanzenreich, das Besserung durch Essen erfährt und enorme Entscheidungsschwierigkeiten aufweist. Bei *Scandium* jedoch ist diese Schwierigkeit des Patienten, sich zu entscheiden, zusätzlich noch mit den Zweifeln verbunden, ob er die Aufgabe – hat er sie einmal ausgewählt – überhaupt korrekt ausführen kann.

3. Mittel bei Abwertung

Scandium schafft es nicht, sich für etwas zu entscheiden, was ihm angemessen ist und was ihm gefällt – und so bringt er nichts zustande und erreicht auch nichts. Deshalb hat er ein katastrophales Selbstbild.

Die logische Konsequenz aus dieser Unfähigkeit, eine Wahl zu treffen ist eine fortschreitende Abwertung, die im Allgemeinen einen Zustand des Scheiterns nach sich zieht.

Zusammenfassung

Scandium ist ein Mittel, das bei bestimmten Formen von Schulversagen, verbunden mit Entscheidungsschwierigkeiten, angezeigt ist.

Eisenserie • Stadium 4

Titanium

Leitsymptome

Er schafft es nicht, den ersten Schritt zu tun.

Er hat Angstträume um 7 Uhr morgens.

Mittel bei Hemianopsie und Ekzemen, mit einem starken Verlangen nach Äpfeln.

Wer kennt nicht das düstere Schicksal der „Titanic", die bei ihrer Jungfernfahrt sinkt – unsterblich gemacht in dem allen bekannten gleichnamigen Hollywood-Film?

Das Mittel *Titanium* zeigt in seinem Arzneimittelbild die ganze Problematik des Luxusdampfers, der vollkommen aus Metall gebaut und dessen einzige Erfahrung das totale Versagen bei seinem ersten offiziellen Einsatz ist.

Fall: Edouard

Ein 17-jähriger Junge namens Edouard wird im September 1998 wegen einer depressiven Verstimmung, die sich während der letzten zwei Monate entwickelt hat, in der Praxis vorgestellt. Er hat im Juni das Abitur bestanden und seine Eltern haben ihm in Aussicht gestellt, dass er den Führerschein machen darf. Zu ihrer Verwunderung hat ihm dieses Geschenk überhaupt keine Freude bereitet, im Gegenteil, es hat einen Zustand totaler Panik hervorgerufen.

Titanium

„Das ist unmöglich, ich könnte niemals die Fahrprüfung machen und gleichzeitig mein Studium fortsetzen!"

Der Sommer hatte gut begonnen, aber inzwischen war er ziemlich beunruhigt über die vielen Wahlmöglichkeiten, die im kommenden Studienjahr auf ihn zukommen würden. Er entschied sich schließlich für ein Jurastudium, welches einen Monat später beginnen sollte. Allerdings zögert er noch und überlegt, ob er nicht doch lieber Journalismus studieren oder vorzugsweise über einen anderen Weg, z. B. eine Vorbereitungsschule oder Politikwissenschaften, an die Sache herangehen sollte.

Aber das macht ihm ebenfalls Angst. Für Jura kann er sich viel früher einschreiben und er fühlt sich weniger gedrängt.

Aber die Sache mit der Fahrerlaubnis ist wirklich der Tropfen, der das Fass zum Überlaufen bringt: Wie soll er das schaffen? Er könnte niemals die Verantwortung des Autofahrens auf sich nehmen und dann dazu noch die Vorlesungen besuchen!

Die letzten zwei Monate nun verbringt er damit, ziemlich früh aufzustehen und umherzuirren, wobei er eine große Leere in sich spürt. Tagsüber versucht er sich zu beschäftigen, aber nichts interessiert ihn wirklich. Sogar sich für etwas entscheiden zu müssen, was er essen möchte, hängt ihm zum Halse heraus. Wenn er nur die kleinste Aufgabe übernimmt, hört er schnell wieder damit auf, müde und erschöpft.

Er beklagt sich regelmäßig über Kopfschmerzen, die ihn um 7 Uhr morgens aufwecken. Die Schmerzen beginnen im Nacken und ziehen zum Schädel. Er ist sehr kurzsichtig und trägt eine Brille. (Ein Spezialist hat eine partielle Hemianopsie diagnostiziert.)

Wenn er überarbeitet oder müde ist, tritt in der Beuge des Ellbogens ein Ekzem auf, das stark juckt.

Vom Körperbau her ist er groß und schmal, er ist dunkelhaarig und ein wenig blass.

Er hat ein Verlangen nach Zucker, Äpfeln und Weintrauben.

Er erhält eine Einmalgabe *Titanium metallicum* C 200.

Bestätigung im Repertorium

» Sehen: Halbseitenblindheit: vertikal
» Haut: Hautausschläge: Ekzem

Titanium

Diese beiden klinischen Symptome bestätigen die Verschreibung von *Titanium*.

Reaktion

Edouard kommt im Oktober 1998 wieder. Er hat seine Führerscheinprüfung bestanden und fühlt sich sehr viel besser. Er ist an die juristische Fakultät zurückgekehrt und hat sich gleichzeitig in einen Vorbereitungskurs für Politikwissenschaften eingeschrieben. Er erzählt mir, dass er keine Angst mehr davor hat zu versagen oder neue Aufgaben zu übernehmen.

Er schaut viel gelassener in die Zukunft und erledigt die Dinge, die er beginnt, in aller Ruhe und ohne Angst, etwas falsch zu machen.

Er leidet immer noch an Migräne, schläft aber besser und erwacht nicht mehr angsterfüllt um 7 Uhr morgens.

Kommentar

Das Leiden dieses Patienten ist verständlich, wenn man seine Angst zu versagen, und zwar bei allem was er tut, als Wurzel des Problems erkennt. Diese Angst weist uns den Weg zu der Verschreibung eines Metalls. Hinzu kommt das Bedürfnis, Leistung zu erbringen – ebenfalls charakteristisch für die Metalle.

Für Edouard (wie bei vielen jungen Leuten seines Alters) besteht die Leistung darin, einen passenden Beruf zu wählen und zu erlernen. Der Auslöser der Depression ist in diesem Fall der Führerschein, in dem die Schwierigkeit, sich einer Prüfung unterziehen zu müssen, zum ersten Mal verkörpert wird. (Im übertragenen Sinne: Die Brücke überqueren oder im Falle der Titanic, den Atlantik überqueren). Unter diesen Umständen ist die Erleichterung, die der junge Mann durch *Titanium* erfährt, durchaus erklärlich.

Materia medica[4]

Pharmakologie und Geschichte

Titan. *Titanium*. Die ursprüngliche Prüfungssubstanz (später stellte sich heraus, dass es sich um eine unreine Form handelte) war eine Trituration

---

[4] Robin Murphy und Dr. Jan Scholten

Titanium

des kupferroten Kristalls. Diese wurden durch Abschlagen der aus Titancyanid und Titannitrit bestehenden Schlacke vom Grund eines metallenen Schmelzofens gewonnen. Sharp führte eine Prüfung durch, in der er zwei Globuli der ersten Verreibung täglich während einer Woche einnahm. Das reine Metall wurde zuerst 1910 von Wissenschaftlern isoliert und in heutiger Zeit durch die homöopathischen Apotheken.

Nach Clarke steht Titan als Arzneimittel halbwegs zwischen Silikon und Zinn und ist in anderer Hinsicht verwandt mit Eisen, Chrom und Aluminium.

Titanium wird laut Murphy in Knochen und Muskeln gefunden. Äpfel enthalten 0,11% Titan.

Reines Titan ist hart, glänzend und silbrig-weiß. Es hat eine hexagonale Struktur, die beim Erhitzen auf mehr als 800° kubisch wird. Sein Schmelzpunkt liegt sehr hoch bei 1660°C.

Es ist ein sehr leichtes Metall, das nicht rostet, extrem widerstandsfähig ist und nicht verschleißt. Durch diese Eigenschaften ist es sehr nützlich für Konstruktionen in Luft- und Raumfahrt. Daher wird es auch das „Weltraum-Zeitalter-Metall" genannt.

Bei hohen Temperaturen verstärkt es die Festigkeit und die magnetischen Eigenschaften von Stahl.

Das weiße Titandioxid wird als Färbemittel verwendet.

Nitinol ist eine Verbindung aus Titan und Nickel. Wenn es nach Verformung in kaltem Zustand erhitzt wird, nimmt es die ursprüngliche Form wieder an (Eisenserie, *Niccolum*) wie das Original (*Titanium*). Die Verbindungen Bariumtitanat und Bleititanat sind piezoelektrisch, was bedeutet, dass sie unter Druck elektrischen Strom erzeugen können.

Dieses Metall ist fast genauso korrosionsbeständig wie Platin. Gewöhnlich findet es in chirurgischen und Zahn- Implantaten Verwendung, da es biokompatibel ist und sich gut mit den Knochen verbindet.

Titanium wurde 1791 entdeckt, es ist das neunthäufigste Element auf der Erde.

Der Name ist auf das altgriechische „Titanen" zurückzuführen, den Nachkommen des Uranos – einem alten Göttergeschlecht und den ersten wahren Königen der Welt. Der Ozeandampfer „Titanic", wurde nach diesem Element benannt und ist – wie allgemein bekannt – auf seiner Jungfernfahrt gesunken. Auch Shakespeare spielt in seiner Komödie „Ein

Sommernachtstraum" auf das Titan an: Königin Titania verirrt sich im Wald und verliert sich in ihren Träumen und Fantasien.

Der größte Mond des Planeten Saturn heißt Titan; er bleibt mysteriös hinter seinen orangefarbenen Wolken.

Gemütssymptome

Dieser Patient fühlt sich unsicher in Bezug auf das, was er tun soll. Er schafft es nicht, den ersten Schritt zu tun.

Ängste

Angst vor Versagen, vor Kritik, vor Widerspruch, davor beobachtet zu werden, Erwartungsangst.

Träume

Er träumt von vergeblichen Mühen, von Lähmung, von Verfolgung durch Menschen oder Monster, Drachen oder Löwen. Er träumt davon, eingesperrt zu sein, dass Dinge oder Fahrzeuge zerbrechen oder gestohlen werden, er die Treppe herunterfällt, und davon, dass ihn jemand wieder hochzieht.

Wahnideen

Er hat die Wahnidee, dass ein normales Objekt sich in die Form eines Phantoms oder eines sonderbaren Wesens verwandelt.

Stimmung

Er fühlt sich leer, ziellos, wie tot, verzweifelt.

Körperliche Symptome

Prüfungssymptome

Ein Prüfungssymptom von *Titanium* ist bemerkenswert: „Unvollständiges Sehen, mit der Eigentümlichkeit, dass nur die Hälfte eines Objekts gesehen werden kann". Der Fachbegriff dafür ist Hemianopsie (Halbsichtigkeit).

Titanium

Burnett behandelte Fälle von sexuellen Funktionsstörungen aufgrund des folgenden Symptoms: „Vorzeitiger Samenerguss beim Koitus."

Allgemeinerkrankungen

Es wird angewendet bei Lupus erythematodes und äußeren Formen der Tuberkulose, bei chronischer, parenchymatöser Nephritis (Bright'sche Krankheit), Ekzemen und anderen Hautaffektionen, Rhinitis, vorzeitiger Ejakulation, Anämie, Magenproblemen und Übelkeit.

Schwindel mit vertikaler Hemianopsie. Der Patient fühlt sich unsicher, fällt nach vorn, wird ohnmächtig, schlimmer bei geschlossenen Augen.

Er leidet unter Migräne mit hellem Flimmern und Punkten vor den Augen. Vertikale Hemianopsie. Die Migräne beginnt im Nacken und geht einher mit Übelkeit, Schwindel, Schwäche, trockenem Mund sowie Zittern und Taubheit der Hände. Diarrhö und Reizbarkeit.

Mittel bei Krebs und Lähmungen.

Probleme mit den Augen.

Schwierigkeiten beim Lesen und Studieren, die Buchstaben zittern und im Vordergrund leuchten helle Punkte. Hemianopsie, schlimmer durch grelles Licht und durch Bewegung der Augen.

Gegenstände erscheinen klein und weit entfernt.

Allgemeines

Beschwerden auf der rechten Seite.

Sie verschlimmern sich bei kaltem Wetter und Wärme und sind besser im Freien.

Es geht ihm schlechter um 7 Uhr morgens.

Er hat eine Vorliebe für Früchte, Äpfel, Birnen, Kiwi, Trauben, Orangen und Süßes und eine starke Abneigung gegen bittere Speisen und Milch. Alles wird schlimmer durch den Genuss von Orangen.

Er braucht viel Schlaf und schläft auf der rechten Seite. Schlafwandeln.

Verschlimmerung durch Lesen und grelles Licht.

Vergleich mit anderen Mitteln

Hemianopsie: *Natrium carbonicum, Lycopodium, Aurum, Lithium.*

Titanium in der Kinderheilkunde

Hier sind einige Symptome, die es sich für die kinderärztliche Verordnung dieses Mittels zu merken lohnt. Auch für Jugendliche ist es sicherlich sehr nützlich.

1. Angst vor Situationen, die zum Scheitern führen könnten

Diese Kinder haben sehr große Angst, etwas falsch zu machen oder sich in eine Situation zu begeben, in der ein Versagen zu befürchten ist. Daher bemühen sie sich, derartige Situationen zu vermeiden, oder sie handeln zögerlich, wenn sie diesem gar nicht aus dem Weg gehen können.

Diese Angst ist sehr verbreitet unter den Metallen. Aber bei *Titanium* ist sie dadurch charakterisiert, dass es sich um den allerersten Schritt einer jeden Tätigkeit handelt, der Angst auslöst.

Es sind besonders die jungen Leute, die viele Wege ausprobieren, aber sich nie wirklich engagieren, oder diejenigen, die schon beim ersten Versuch alles zerstören.

2. Leistung und Vollendung

In der Kinderheilkunde kommt es häufiger vor, dass Kinder neben ihrem Arbeitspensum in der Schule noch einen Hochleistungssport betreiben oder ein Musikinstrument spielen. Diese Kinder möchten alles gut machen.

Bei dieser Vorstellung von Leistung geht es sowohl um den Begriff der Effizienz und des Erfolgs als auch um die künstlerische Qualität.

3. Unfähigkeit, die Initiative zu ergreifen

Wenn sie vor der Durchführung einer Tätigkeit stehen, sind sie dazu nicht mehr imstande. Um sich zu beruhigen, vergewissern sie sich Schritt für Schritt, was getan werden muss.

Eine junge Geigerin würde z. B. nie bis zum Ende ihres Stückes kommen, weil sie immer wieder zur vorangegangenen Notenlinie zurückkehren

Titanium

würde, um sicher zu gehen, dass sie diesen Teil noch spielen kann. Das Ergebnis wäre, dass sie im Musikunterricht ihr Stück nicht beherrscht. Sie hätte ihr Scheitern selbst herbeigeführt.

4. Verlangen nach Früchten, Äpfeln, Birnen und Trauben

Diese Nahrungsmittelvorlieben sind bei den Kinder häufig zu finden, und sie bestärken die Verordnung.

5. Angstträume um 7 Uhr morgens

Diese Verschlimmerungszeit ist ein Bestätigungssymptom.

Zusammenfassung

Der Leistungsgedanke, der bei den Metallen der Eisenserie im Zentrum der Problematik steht, wird immer offensichtlicher je weiter es in der Serie vorangeht.

Titanium befindet sich noch vor seiner individuell gewählten Aktion und kommt schließlich nicht dazu anzufangen oder einen ersten Schritt zu tun. Hier finden wir viele Indikationen für Jugendliche.

Eisenserie • Stadium 5

Vanadium

Leitsymptome

Dieser Patient schwankt zwischen Erfolg und Versagen, und zwischen Angriff und Verteidigung.

Mittel bei Anorexie und Bulimie.

Vanadium ist neben *Zincum* als eines der wichtigsten Mittel bei Anorexie und Bulimie bekannt.

Boericke allerdings erwähnt bereits Vanadium für Mangel an Appetit, auszehrenden Erkrankungen und als Tonikum für die Verdauung. Bisher liegen nur unvollkommene Untersuchungen vor und es sind daher nur einige körperliche Symptome bekannt, wie z. B. Degeneration von Leber, Gehirn und Arterien.

Fall: Manon

Manon, gerade 13 Jahre alt, leidet seit sechs Monaten an einer Anorexia nervosa, als ihre Mutter sie im Januar 2002 in der Praxis vorstellt.

Sie hat fast 15 Kilo verloren und wird regelmäßig psychiatrisch betreut.

Sie ist ein sehr ernstes und in der Schule sehr fleißiges, wenn auch zurückhaltendes Kind.

Vom Typ her ist sie eher rundlich und gut gebaut. Durch den Gewichtsverlust – sie wiegt jetzt noch 38 Kilo – kommt das schmale, blasse und abgemagerte Gesicht zum Vorschein, das für anorektische Kinder typisch ist.

Vanadium

Ihre Eltern sind fromme und arbeitsame Katholiken, und die Erziehung, die sie erhält, ist ein wenig zu streng. Aber sie hat sich gut angepasst, und ihre Schulleistungen sind hervorragend. Sie ist ein unauffälliges, hilfsbereites Kind, das keine Störungen verursacht.

Sie besucht eine katholische Mädchenschule, in der eine ganz besondere Atmosphäre herrscht.

Manon gibt zu, dass sie sehr wenig isst, und dass sie das, was sie isst, absichtlich erbricht. Bisweilen wird sie von heftigen Heißhungerattacken überfallen, denen sie sofort mit selbst hervorgerufenem Erbrechen entgegentritt. Wenn sie sich in einem Anfall von Bulimie befindet, spürt sie einen schweren Druck in der Herzgegend, von dem sie sich durch das Erbrechen Erleichterung verschafft.

Bei Nahrungsmitteln fühlt sie sich von Zucker und sehr süßen Früchten (Trauben, Aprikosen) angezogen.

Sie ist sehr eigenwillig und will später einen Beruf im Gesundheits- oder im Rechtswesen ergreifen, in dem sie als Ärztin oder Anwältin für internationales Recht arbeiten möchte. Sie besitzt durchaus Führungsqualitäten, gesteht aber ein, dass sie oft ein negatives Selbstbild hat. Es mangelt ihr an Selbstvertrauen, und sie hat häufig das Gefühl, dass sie bei dem, was sie tut, nichts erreicht.

Dieses Symptom zeigt, dass es sich um ein Leistungsproblem handelt, welches zusammen mit dem mangelnden Selbstvertrauen und der Tendenz zur Nachgiebigkeit ein Hinweis auf ein Metall der linken Seite der Eisenserie ist.

Die Symptome Anorexie und Bulimie, die abwechselnd auftreten, führen zu der Verordnung von *Vanadium*.

Das Repertorium bestätigt die folgenden Symptome:

» Geist, Gemüt: Anorexia nervosa
» Brust: Zusammengedrückt, Empfindung wie

Reaktion

Als Manon am 16. Februar wiederkommt, hat sie noch mehr abgenommen. Unter diesen Umständen wird sie für einen Monat in eine Klinik eingewiesen, damit sie künstlich ernährt werden kann.

Vanadium

Nach der Entlassung aus der Klinik kommt sie mit einigen Kilos mehr in die Praxis.

Sie sagt, dass sie sich besser fühlt, aber immer noch an einem starken Mangel des Selbstvertrauens leidet. Die psychiatrische Behandlung wird fortgesetzt.

Sie bekommt jetzt *Lac caninum* C 200.

Ich sehe sie ein Jahr später wieder, am 4. Dezember 2003. Sie ist wieder fast ein wenig rundlich (62 Kilo), aber lacht freundlich und ist voller Lebensfreude.

Sie hat die Schule gewechselt und sich so von einem erzieherischen Druck befreit, den sie nicht ausgehalten hat.

Heute ist sie von der Anorexie vollkommen genesen und studiert Medizin.

Kommentar

Manons Probleme mit der Selbstverwirklichung deuten auf die Verschreibung eines Metalls hin.

Sie ist umgeben von strikten familiären und schulischen Strukturen und trotz ihrer Selbstverwirklichungspläne und Fähigkeiten leidet sie an Anorexie und dem Verlust ihres Selbstvertrauens.

Hier passt die Gesamtheit der Symptome zu *Vanadium* – dem Mittel, das zu ihrer Heilung geführt hat.

Materia medica[5]

Allgemeinsymptome

Vanadium ist ein Mittel bei degenerativen Erkrankungen von Leber und Arterien.

Es ist indiziert bei Anorexie, Magenreizung, Albuminurie und Hämaturie und auch bei Tremor, Hysterie, Melancholie, Neuroretinitis und Blindheit.

Mittel bei Anämie, Abmagerung, trockenem Husten, Reiz- und Krampfhusten, manchmal auch bei Hämoptyse.

Es hilft bei Reizungen und Entzündungen von Nase, Augen und Rachen.

---

[5] Robin Murphy

Vanadium

Vanadium hat eine tonisierende Wirkung auf die Verdauungsfunktionen und ist im Frühstadium von Tuberkulose indiziert. Weiterhin ist es ein Mittel bei Arteriosklerose, wenn ein Gefühl besteht, als ob das Herz zusammengepresst wird und das Blut keinen Platz mehr in der Aorta hat.

Es ist ein Mittel bei allen fettigen Degenerationen und degenerativen Beschwerden mit Gehirnerweichung, Tuberkulose, chronischem Rheumatismus und Diabetes. Ein Druck auf den Brustkorb löst Angst aus.

Der Patient hat stark pigmentierte Flecke auf der Stirn, verbunden mit Leberproblemen, und ist tiefgreifend geschwächt.

Körperliche Symptome

Es ist ein Mittel bei der Addison-Krankheit, bei Anämie, Arteriosklerose, Atherom, Abmagerung, degenerativer Herzverfettung, Leberstörungen und Mangelernährung.

Symptome, die von Dr. Jan Scholten aufgezeichnet wurden:

Rechtsseitigkeit.

Blonde Personen sind öfter betroffen.

Kalte Füße und Hände, Raynaud-Syndrom.

Verschlimmerung um 7 Uhr.

Verlangen nach Zucker und Lakritze.

Schwache oder fehlende Menses, Verschlimmerung vor den Menses und während der Ovulation.

Häufige Beschwerden:

Augenprobleme, Halsschmerzen, Aushusten von kleinen gelben oder grünen Klümpchen, bitterer Schleim.

Magen- und Darmerkrankungen, Leberdegeneration, Krebs, Obstipation, Schmerzen in den Ovarien, Ischialgie.

Kommentare[6]

Von Burnett wissen wir, dass er sich für die Anwendung von *Vanadium* die Erkenntnisse aus Tierversuchen zu Nutze gemacht hat. *Vanadium-*

---

[6] Clarke J H: Der Neue Clarke. Hahnemann Institut.

Salze rufen bei Tieren „eine wirkliche Zerstörung der Zellen" hervor und „das Pigment entwich und die Leber war am stärksten betroffen".

Burnett hatte zu der Zeit einen Patienten mit Leberverfettung, Atheromatose der Arterien, Schmerzen im Verlauf der Basalarterie, Pigmentflecken auf der Stirn und tiefgreifender Schwäche in Behandlung.

Vanadium kurierte den damals 70-jährigen Patienten, der im Alter von 80 Jahren noch immer „gesund und munter" war.

Marc Jousset berichtet ebenfalls von Experimenten mit den Salzen von *Vanadium*, besonders mit dem Natriummetavanadat, durch Lyonnet und andere.

Die Tiere, denen das Gift intravenös injiziert wurde, entwickelten rasch eine Cheyne-Stokes Atmung mit wenig oder keiner Wirkung auf Kreislauf oder Blut.

In klinischen Untersuchungen wurden 200 Patienten, die an Neurasthenie, Tuberkulose, Bleichsucht, chronischem Rheumatismus usw. litten, Vanadate verabreicht.

Bei allen Patienten steigerte *Vanadium* den Appetit, die Kraft und das Gewicht. Ebenso erhöhte sich die Harnstoffmenge.

Man nahm an, dass *Vanadium* ein „energetisches Stimulans der Ernährung" darstellt und vermutlich ein Oxidans besitzt, das die organische Verbrennung anregt.

Die empfohlene Dosis lag bei 2 bis 5 mg in 24 Stunden und das Mittel durfte nur an drei, nicht aufeinander folgenden Tagen in der Woche gegeben werden.

Vergleich mit anderen Mitteln

Arsenicum album, Phosphorus, Ammonium carbonicum.

Fettige Degeneration: *Phosphorus, Arsenicum album.*

Morbus Addison: *Adrenalin*

Tuberkulose: *Tuberculinum, Bacillinum.*

Vanadium in der Kinderheilkunde

1. Anorexie und Bulimie

Es ist ein Mittel bei Anorexie, das in der Kinderheilkunde mit sehr zuverlässigen Ergebnissen eingesetzt wird. *Vanadium* ist mit Sicherheit angezeigt, wenn Anorexie in Verbindung mit Bulimie auftritt. Einige dieser Jugendlichen sind manisch-depressiv und gefangen im Wechselspiel zwischen Tun und Lassen, Erfolg und Scheitern.

2. Strenge Erziehung

Diese Kinder sind einer strengen Erziehung unterworfen, besonders durch einen dominanten und übermächtigen Vater.

Es sind im Allgemeinen sehr freundliche, und gut erzogene Kinder, die Erfolg anstreben, aber in einer zurückhaltenden Art und Weise.

Oft ist nicht nur in der Familie eine strenge Erziehung zu beobachten, sondern auch in der von den Eltern gewählten Schule.

Der Erfolg eines solchen Kindes muss gewährleistet, aber unauffällig sein. Es darf auf keinen Fall den Vater oder die Mutter in den Schatten stellen.

3. Mangelndes Selbstvertrauen

Diese Kinder zweifeln an sich selbst, obwohl sie generell motiviert sind etwas zu tun.

Der Zweifel jedoch ist manchmal so stark, dass er das Umsetzen in die Tat verhindert.

Diesen Zweifel an den eigenen Fähigkeiten findet man bei den Metallen auf der linken Seite der Eisenserie. Tatsächlich sind es Kinder, die viel leichter aufgeben als an etwas festhalten. Sie kämpfen nicht, um zu bestehen, sondern ziehen sich zurück und werten sich selbst ab – das ist die atomare Struktur der Metalle auf der linken Seite des Periodensystems.

4. Verlangen nach Zucker und Obst

Die Nahrungsmittelvorlieben sind bei Kindern stets sehr wichtig, um die Verordnung zu bestätigen. Bei den Erwachsenen findet man außerdem ein Bedürfnis nach Stimulantien oder Alkohol.

5. **Sie sind blond und leiden an Obstipation**
Die Kinder haben häufig blondes Haar und Verstopfung.

Zusammenfassung

Vanadium ist ein sehr brauchbares Mittel für Jugendliche, die an Anorexie und Bulimie leiden, besonders wenn auch eine Neigung zur Selbstentwertung und mangelndes Selbstvertrauen besteht. Dieses Symptom bietet bei Jugendlichen Anlass zur Besorgnis, denn es kann unter gewissen Umständen zum Tode führen.

Es ist offensichtlich, dass sich das homöopathische Vorgehen in diesem Fall in ein interdisziplinäres Geschehen einfügen muss, besonders bei schweren Krankheitsfällen, die bei Jugendlichen mitunter eine folgenschwere Entwicklung nehmen können.

Eisenserie • Stadium 6

Chromium

Leitsymptome

Er muss den schönen Schein wahren.

Mittel bei Eitelkeit, Koketterie und eitriger Sinusitis.

Chrom ist ein glänzendes Metall, das man an den Stoßstangen schöner Autos, wie z.B. Oldtimern und wertvollen Sammlerstücken findet. Es strahlt und vermittelt den Anschein von Perfektion.

In dieser Protzigkeit und diesem Glanz zeigt sich seine ganze homöopathische Bedeutung.

Fall: Alizé

Die kleine 6-jährige Alizé wird von ihrer Mutter regelmäßig in die Praxis gebracht. Im Juli 2005 erscheint sie bereits das dritte Mal wegen eines starken Hustens und eitrigen Schnupfens, der seit 3 Wochen unvermindert anhält. Das Kind ist stets sehr hübsch zurechtgemacht und herausgeputzt mit glänzendem und perfekt abgestimmtem Schmuck.

Sie berichtet, dass sie kürzlich im Zirkus war und ihr der Schlussakt am besten gefallen hat. In diesem Finale war ein strahlendes, glitzernd gekleidetes Mädchen ihres Alters aufgetreten, das auf dem Rücken eines wunderschönen weißen Pferdes saß.

Sie malt ein Bild für mich von diesem kleinen glänzenden Mädchen und sagt, sie würde auch gern so glitzern, um alles, was bei ihr nicht schön sei, zu verbergen.

Alizé hat ein schweres familiäres Erlebnis zu verkraften. Der Vater sitzt seit zwei Jahren wegen sexuellen Missbrauchs an seinem Kind im Gefängnis. Die Mutter führt einen Prozess gegen ihn und ihr droht eine Gefängnisstrafe wegen Betrugs. Hinzu kommen scheinbar noch andere schwerwiegende Probleme, die den Alltag dieser völlig zerrütteten und leidenden Familie ausfüllen.

An dem besagten Tag erscheint die Konsultation relativ belanglos. Alizé beschreibt einen Schmerz genau unter den Augen, den sie beidseitig im Kieferbereich spürt. Die röntgenologische Untersuchung bestätigt das Vorliegen einer Sinusitis, die rechts ausgeprägter ist als links.

Die bereits erwähnte Sorge um ihr Aussehen, aber vor allem die gesamte glitzernde Erscheinung des Kindes deutet auf *Chromium*. Eine Bestätigung dafür ist das starke Verlangen nach Schokolade.

Sie hatte bereits Anfang des Monats *Kalium bichromicum* erhalten, wodurch die Sinusitis gelindert wurde. Nach Abschluss der Behandlung allerdings waren die Symptome wieder aufgetreten.

Sie bekommt nun *Chromium* C 200.

Repertorium

» Allgemeines: Speisen und Getränke: Schokolade: Verlangen

Reaktion

Diese Verordnung reinigt die Nebenhöhlen innerhalb einer Woche.

Kommentar

Auch hier zeigt sich wieder die Thematik der Eisenserie. Alizé muss sich innerhalb dieser familiären Panikstimmung verwirklichen, so gut es geht. Aber sie spürt, dass ihr das in der Familie Erlebte ins Gesicht geschrieben steht, und sie muss diese Tatsache unter Schmuck und Glitter verbergen, die den Blick vom Dunkel unter der Oberfläche ablenken sollen.

Materia medica[7]

Pharmakologie und Geschichte

Der Name *Chromium* kommt vom griechischen Wort „chromos", was „Farbe" bedeutet. Die Bestandteile des Chroms haben oft herrliche Farben, von denen eine das Rubinrot ist.

Dieses Metall wird verwendet, um Gegenstände mit einer glänzenden Oberfläche zu versehen und um die Festigkeit von Stahl zu verstärken.

Durch den Zusatz von Chrom lässt sich Stahl leichter verarbeiten und wird gleichzeitig korrosionsbeständig und verschleißfest.

Der härteste Stahl enthält jeweils 4% Kohlenstoff, Nickel und Chrom.

Allgemeinsymptome

Klinische Symptome von *Chromium* findet man in der Beschreibung von *Kalium bichromicum*.

Wesentlich ist vor allem die glänzende, glatte und leuchtende, manchmal grelle Oberfläche – diese Patienten weisen ein perfektes und makelloses Äußeres auf. Das ist auch der wichtigste Charakterzug: Sie hüten ihr inneres Geheimnis und zeigen nach außen hin einzig und allein eine leuchtende und protzige Fassade.

Sie wollen um keinen Preis, dass jemand weiß, was in ihrem häuslichen und familiären Leben vor sich geht.

Sie möchten eine intakte äußere Erscheinung wahren, und niemand darf etwas merken.

Sie würden es vorziehen, wenn es da nichts gäbe, was nicht in Ordnung ist. Da sie aber wissen, dass sie nur Menschen sind und jeder Fehler machen kann, akzeptieren sie diese Tatsache unter der Bedingung, dass niemand etwas davon erfährt.

Ihre Ausdrucksweise ist eher zögerlich. Sie denken stets über ihre Antworten nach, bevor sie sich äußern, um nicht ungewollt etwas preiszugeben, was sie lieber für sich behalten hätten. Das erklärt, warum ihre Antworten oft langatmig und gewunden sind. Sie müssen Zeit gewinnen, um alles zu überprüfen, was sie sagen.

---

[7] Vermeulen: Konkordanz der Materia Medica. Emryss Publishers.

Vergleich mit anderen Mitteln

Chromium ist verwandt mit *Kalium bichromicum, Calcium sulphuricum,* den Fluoriden und mit *Sulphur.*

Die Derivate von Fluor haben insofern Ähnlichkeit mit *Chromium,* da sie ebenfalls die glänzende und schöne Erscheinung lieben. Die *Fluoricum-*Verbindungen aber tun dies, um die Aufmerksamkeit der Menschen auf sich zu lenken und Kontakt herzustellen.

Im Gegensatz dazu geht es *Chromium* nicht darum, Eindruck zu machen – der Glanz ist hier eher Selbstzweck.

Chromium in der Kinderheilkunde

1. Mittel für Koketterie

Chromium ist ein Mittel bei kokettem oder eitlem Auftreten. In diesem Fall hat das Verhalten den Zweck, das zu verstecken, was nicht perfekt ist und zielt nicht darauf, andere Menschen anzuziehen.

Diese Kinder wollen nicht, dass jemand um ihr Geheimnis weiß, weil sie sich dafür schämen.

Sie müssen daher alle unschönen Dinge verbergen und die Illusion von Schönheit und Protzigkeit aufrechterhalten. So tragen sie oft sehr glanzvollen Schmuck, der das verdeckt, was man nicht sehen soll.

2. Mangel an Selbstvertrauen

Hier findet man die Mittel aus der Eisenserie.

Die Leistung dieser Kinder besteht darin, perfekt zu erscheinen und zu glänzen, um ihre Unvollkommenheit zu kaschieren. Als Folge davon, dass sie bei sich immer nur die Unzulänglichkeiten sehen, erleben sie sich am Ende als wertlos und unfähig.

Es sind in der Regel Kinder, die in einem schwierigen familiären Umfeld leben, und glauben, dass sie dieses unbedingt vor anderen verbergen müssen. Der Mangel an Selbstvertrauen ist bei ihnen genauso vorhanden wie die Abwertung der eigenen Person.

3. Mittel bei Sinusitis

Chromium und *Kalium bichromicum* sind nahe verwandt und besitzen Gemeinsamkeiten.

Das Hauptsymptom ist der stechende Schmerz in den Nebenhöhlen. Bei einer symptomarmen Erkrankung im Kindesalter, bei der eine klare Diagnosestellung nicht möglich ist, kann eine Röntgenaufnahme der Nebenhöhlen hilfreich sein, denn im Allgemeinen lässt sich eine Sinusitis erst hierdurch nachweisen. Äußerlich sieht man nichts anderes als einen eitrigen Ausfluss!

4. Verlangen nach Zucker

Dies ist ein pädiatrisches Symptom, das die Verordnung bestätigt.

Zusammenfassung

Zusammenfassung: **Chromium** kann bei Sinusitis angewendet werden, wenn **Kalium bichromicum** nur eine vorübergehende Wirkung zeigt, besonders bei einem Kind, das sehr auf sein Äußeres bedacht ist und unter einer schweren pathologischen Familiengeschichte leidet.

Eisenserie • Stadium 7

Manganum

Leitsymptome

Er trainiert und übt, um seine Aufgaben erfüllen zu können.
Mittel bei Otitis und Laryngitis.
Die Otoskopie löst Husten aus. Verlangen nach Tomaten.

Manganum ist besonders in der Kinderheilkunde ein gebräuchliches Heilmittel bei der Behandlung von Otitis und Laryngitis.

Fall: Lea

Die kleine Lea wird mit einer schweren Otitis in die Praxis gebracht. Mit 5 Jahren ist sie bereits eine kleine Musikerin, die von früher Kindheit an Geige spielt.

Sie hat einen Gehörverlust von 40 dB, der sie aber in ihrer Musikausübung nicht zu beeinträchtigen scheint. Sie klagt allerdings über häufige Schmerzen in der Nacht und als Folge ihrer wiederholt auftretenden Erkältungen entwickeln sich immer wieder hochakute Mittelohrentzündungen. Ihre Probleme im Hals-, Nasen- und Ohrenbereich beginnen jedes Mal mit einer schweren Laryngitis, die durch eine Infektion in den Ohren kompliziert wird.

Lea ist ein sehr fleißiges Kind. Das Geigenspiel erlernt sie nach der japanischen Suzuki-Methode, mit der frühreife Kinder musikalisch geschult

Manganum

werden. Diese Methode ist sehr anspruchsvoll und verlangt regelmäßiges Üben, was ein Kind dieses Alters nicht unbedingt bereitwillig tut.

Aber Lea gibt sich Mühe und übt gern, um eines Tages eine bedeutende Geigerin zu sein. Sie findet großes Gefallen an dieser Äußerung!

Sie ist ein sehr niedliches kleines Mädchen mit anziehenden, großen blauen Augen.

Außerdem ist sie sehr hilfsbereit und geht ihrer Mama regelmäßig im Haushalt zur Hand. Kurz gesagt, sie ist ein vorbildliches kleines Mädchen.

So sehr sie die musikalische Arbeit und ihre Geige liebt, umso weniger mag sie es, wenn man sie wegen einiger falscher Töne kritisiert. „Wie können sie es wagen, bei der ganzen Arbeit, die ich hineinstecke!", sagt sie in einem Ton, der keinen Widerspruch duldet.

Ein Merkmal bei der körperlichen Untersuchung lässt mich sofort an *Manganum* denken: Die Untersuchung des Trommelfells löst einen plötzlichen, heftigen Hustenanfall aus.

Denn eigentlich deuten alle ihre Symptome auf dieses Mittel hin – mit dem Bedürfnis nach Leistung beim Geigenspiel, dem Wunsch, anderen zu helfen und der fehlenden Toleranz gegenüber Kritik passt sie gut in die Eisenserie.

Die Auslösung von Husten durch die Untersuchung der Ohren bestätigt die Mittelwahl.

Sie erhält *Manganum metallicum* einen Monat lang in aufsteigender Potenz (C 9, C 12, C 15, C 30), was ihre schwere Otitis zur Abheilung bringt.

Reaktion

Manganum hat die schwere Mittelohrentzündung beseitigt. Drei Monate später wird bei einer Hörprüfung festgestellt, dass nur noch ein Gehörverlust von 10 dB besteht.

Kommentar

Für dieses kleine Mädchen dreht sich alles um Leistung – die Geige, die harte Arbeit und das Ziel, eine große Geigerin zu werden. Das weist auf die Zugehörigkeit zur Eisenserie hin.

Manganum

Sie hilft gern, ist sehr lieb und freundlich und verträgt keine Kritik. Bestätigt wird *Manganum* durch die Auslösung von Husten durch die Otoskopie.

Materia medica[8]

Pharmakologie

Das chemische Symbol ist **Mn,** das Atomgewicht 54,9.

Dem schwedischen Chemiker Gahn wird gewöhnlich die Isolierung dieses Metalls im Jahre 1774 aus dem Mineral Braunstein (Pyrolusit, Manganoxid) zugeschrieben. Es ist aber auch noch in einer großen Zahl anderer Mineralien enthalten.

Das Metall wird durch thermische Reduktion seines Oxides unter Verwendung anderer Metalle (Natrium, Magnesium oder Aluminium) oder durch Elektrolyse von Mangansulfat gewonnen. Es ist hart und grau-weiß. Bei Luftkontakt oxidiert es sofort und wird leicht durch Säuren angegriffen.

Manganum ist das zwölfthäufigste Element in der Erdkruste und reagiert mit vielen Elementen. In der Stahlindustrie ist es unentbehrlich, da es die Festigkeit und Stabilität von Stahl erhöht, seine Schweißbarkeit sowie Biegsamkeit verbessert und es weniger brüchig macht.

Bei den Manganverbindungen findet man viele verschiedenartige Farben vor, und daher werden sie gern in der Porzellanmalerei und für Töpferarbeiten verwendet.

Dachziegel und Steine haben wegen ihres Gehalts an Mangandioxid eine braune Farbe.

Geschichte

Das Mineral wurde lange Zeit mit dem magnetischen Eisen, *Magnesia nigra*, verwechselt und erhielt sogar den Namen dieser Substanz – es wurde ursprünglich „Magnesium" genannt. Um es vom tatsächlichen *Magnesium* zu unterscheiden, wurde der Name dieses Metalls dann später in *Manganum* (Mangan) abgeändert. Mangan ist in vielen Mineralien enthalten.

---

[8] Dr. Jan Scholten und American Homoeopathic Pharmacopoeia (1883)

Manganum

Manganum wie auch „Magnesium", „Magnesia" und „Magnet"' haben die gleiche Wurzel und wurden alle nach einem Ort in der griechischen Provinz Thessalien benannt.

In früheren Zeiten wurden zwei schwarze Erze aus dieser Gegend beschrieben: der „männliche" Typ, der Eisen anzog, war magnetisches Eisenerz, während der „weibliche" Typ Eisen nicht anzog (dieser ist eher paramagnetisch als ferromagnetisch). Dieser „weibliche" Typ, das Manganoxid-Erz wurde als „Magnesia nigra" bekannt, im Gegensatz zu „Magnesia alba", das man später als Magnesiumoxid identifizierte. Der moderne Name Mangan entwickelte sich aus den historischen Bezeichnungen Manganesum, Manganesium und Manganesea.

Allgemeinsymptome

Die klassische homöopathische Literatur beschreibt hauptsächlich die Manganverbindungen, wie *Manganum aceticum* und *Manganum carbonicum*, das durch Hahnemann geprüft wurde. Die Themen des reinen Elements werden in modernen Werken von Jan Scholten und anderen Autoren dargestellt.

Gemütssymptome

Ängste

Er fürchtet sich vor Versagen, Kritik und Widerstand und davor beobachtet zu werden und leidet unter Erwartungsspannung, Angst vor der Zukunft und vor Fantasiegebilden. Er hat Furcht vor Unfällen, vor eingebildeten Problemen, vor dem Tod, vor quälenden Schmerzen.

Träume

Er träumt von Niederlagen, vom Fallen, von vergeblichen Bemühungen, von Lähmung, von Soldaten, davon niedergeschossen zu werden, von Versöhnung. Er träumt davon, für eine Prüfung nicht genügend vorbereitet zu sein oder mit einer ungültigen Fahrkarte im Zug angetroffen zu werden. Er hat Träume von Unfällen und Ärzten, von Demütigung und Gefahr.

Stimmung

Er ist freundlich, fröhlich, lustig, phlegmatisch, ernsthaft, unzufrieden und manchmal auch in düsterer und trübseliger Stimmung. Diese verschlimmert sich durch Musik, wenn man ihn anspricht, wenn er selbst spricht, oder durch irgendwelche Belanglosigkeiten.

Alles strengt ihn an, er verspricht sich, kann sich schlecht konzentrieren, lernt nur schwer und hat ein schlechtes Gedächtnis.

Er hat Kontaktschwierigkeiten, ist ängstlich und seine Beschwerden verschlimmern sich, wenn er sich in einer Menschenmenge befindet.

Er liebt Musik.

Körperliche Symptome

Empfindungen

Er hat ein Gefühl von Einschnürung und von Luftblasen.

Anämie. Schwäche und Blässe. Hitzewallungen.

Es ist ein Mittel bei Krebs, Abmagerung und geschwollenen Lymphdrüsen (Mesenterialdrüsen).

Neurologische Beschwerden

Parkinson-Syndrom, Ataxie, Myasthenie, Gilles-de-la-Tourette-Syndrom, Epilepsie, Lähmungen, Dyskinesie, schnelle und wechselnde Bewegungen sind schwierig, fehlende Koordination von Augen und Gliedmaßen, Schwindel.

Schwindel

Er leidet an Kopfschmerzen mit Schweregefühl. Die Schmerzen sind stechend, drückend, wie Nadelstiche, und ziehend.

Augen

Schmerzen, die sich beim Lesen verschlimmern. Die Augen sind gerötet und entzündet. Entzündung und Schwellung der Augenlider. Er sieht rote Punkte.

Manganum

Ohren

Er hat viele Ohrenbeschwerden, die Ohrenschmerzen werden schlimmer durch Wind. Gefühl eines Pfropfens oder von Wind im Ohr. Die Schmerzen verschlimmern sich durch Bewegung, beim Sprechen, Lachen und Schlucken.

Ohrgeräusche und Schwerhörigkeit werden schlimmer durch Kälte. Die Ohren brennen und jucken. Ein Gehörverlust, der durch verstopfte Ohren hervorgerufen wird, bessert sich durch Naseschnäuzen. Stinkende Absonderungen.

Nase

Die Nase ist durch gelbe, grüne, blutige und klumpige Absonderungen verstopft.

Mund

Zahnschmerzen mit Ruhelosigkeit.

Hals

Laryngitis. Heiserkeit, schlimmer beim Sprechen oder Singen. Der Husten wird schlimmer durch Bohren im Ohr, durch Kälte, Singen, Lachen und tiefes Atmen. Der Schmerz im Rachen strahlt bis zu den Ohren aus. Heuschnupfen, Bronchitis und Asthma.

Magen

Magenbeschwerden, Diabetes, Hypoglykämie. Störungen im Stoffwechsel von Kohlenhydraten, Cholesterin, Mukopolysacchariden und Aminosäuren.

Leber

Leberbeschwerden, Probleme mit der Blutgerinnung.

Koliken

Die Koliken bessern sich durch Zusammenkrümmen. Er hat zusammenziehende Schmerzen in der Nabelgegend. Gelbsucht mit Kongestion der Leber, Gallensteine, Pankreatitis, Diabetes und Analprolaps.

Der Stuhlgang ist unregelmäßig und er hat Blähungen.

Weiblich

Die Menses sind verspätet, selten und unregelmäßig.

Prolaps und Leukorrhö.

Gelenke

Gelenkentzündungen und Gicht. Arthritis mit Knarren der Gelenke, schlimmer durch Kälte und Nässe.

Probleme mit Knorpel und Bindegewebe.

Schmerzen in den Knochen und auf der Knochenoberfläche, brüchige Nägel, nur langsame Heilung von Verletzungen und Knochenbrüchen, er läuft auf den Zehenspitzen, weil er Schmerzen in der Ferse hat.

Extremitäten

Die Füße schmerzen und er findet keine passenden Schuhe. Die Fußsohlen brennen. Wachstumsschmerzen im Schienbein, Nackensteifheit, Knie- und Meniskusprobleme.

Haut

Manganum ist ein Mittel bei Ekzemen mit blutenden Fissuren und Hautinfiltration. Psoriasis. Ulzera sind bläulich-violett. Verletzungen entzünden sich und vernarben nur langsam. Urtikaria. Rote Haare.

Er hat eingewachsene Haare an den Beinen, die Entzündungen mit Stechen, Jucken und Brennen verursachen.

Manganum

Vergleich mit anderen Mitteln

Verwandte Mittel:

Argentum, Arnica, Asarum, Carcinosinum, Dopaminum, Graphites, Lachesis, Phosphorus, Picrinicum acidum, Psorinum, Rhus toxicodendron, Ruta, Silicea, Sulphur.

Chromium:

Chromium fürchtet sich vor Herausforderungen, und davor, etwas Dummes zu tun. *Manganum* hat bereits begonnen und weiß, dass er Fehler machen wird, aber er will daraus lernen. Anders als *Chromium* ist er zuversichtlich, dass er am Ende Erfolg haben wird.

Manganum in der Kinderheilkunde

1. Sie sind sehr fleißig

Diese Kinder sind oft sehr begabt, z. B. für Musik oder Sport und haben die beachtliche Fähigkeit, ihr Talent in die Praxis umzusetzen. Sie arbeiten regelmäßig und sind sehr eifrig. Faulheit kennen sie nicht und vor den tagtäglichen Anstrengungen haben sie keine Angst.

2. Sie vertragen keine Kritik

Sie wissen, dass sie sehr bemüht sind, und da sie sich wirklich so sehr anstrengen, wie sie können, mögen sie es gar nicht, wenn man sie kritisiert. Kritik trifft sie zutiefst und führt dazu, dass sie versagen. Positive Kritik und Ermutigung schätzen sie dagegen sehr. Sie brauchen einen Lehrer, der sie beachtet und anspornt.

3. Sie möchten anderen behilflich sein

Diese Kinder sind extrem hilfsbereit und freundlich. Sie machen alles gern und helfen bei der Hausarbeit und bei der Vorbereitung der Mahlzeiten.

Sie sind wirklich kleine, „Perlen"' im Haushalt, die sich bemühen, eine Hilfe zu sein und bei der Arbeit im Haus zur Hand zu gehen. Damit erinnern sie an *Pulsatilla*.

4. **Mittel für Laryngitis und Otitis**

Sie haben oft eine raue und heisere Stimme und sind anfällig in der kalten Jahreszeit und bei Nässe.

5. **Nahrungsmittelvorlieben**

Sie lieben Tomaten.

Dieses Nahrungsmittelverlangen führt uns sofort zur Verschreibung von *Manganum*, denn es ist deutlich und relativ selten.

Zusammenfassung

Manganum ist ein sehr nützliches Mittel in der Pädiatrie. Sowohl die klinischen Symptome (wie Laryngitis und Otitis), als auch das psychische Bild des begabten, arbeitsamen und hilfsbereiten Kindes sind wohlbekannt.

Eisenserie • Stadium 8

Ferrum

Leitsymptome

Er hält an seinen Taten und Handlungen fest.

Mittel bei Eisenmangelanämie.

In der Pädiatrie wird *Ferrum* als homöopathisches Mittel laufend verwendet und auch in der konventionellen Kinderheilkunde sind es Eisenverbindungen, die bei Eisenmangelanämie am häufigsten verschrieben werden.

Fall: David

Der zweieinhalb Jahre alte David ist seit seiner Geburt bei mir in Behandlung.

Die Eltern sind beide Berufssoldaten. David wird streng und diszipliniert erzogen. Er ist bereits tadellos sauber und trocken.

Seit drei Monaten sind seine Besuche in der Praxis immer häufiger geworden. Dieses Kind, das bislang eine „eiserne"' Gesundheit hatte (es hat seit seiner Geburt noch niemals Antibiotika bekommen), ist jetzt alle zwei Wochen krank.

Er hat bereits zwei Mal Antibiotika genommen und nun, am Wochenende, musste sogar der Notarzt gerufen werden.

David ist blass und schlecht gelaunt, er ist nachts wach und seine Mutter ist mit ihren Kräften am Ende. Er ist sehr weinerlich geworden und seit einiger Zeit jammert und stöhnt er.

Sein Vater sagt mit einer gewissen Steifheit und Strenge: „Frau Doktor, es muss etwas getan werden!"

David entwickelt sich normal, er ist ordentlich gewachsen. Seine Wangen sind rot und das Weiße im Auge ist bläulich. Das ist ein klassisches Zeichen von Eisenmangel.

Er hat Ringe um die Augen, ist immer müde und lässt sich von seiner Mutter tragen, wenn er laufen soll.

Auffällig ist sein ausgeprägtes Verlangen nach flüssiger und heißer Nahrung – so will er wieder heißen Kakao aus der Flasche trinken, der ihn zuvor angeekelt hatte.

Er erhält zunächst ein Eisentonikum, und eine Blutuntersuchung wird veranlasst.

Die Testergebnisse zeigen einen Eisenspiegel von 7 Mikromol/l und eine beginnende Eisenmangelanämie mit einem Hämoglobinwert von 10 mg.

Er erhält ein Eisenpräparat, das er für zehn Tage einnehmen soll, und eine Gabe *Ferrum metallicum* C 1000.

Die Mutter kommt zwei Wochen später in die Praxis und berichtet, dass David einen Fieberanfall hatte, der aber diesmal vorübergegangen ist, ohne dass Antibiotika verabreicht wurden.

Als er nach fünf Monaten wiederkommt, erklärt die Mutter mit einem breiten Lächeln, dass David wieder zu dem artigen, wohlerzogenen, kleinen Jungen von früher geworden ist!

Repertorium
- » Geist, Gemüt: Weinen, tränenreiche Stimmung: Anämie, bei
- » Allgemeines: Anämie: Erythropoese beeinträchtigt: Eisenmangel, durch Chlorose: Winter
- » Allgemeines: Speisen und Getränke: Flüssige Nahrung: Verlangen: Warme
- » Allgemeines: Mattigkeit: tagsüber

Reaktion

Die Gabe von *Ferrum metallicum* hat die Anämie bei diesem Kind beseitigt.

Kommentar

Wir haben es hier mit einem familiären Umfeld zu tun, das typisch genug für eine Verschreibung von *Ferrum* ist – das militärische Milieu und die strenge Erziehung.

Hinzu kommt der Satz: „Es muss etwas getan werden", der die Mentalität von *Ferrum* deutlich macht, nämlich die Notwendigkeit, wirkungsvoll und entschlossen zu handeln.

Materia medica[9]

Pharmakologie

Eisen. *Ferrum metallicum*. Auch die Symptome des Azetats und des Karbonats sind mit eingeschlossen. Triturationen des reinen Metalles und des Karbonates, Lösung des Azetats. Historische Dosis: Alle Potenzen, 2. bis 6. Potenz.

Der lateinische Name *Ferrum* bedeutet „Eisen". Eisen ist das vierthäufigste Element der Erdkruste und der Grundbestandteil von Stahl. Es wird bereits seit prähistorischer Zeit – dem Eisenzeitalter – vom Menschen verwendet.

Traditionell werden aus Eisen Waffen und Werkzeuge hergestellt und genau diese beiden Begriffe charakterisieren die Eigenschaften von *Ferrum*: Kämpfen und seine Aufgabe oder Arbeit erledigen.

Eisen ist ein ideales Metall, um Maschinen, Werkzeuge, Fahrzeuge, Möbel, Brücken, Nägel und Schrauben herzustellen. Unsere moderne Gesellschaft ist ohne Eisen kaum vorstellbar. Es ist darüber hinaus in verschiedenartigen Legierungen enthalten, einschließlich einer großen Anzahl an Varianten von Stahl.

Charakteristisch für Eisen ist sein Magnetismus.

Ferrum reagiert aktiver: Es steht fest.

Geschichte

Ferrum ist der „Mars" für die Alchimisten. Es ist als einer der für den Aufbau des menschlichen Körpers wichtigsten Bestandteile in beträchtlicher Menge im Blut vorhanden. Eisen ist auch in vielen Nahrungsmitteln ent-

---

[9] Robin Murphy

halten, die wir täglich verzehren, und wenn es im Übermaß verordnet wird, kommt es zuerst zu einer Erhöhung des Eisengehaltes im Blut.

Ferrum regt den Appetit an, erhöht die Herzfrequenz und die körperliche Vitalität. Die sekundären Wirkungen, die bei einer fortwährenden Einnahme von Eisen früher oder später auftreten, sind diejenigen, welche die Indikationen für eine homöopathische Verordnung darstellen. Hahnemann beschreibt die Wirkung des Eisens auf Personen, die regelmäßig mit Eisen angereichertes Wasser trinken, wie folgt:

> „Es gibt an solchen Orten wenige Menschen, welche ihrer besonderen Natur nach der Schädlichkeit des fortgesetzten Gebrauches eines solchen Wassers widerstehen und gesund bleiben können. Da findet man mehr, als sonst irgendwo, langwierige Leiden von hoher Bedeutung und besonderer Art, selbst bei übrigens ganz untadelhafter Lebensordnung. An Lähmung grenzende Schwäche des ganzen Körpers und einzelner Teile, eigene Arten heftiger Gliederschmerzen, Unterleibsleiden verschiedener Art, Speiseerbrechen bei Tag oder Nacht, lungensüchtige Brustbeschwerden oft mit Blutspeien, Mangel an Lebenswärme, Monatszeitunterdrückungen, unzeitige Geburten, Impotenz bei beiden Geschlechtern, Unfruchtbarkeit, Gelbsüchtigkeiten und viele andere seltene Kachexien sind da an der Tagesordnung."
> *Reine Arzneimittellehre Band 2, S. 119–138*

Bei Anämie, Krebs oder Syphilis leistet *Ferrum* gute Dienste als Ergänzungsmittel und stört die Wirkung anderer, mehr spezifischer Mittel nicht. Bei Anämie und Bleichsucht allerdings ist es nicht immer passend, es ist sogar noch nicht einmal bei der Mehrzahl aller Fälle angebracht.

Abgesehen von seinem organischen Wirkungsbereich bestehen für *Ferrum* genaue homöopathische Indikationen bei Anämien, bei denen eine Heilung durch die Anwendung von Hochpotenzen möglich ist. Tatsächlich kann ein Übermaß an *Ferrum* unter Umständen eine Anämie zur Folge haben oder eine bestehende verschlimmern.

Die Form der Anämie, die durch *Ferrum* verursacht wird und bei der die homöopathische Anwendung indiziert ist, tritt gewöhnlich bei jungen Personen auf, die eine unregelmäßige Blutverteilung aufweisen. Mit ihren geröteten Wangen sehen sie aus, als wären sie bei bester Gesundheit, haben aber trotzdem blasse Lippen und blasse Schleimhäute, sind

Ferrum

erschöpft und außer Atem. Diese Symptome treten bereits nach der geringsten Bewegung auf.

Ferrum metallicum ist angezeigt bei anämischen, bleichsüchtigen jungen Menschen, deren rote Wangen eine gesunde Gesichtsfarbe vortäuschen und die leicht erröten. Ihre Gliedmaßen sind kalt, sie sind sehr empfindlich und die Symptome verschlimmern sich durch die geringste Anstrengung. *Ferrum* sollte bei Tuberkulose mit Lungenblutung vorsichtig eingesetzt werden, da eine Verschlimmerung eintreten kann.

Andere Eisenverbindungen wie *Ferrum aceticum, Ferrum iodatum* und *Ferrum phosphoricum* sind in diesen Fällen eher indiziert als das Metall selbst, außer wenn die Ähnlichkeit sehr stark ist.

Allgemeinsymptome

Ferrum beeinflusst den Kreislauf, indem es eine unregelmäßige Blutverteilung, Kongestionen, Blutwallungen und Pulsieren hervorruft.

Es lässt die Blutgefäße erschlaffen und löst Hämorrhagien aus, besonders bei schnellwachsenden Jugendlichen, oder wenn die Venen während einer Neuralgie, während der Menstruation oder bei Fieber erweitert sind. Das Blut ist hell oder enthält kleine Gerinnsel.

Die Bleichsucht von *Ferrum* verschlimmert sich im Winter. Es sind die Anämien, die bei jungen Menschen mit roten Wangen, aber blassen Lippen, und bei zarten jungen Mädchen, die unter Niedergeschlagenheit und Obstipation leiden, zu finden sind. Die Blutverteilung ist gestört. Die Muskulatur ist schlaff und ohne Spannung. Der Blutandrang besteht nicht nur im Gesicht, sondern erstreckt sich von der Brust über den Kopf bis zur Lunge.

Sie sehen kräftig und stark aus, aber schon allein das Sprechen oder Gehen schwächt sie. Rotgesichtige alte Menschen.

Ferrum hat Trockenheit des Mundes und der Vagina. Nach Flüssigkeits- oder Blutverlust treten Ödeme und Lähmungserscheinungen auf. Schnelle Abmagerung. Der *Ferrum*-Patient leidet unter nächtlichen Schmerzen, die ihn zwingen, die betroffenen Körperteile zu bewegen. Er spürt einen Druck, unter anderem auf der Brust und auf dem Magen. Er leidet an Kachexie, Knochenerweichung und Knacken in den Gelenken.

Normalerweise rote Körperteile werden blass. Bei Frauen findet man Katalepsie, Struma und Exophthalmus (Basedow-Krankheit) als Folge unterdrückter Menses. Die Milz, die Verdauung und der linke Deltamuskel sind ebenfalls betroffen.

Körperliche Symptome

Klinische Symptome

Anämie. Aphonie. Asthma. Basedow-Krankheit. Bleichsucht. Chorea. Diarrhö. Enuresis. Fieber, intermittierendes. Gonorrhö. Hämorrhagien. Harninkontinenz. Herzbeschwerden. Husten. Hydrozephalus. Innere Organe, Atonie der. Katalepsie. Krämpfe. Menstruationsstörungen. Neuralgie. Nieren, Erkrankungen der. Rektum, Schwäche, Vorfall. Rheumatismus. Schwäche. Schulterprobleme. Schwangerschaft, Störungen in der. Schwindel. Spasmen. Syphilis. Tuberkulose (*Ferr-ac.*). Verdauungsstörungen. Zahnschmerzen.

Konstitution

Das Mittel ist geeignet für junge, anämische Personen mit Pseudoplethora, die zwar kräftig erscheinen, aber so schwach sind, dass sie weder sprechen noch laufen können und sich hinlegen möchten.

Modalitäten

„Besser bei langsamer Bewegung und langsamem Gehen" ist ein Leitsymptom bei vielen Fällen, die *Ferrum* benötigen. Ihm geht es besser, wenn er sich leicht bewegt und durch leichte Blutungen *(Pulsatilla)*. Besser, wenn er nach dem Aufstehen den Kopf anlehnen kann. Ihm geht es schlechter nachts und um Mitternacht. Schlimmer durch Gemütsbewegungen, Ärger, starke Anstrengung und Flüssigkeitsverlust. Schlimmer durch ruhiges Sitzen, nach Waschen mit kaltem Wasser oder Überhitzung. Schlimmer durch Essen, Trinken, Tee, Eier. Schlechter durch plötzliche Bewegungen, Heben der Arme.

Gemütssymptome

Er ist schnell gereizt, auf Körper- und Gemütsebene. Er hat immer Recht, ist empfindlich und leicht erregbar, und alles wird schlimmer durch den leisesten Widerspruch. Er weint und lacht auf eine übertriebene Art und Weise und ist nervös und hysterisch. Er verspürt eine Beklemmung, als hätte er ein Verbrechen begangen. Mut- und Hoffnungslosigkeit nach

Ferrum

der Menstruation. Reizbarkeit. Das kleinste Geräusch ist unerträglich. Starke Erregung durch den geringsten Widerstand. Sanguinisches Temperament.

Körperliche Symptome

Abdomen

Das Abdomen ist hart, aufgebläht, schmerzhaft und fühlt sich wie zerschlagen an, vor allem beim Gehen. Die Eingeweide schmerzen bei Berührung des Bauches.

Augen

Abends sieht er gut im Dunkeln. Hysterie. Er hat eine Photophobie, die Buchstaben sind rot und blass und fließen beim Lesen zusammen. Anfälle von Blindheit. Die Augenlider sind geschwollen. Schmerzen auf Höhe des linken Auges. Exophthalmus durch unterdrückte Menstruation. Die Augen sind trübe und matt und von blauen Augenringen umgeben. Sie sind rot mit brennenden Schmerzen, die Lider sind rot und geschwollen.

Blut

Anämie, Bleichsucht, Blutstoffwechselstörungen und Hämorrhagien.

Brust

Brustbeklemmung, mit erschwerter Atmung. Blutandrang zur Brust. Druck- und Engegefühl und Stiche in der Brust.

Extremitäten

Ödeme nach Flüssigkeitsverlust. Die Gelenke knacken. Rheumatismus in der Schulter. Unwiderstehlicher Drang, den Arm zu beugen, was starke Schmerzen verursacht. Plötzliche Krämpfe oder reißende Schmerzen in den Armen, die Hände zittern, wenn er schnell schreibt.

Hände und Füße sind geschwollen. Schmerzen in Hüftgelenken und Schienbein, Fußsohlen und Fersen. Die Schmerzen in den Fersen sind schlimmer beim Liegen auf dem Rücken. Kontraktion der Gliedmaßen.

Gesicht

Das Gesicht wird blass oder rot beim geringsten Schmerz, bei Erregung oder der kleinsten Anstrengung.

Das Gesicht ist rot und wie geschwollen. Die Lippen sind blass. Rote Hautpartien werden blass und blutleer und schwellen an.

Neuralgien nach kaltem Bad oder Überhitzung, schlimmer im Liegen und besser durch Aufsitzen.

Hals

Er hat ein Gefühl, als ob etwas in der Kehle rollt und sie wie ein Ventil verschließt. Struma und Exophthalmus. Gefühl eines Kloßes im Hals (eher links), schlimmer durch Leerschlucken.

Haut

Blass. Er errötet leicht und Druck hinterlässt Dellen in der Haut. Er hat schwarze und dunkelviolette Flecke.

Herz

Herzklopfen wird schlimmer durch die geringste Bewegung, Masturbation oder nach dem Verlust von Körperflüssigkeiten und bessert sich durch langsames Gehen.

Druckgefühl. Anämie.

Das Herz pumpt plötzlich alles Blut in die Gefäße, dann strömt es ebenso plötzlich zurück und hinterlässt eine blasse Haut.

Der Puls ist voll, aber weich und nachgiebig, oder aber klein und schwach. Pochen in den Blutgefäßen.

Kopf

Stechende Kopfschmerzen. Klingen in den Ohren vor der Menstruation. Hämmernder, pulsierender Stauungskopfschmerz, der Schmerz strahlt bis zu den Zähnen aus und die Gliedmaßen sind kalt. Schmerzen im Hinterkopf mit Dröhnen im Nacken.

Ferrum

Plötzlicher Schmerz über dem linken Auge. Der Kopf ist heiß, die Füße sind kalt. Schreiben ruft Kopfschmerzen hervor. Empfindliche Kopfhaut.

Lunge

Der Husten ist trocken und krampfartig, die Stimme veränderlich.

Er hat einen trockenen Kitzelhusten, der sich bei Bewegung verschlimmert und im Liegen besser wird. Blutspucken bei Tuberkulose nach Masturbation.

Die Atemnot bessert sich durch langsames Gehen und Reden. Beim Husten tritt ein Schmerz im Hinterkopf auf. Heißer Atem.

Angezeigt bei verschleppter Pleuropneumonie. Hämoptyse (*Millefolium*).

Magen

Nahrungsmittel bekommen ihm nicht und führen zu Auftreibung und Magendruck. Übelkeit und Erbrechen nach dem Essen, Erbrechen nach Mitternacht. Versuche zu essen rufen Durchfall hervor. Er spuckt die Nahrung mundvollweise wieder aus (*Phosphorus*). Aufstoßen nach dem Essen ohne Übelkeit. Leichtes Erbrechen ohne Übelkeit sofort nach dem Essen, nach Mitternacht, in der Schwangerschaft. Erbrechen nach dem Genuss von Eiern. Hitze und Brennen im Magen, Wundheit der Magenwände. Dyspepsie mit häufigem Aufstoßen.

Männlich

Nächtliche Samenergüsse mit Rückenschmerzen nach Überanstrengung.

Mund

Zahnschmerzen werden besser durch eiskaltes Wasser.

Geschmack von Blut und wie von faulen Eiern. Der Mund ist trocken und alle Nahrungsmittel erscheinen zu trocken.

Nahrungsmittel

Abneigung gegen Fleisch, saures Obst, Tabak und Bier. Eier werden nicht vertragen. Abneigung gegen alles, was sauer schmeckt. Verlangen nach Brot und rohen Tomaten.

Gieriger Appetit oder völlig appetitlos.

Ferrum

Nase

Nasenbluten bei anämischen Patienten abwechselnd mit Hämoptyse. Die Schleimhäute sind schwammig, anämisch und blass.

Nieren

Albuminurie. Chronische Nephritis. Unfreiwilliger Harnabgang besonders tagsüber, im Stehen, bei plötzlicher Bewegung oder bei Kindern beim Gehen.

Reichlicher Harnabgang bei Nervosität. Der Urin ist heiß. Kitzeln in der Harnröhre, das in die Blase ausstrahlt.

Ohren

Er ist überempfindlich gegen Lärm. Ohrgeräusche werden besser, wenn er den Kopf auf den Tisch legt.

Vor der Menstruation haben Frauen oft ein Gefühl von Klingeln in den Ohren.

Rektum

Schmerzlose Diarrhö, schlimmer durch Essen. Nachts spritzt der Stuhl heraus und enthält unverdaute Nahrung, abwechselnd mit Obstipation und schlimmer bei Müdigkeit oder Nervosität.

Harte Stühle, schwer zu entleeren, gefolgt von Rückenschmerzen oder Krämpfen im Rektum. Rektumprolaps.

Bei Kindern besteht Juckreiz am After, hervorgerufen durch Askariden oder Oxyuren. Unverdaute Stühle. Sommerdiarrhö.

Rücken

Hals und Schultern sind schmerzhaft. Lumbago nachts, der nach dem Erwachen langsam verschwindet und durch langsames Gehen besser wird.

Schlaf

Er schläft im Sitzen oder beim Lernen ein, weil er so geschwächt ist. Schlafwandeln. Schlaflosigkeit.

Ferrum

Schwindel

Schwindel beim plötzlichen Aufstehen, oder beim Überqueren einer Brücke, die über Wasser führt. Der Schwindel ist wie ein Hin- und Herschwanken auf dem Wasser. Schwindel beim Anblick von fließendem Wasser. Schwindel bei Kopfschmerzen.

Temperatur

Er hat gewöhnlich kalte Extremitäten, aber Kopf und Gesicht sind heiß. Frösteln um 4 Uhr morgens, mit rotem Gesicht und ohne Durst. Hitze und erweiterte Venen. Heiße Handflächen und Fußsohlen. Reichlicher, erschöpfender Schweiß, er ist klebrig, gelblich, kalt und scharf.

Weiblich

Die Frauen sind schwach, zart und bleichsüchtig, das Gesicht jedoch ist feuerrot. Neigung zu Fehlgeburten. Die Menstruation geht mit blasser und wässriger Absonderung einher, sie kommt zu früh, zu reichlich und mit wehenartigen Schmerzen. Die Menses hören für zwei oder drei Tage auf und setzen dann wieder ein. Aus dem Uterus werden lange Schleimstücke abgesondert. Die Vagina ist empfindlich und trocken, beim Koitus treten starke Schmerzen oder Gefühllosigkeit auf. In der Pubertät ist der Ausfluss milchig, scharf und dünnflüssig.

Prolaps und Juckreiz der Vulva.

Vergleich mit anderen Mitteln

Alle *Ferrum*-Verbindungen

Rumex – ähnliche Wirkungen auf Respirations- und Verdauungstrakt, es enthält organisches Eisen.

Graphites, Manganum, Cuprum

Antidote: *Arsenicum, Hepar sulphuris*

Komplementär: *China, Alumina, Hamamelis.*

Ferrum in der Kinderheilkunde

1. Mittel bei Eisenmangelanämie

Dieses Mittel ist sehr nützlich in der Behandlung von Anämien bei Kindern.

Es sind die Kinder, die zu Fieberanfällen neigen, ständig krank sind und immer öfter Antibiotika benötigen.

Sie sind bleich und blass, die Augen sind trübe und die Kinder haben sehr schlechte Laune. Die Eltern sind durch die Laune und die häufigen Infektionskrankheiten ihres Kindes zermürbt und erschöpft.

Die Gabe eines Eisenpräparates ist manchmal unumgänglich, wenn sowohl der Eisengehalt im Blut niedrig als auch die Sättigung des Blutes mit Eisen sehr gering ist. Allerdings ist es nicht notwendig, bei einem niedrigen Eisengehalt und einem veränderten roten Blutbild (Ery, MCHC, und Hb) eine sehr hohe Dosis des Präparats zu verabreichen, da ansonsten eine gesundheitsschädigende Überlastung des Körpers mit Eisen möglich ist.

Die Behandlung mit *Ferrum* verhindert einen Rückfall der Erkrankung und erlaubt eine bessere natürliche Verwertung des Eisens aus der Nahrung.

2. Mittel, für Zwillinge und Kinder von Müttern mit Eisenmangel

Es gibt Familien, bei denen ein Mangel an Eisen gehäuft auftritt. In diesem Zusammenhang ist auch die Betrachtung genetischer Krankheiten, z. B. der Hämoglobinopathien, interessant, da sie den Boden für Erkrankungen bereiten, die eine Verschreibung von *Ferrum* rechtfertigen.

Daher ist es wichtig, die Mütter nach dem Verlauf der Schwangerschaft und früheren Problemen mit Blutungen zu fragen, aber auch nach eventuellen Erbkrankheiten, welche die Hämoglobinbildung beeinflussen und oft von einem Eisenmangel begleitet werden.

In fast allen Fällen stößt man auf Familien, bei denen ein Zusammenhang mit dem Auftreten eines Eisenmangels besteht.

3. Sehr arbeitsame Kinder

Diese Kinder arbeiten hart, wenn man die Tatsache berücksichtigt, dass sie einer strengen familiären Disziplin unterworfen sind (Militärfamilien!). Sie sind oft exzellente Schüler mit einer „eisernen" Disziplin!

Ferrum-Kinder werden häufig in einem Milieu angetroffen, das sich durch Starrheit und Strenge auszeichnet, wie z. B. das militärische oder das Polizei-Milieu.

4. Kinder, die Dinge tun müssen, die sie nicht wollen

Diese Kinder werden von ihrer Familie zu etwas gezwungen, was sie nicht gern tun.

Sie gehen in eine Schule, die ihnen nicht gefällt, und wählen einen Beruf, den sie nicht mögen, weil ihnen ihr Handeln durch das Umfeld, in dem sie aufwachsen, vorgegeben wird. Bei ihnen kann sich dann – trotz ihrer Disziplin – auch einmal Widerstand zeigen.

5. Sehr empfindliche Kinder

Sie ertragen es nicht, wenn man Bemerkungen über sie macht, und gehen sofort in die Defensive. Sie lassen sich auch nicht gern unterdrücken oder „unterbuttern".

Ferrum steht im Zentrum der Serie und vertritt damit ganz typisch das Thema Leistung in Verbindung mit Angriff und Verteidigung.

6. Nahrungsmittelvorlieben

Bekannt sind das ausgeprägte Verlangen nach Tomaten und die heftige Abneigung gegen Eier.

Zusammenfassung

Ferrum ist in der Kinderheilkunde nicht nur bei Anämie von großem Nutzen, sondern auch für alle jene Schulkinder, die in starren Strukturen leben, in denen sie eine hohe Disziplin und einen großen Arbeitseifer an

Ferrum

den Tag legen, sich aber auch gegen das auflehnen, was sie beeinträchtigen kann.

Eisenserie • Stadium 9

Cobaltum

Leitsymptome

Er ist bereit zu handeln, macht aber in letzter Minute einen Fehler.

Mittel bei Spina bifida, Lumbago und Dermatosen.

Cobaltum ist bei Jugendlichen indiziert, die große Schwierigkeiten damit haben, mit der Arbeit zu beginnen. Diese Kinder sind immer nur Zweite, sie stehen niemals an der Spitze.

Fall: Alexandre

Der 14-jährige Alexandre wird wegen einer Hyperkeratose, die seit seinem ersten Lebensjahr besteht und mit einer Photosensibilität verbunden ist, in die Praxis gebracht. Es ist eine sehr auffällige Form von Dermatitis – ein bräunlicher Ausschlag mit großen Pickeln, der sich durch Sonnenlicht verschlimmert. Charakteristisch ist der intensive Juckreiz, der nachts stärker auftritt.

Viele Behandlungsmethoden wurden ausprobiert und viele Spezialisten konsultiert. Über Jahre hinweg wurde Kortison verabreicht, aber es wurden immer nur kurzfristige Besserungen erzielt.

Der Jugendliche lebt allein mit seiner Mutter und seinem Bruder, nachdem der Vater vor fünf Jahren bei einem Autounfall gestorben ist.

Er strengt sich in der Schule sehr an und arbeitet ernsthaft. Für die Prüfungen lernt er sehr fleißig und ist sogar spätabends noch im Stande,

Cobaltum

sein Wissen zu überprüfen. Als müsse er verhindern, dass ihm möglicherweise noch ein Fehler unterläuft, meint er, immer bis zur letzten Minute arbeiten zu müssen.

Er gesteht, dass er große Angst vor Misserfolg und Kritik hat, und dass er deswegen so hart arbeitet.

Darüber hinaus übernimmt er eine beträchtliche Verantwortung für seinen jüngeren Bruder, der Diabetiker ist.

Während der Konsultation, für die seine Mutter uns allein lässt, ist er recht zurückhaltend und bewegt ständig die Füße hin und her.

Bei der Untersuchung macht seine Haut einen schmutzigen Eindruck und ist am Gesäß und auf dem Kopf mit großen gelben oder braunen Pusteln bedeckt – eine besonders auffällige Hyperkeratose. Es ist Dezember und er erzählt mir, dass er im Sommer eine Haut wie ein Elefant haben wird. Die Zunge weist in der Mitte tiefe Risse auf.

Er ist ein sehr zurückhaltendes Kind, dem es offensichtlich an Selbstvertrauen fehlt.

Bei seinem jüngeren, 12-jährigen Bruder, der an einem insulinpflichtigen Diabetes leidet, muss Alexandre die Vaterrolle in der Familie übernehmen.

Sein Bruder ist oft genug nachlässig mit der notwendigen Insulingabe und wenn dann Beschwerden und Unwohlsein auftreten, muss Alexandre schnell reagieren und ihm das Mittel injizieren.

Er hat tatsächlich das Gefühl, dass er ein Verbrechen begehen würde, wenn er nichts tut und seinen Bruder damit allein lässt. Und er bildet sich ein, dass die Anderen über ihn und sein Verhalten Bescheid wissen. Diese Verantwortung belastet ihn sehr.

Was seinen Nahrungsmittelgeschmack betrifft, so hat er ein starkes Verlangen nach Fisch und eine Abneigung gegen warme Milch.

Als ich ihn nach seinen Träumen frage, erzählt er, dass er oft von einer unmittelbar bevorstehenden Gefahr und von einem Sturz ins Wasser träumt.

Er gibt außerdem zu, dass er von klein auf eine Heidenangst vor Polizisten hat.

Er erhält *Cobaltum* C 200 und seine Haut bessert sich langsam.

Der Juckreiz hört auf und wird von einem unglaublich schmerzhaften Hexenschuss abgelöst, weswegen seine Mutter ganz außer sich gerät und mich telefonisch um Rat fragt.

Cobaltum

Repertorium

» Geist, Gemüt: Wahnideen: Verbrecher, er sei ein: andere wüssten es
» Mund: Risse, Fissuren, Schrunden: Zunge: Mitte, in der
» Haut: Farbe, Verfärbung: braun, Leberflecke
» Haut: Jucken: Wärme: agg.: Bettwärme

Reaktion

Ich verordne telefonisch eine Gabe *Cobaltum* C 1000.

Sechs Monate später kommt Alexandre mit reiner Haut zu mir in die Praxis.

Kommentar

Mit seiner Einstellung: „Ich halte mich an die Regeln und wünsche keine Kritik" besitzt dieser Jugendliche das typische Profil der Eisenserie. Ein weiterer Grund für die Verschreibung von *Cobaltum* ist die Verschlimmerung durch die übergroße Besorgnis um die vernachlässigte Gesundheit seines Bruders. Er fühlt sich schuldig, obwohl der Bruder allein die Verantwortung dafür trägt. Kritisieren will er ihn aber auf keinen Fall – denn man weiß ja nie, das könnte sich dann vielleicht gegen ihn wenden! Bestätigt wird die Verordnung von *Cobaltum* durch die Tatsache, dass er bis zum allerletzten Moment arbeitet, um Fehler, die in letzter Minute auftreten und die er so sehr fürchtet, zu vermeiden.

Der Hautausschlag, die tiefen Risse in der Zunge und der Hexenschuss, der auf die Einnahme folgt, bestärken mich in der Wahl von *Cobaltum* als passendes Mittel.

Materia medica[10]

Pharmakologie

Cob. *Cobaltum metallicum*. Kobalt. Trituration.

Klassische Dosierung: Verreibung und alle Potenzen, von der 6. bis zur 30. Stufe.

---

[10] Robin Murphy und Dr. Jan Scholten, Homöopathie der Elemente

Geschichte

Eine Arzneimittelprüfung wurde 1995 von Pelt durchgeführt.

Der Name *Cobaltum* oder Kobalt ist abgeleitet von dem Wort „Kobold", was „böser Geist" bedeutet. Das Metall wurde so benannt, weil es eine zufällige und höchst unerwünschte Entdeckung bei der Suche nach wertvolleren Metallen wie Kupfer, Silber und Gold war.

Kobalt erhöht die Korrosionsbeständigkeit von Stahl und erleichtert seine Bearbeitung.

Es wird zur Herstellung von Schneidwerkzeugen wie Rasierklingen, Skalpellen usw. verwendet.

Das blaue Kobalt-, das Kobaldaluminat, ist ein Farbpigment, das in der Töpferei, der Porzellanherstellung, der Malerei und der Fotografie benutzt wird. Ein anderes blaues Pigment, das Kobalt enthält, ist Kobaldstannat.

Bestimmte Kobaldsalze werden in feuchter Umgebung rosa und bei Trockenheit blau, und sie werden daher als Indikatoren für die „Wettervorhersage" verwendet.

Kobalt ist in Vitamin B 12 enthalten.

Allgemeinsymptome

Cobaltum hilft bei neurasthenischen Zuständen spinalen Ursprungs mit Beeinträchtigung der Sexualfunktion. Es hat eine Wirkung auf Wirbelsäule, Lumbalregion, Geschlechtsorgane, Nieren und Knochen.

Es treten Müdigkeit, Erregung und Knochenschmerzen auf, die morgens schlimmer sind. Das auffallendste Symptom von *Cobaltum* sind Rückenschmerzen, die im Sitzen schlimmer sind, und sich beim Aufrichten, Umhergehen oder Hinlegen bessern. Schaumige Absonderungen.

Saurer Geschmack im Mund, der vom Magen kommt. Fußschweiß, Müdigkeit.

Klinische Symptome

Augenprobleme. Gonorrhö. Hämorrhagien. Impotenz. Kopfschmerzen. Leberbeschwerden. Lumbago. Masturbation, Folgen von. Obstipation. Spina bifida.

Modalitäten

Es geht ihm besser, wenn er Schleim aufräuspern kann und sich kontinuierlich bewegt.

Schlechter im Liegen und beim Aufstehen vom Sitzen und besser durch Umhergehen. Verschlimmerung morgens, durch Samenergüsse, im Sitzen, durch Bettwärme oder Sonnenwärme. Kalte Luft bewirkt Tränenfluss und verschlimmert Zahnschmerzen. Bettwärme ruft einen generalisierten Juckreiz hervor. Kopfschmerzen werden schlimmer durch Erschütterung.

Gemütssymptome

Jede geistige Erregung verstärkt das Leiden. Die Stimmung ändert sich ständig. Schuldgefühle. Neigung sich abzuwerten.

Körperliche Symptome

Abdomen

Leeregefühl im Bereich des Nabels. Er hat gelbe Pickel auf dem Bauch. Im Milzbereich fühlt er einen stechenden Schmerz, der sich verschlimmert, wenn er einen tiefen Atemzug nimmt.

Augen

Photophobie und Katarrh im Frühling. Brennen und schießender Schmerz in den Augen, wenn er in die Sonne kommt.
Tränenfluss im Freien.

Extremitäten

Zittern der Gliedmaßen, besonders der Beine. Schwache Knie. Schmerzen in den Handgelenken. Schmerzhaft im Sitzen. Hitzewallungen entlang der Beine. Schmerzen schießen von der Leber in die Oberschenkel. Starkes Schwitzen besonders zwischen den Zehen, der Schweiß riecht sauer. Prickeln und Stechen in den Füßen. Plötzliche Schwäche in der linken Hüfte, schlimmer beim Gehen.

Gesicht

Er hat die Neigung, die Kiefer fest zusammenzupressen.

Haut

Pickel am Gesäß, am Kinn und auf der Kopfhaut. Juckreiz am ganzen Körper, schlimmer durch Bettwärme.

Kopf

Kopfschmerzen, schlimmer durch Bücken und durch Erschütterung. Gefühl, als ob sich das Gehirn beim Gehen auf und ab bewegt. Kopfschmerzen verschlimmern sich durch Vorbeugen des Kopfes. Juckreiz der behaarten Kopfhaut und im Bart.

Leber

Schießende Schmerzen in der Leberregion, die von dort bis in die Oberschenkel ziehen.

Lunge

Husten mit reichlichem, weiß-schaumigem, süßlichem Schleim und Schleimklumpen.

Magen

Eine saure, bittere Flüssigkeit steigt mit Schmerzen vom Magen hoch.

Kein Appetit auf das Abendessen.

Männlich

Schmerz im rechten Hoden, besser durch Urinieren. Samenergüsse ohne Erektion. Impotenz. Schmerzen in der Lumbalregion und schwache Beine. Schmerzen am Harnröhrenausgang, grünliche Absonderungen, braune Flecke im Genitalbereich und am Bauch. Häufige nächtliche Samenergüsse mit obszönen Träumen, Kopf- und Rückenschmerzen. Gelbe oder braune Flecke auf den Genitalien.

Mund

Die Zähne fühlen sich zu lang an. Weißer Zungenbelag (*Antimonium crudum*). Risse quer über die Zungenmitte. Saurer Geschmack.

Cobaltum

Schmerz in einem hohlen Zahn, der sich zu lang anfühlt und berührungsempfindlich ist.

Nieren

Albuminurie. Brennen an der Harnröhrenmündung am Ende der Harnentleerung. Der Harn hat einen starken und beißenden Geruch.

Rektum

Tröpfeln von Blut aus dem Anus, aber kein Blut im Stuhl. Während des Gehens verspürt er Stuhldrang, schlimmer im Stehen und gefolgt von Diarrhö.

Rücken

Schmerzen im Bereich des Kreuzbeins, schlimmer im Sitzen, besser beim Gehen oder Liegen.

Schwäche in den Beinen und Rückenschmerzen nach dem Samenerguss.

Heftiger Schmerz in der Lumbalregion, der sich durch Koitus und im Sitzen verschlimmert, und sich bessert, wenn er aufsteht, umhergeht oder sich hinlegt. Schwäche in den Knie, er kann sich nicht aufrichten. Schmerzen entlang der Wirbelsäule und vom Kreuzbein durch die Beine bis zu den Füßen.

Schlaf

Der Schlaf ist nicht erfrischend und wird durch obszöne Träume gestört. Schlaflos und kommt mit wenig Schlaf aus. Schläfrig und kann kaum genug Schlaf bekommen.

Schwindel

Er leidet unter Schwindel mit dem Gefühl, dass sein Kopf immer größer wird, schlimmer durch Stuhlgang.

Vergleich mit anderen Mitteln

Cannabis indica, Sepia, Selenium.

Rückenschmerzen schlimmer im Sitzen: *Zincum.*

Impotenz: *Agnus castus, Nux vomica.*

Folgen von Masturbation: *Selenium, Titanium, Thallium.*

Kobaltnitrat ist ein hervorragendes Antidot gegen Kaliumzyanid, die beiden bilden eine feste Verbindung.

Cobaltum in der Kinderheilkunde

1. Mittel bei Spina bifida

Cobaltum ist indiziert bei Spina bifida – allerdings muss bei diesen Kindern neben dem passenden Gesamtprofil des Metalls auch die Schwierigkeit vorhanden sein, eine Handlung in Gang zu setzen und mit einer Arbeit zu beginnen. Natürlich wird dieses Metall keinen „offenen Rücken"' heilen! Für die Kinder jedoch, die diese Fehlbildung in der Form der Spina bifida occulta (z. B. Grübchenbildung im Sakralbereich) aufweisen, kann die Verschreibung dieses Mittels von Nutzen sein.

2. Mittel für fleißige Kinder, die „in der letzten Minute" am härtesten arbeiten

Cobaltum „paukt" vor seinen Prüfungen bis spät in die Nacht, um zu verhindern, dass sich ein Fehler oder Irrtum noch im letzten Moment einschleicht. *Cobaltum* weiß, wie man lernt, aber er hat diese ewige Angst, sich zu irren, eine Wissenslücke zu haben und zu versagen.

3. Mittel bei Lumbago

Indiziert bei Rückenschmerzen und Ischias. Da er spät arbeiten muss, wird er müde und beansprucht seinen Rücken über Gebühr!

Die Tatsache, dass er sich unterschätzt, verstärkt seine Schwierigkeiten.

4. Angst vor der Polizei

Diese Kinder fürchten sich vor der Polizei, sogar wenn sie nichts falsch gemacht haben. Besonders viel Angst macht Ihnen die Vorstellung, kritisiert

Cobaltum

oder bei einem Fehler ertappt zu werden, da dies in ihren Augen einer Niederlage gleichkommt.

5. **Diese Kinder stehen kurz vor dem Erfolg, der durch einen Fehler in letzter Minute verhindert wird.**

Es ist verständlich, warum **Cobaltum** immer nur an zweiter Stelle steht – wie zufällig kommt im letzten Moment alles ins Wanken.

Zusammenfassung

Bei **Cobaltum** dreht sich alles um den Beginn einer Handlung. Es ist ein hilfreiches Mittel für Jugendliche, die sich sehr anstrengen und sich davor fürchten, in letzter Minute einen Fehler zu machen.

Eisenserie • Stadium 10

Niccolum

Leitsymptome

Er befindet sich ganz oben an der Spitze und muss alles bis zur Perfektion kontrollieren. Er unterdrückt seine Gefühle.

Mittel für intellektuelle und gebildete Menschen, die an Kopfschmerzen und Husten leiden.

In der Kinderheilkunde gibt es vielfältige Indikationen für *Niccolum*. Es ist bei periodisch auftretenden Kopfschmerzen junger Studenten und Schüler, aber auch bei sehr klugen, gelehrten und auf literarischem Gebiet begabten Menschen angezeigt. Sie haben zwei Seiten – eine freundliche, die aus der Homöopathie bekannt ist, und eine ihr entgegengesetzte, aggressive Seite.

Fall: Nicolas

Nicolas, 16 Jahre alt, leidet seit zwei Jahren an periodisch wiederkehrenden Kopfschmerzen. Die Kopfschmerzen sind sehr heftig und er reagiert bei der geringsten Kleinigkeit höchst empfindlich und gereizt.

Er ist ein junger Athlet und passionierter Fußballspieler. Vor zwei Jahren hatte er Keuchhusten und seitdem wird er von einem hartnäckigen Husten geplagt, der nach der Erkrankung zurückgeblieben ist.

Dieser Husten kommt und geht und scheint im Herbst besonders heftig aufzutreten. Die Hustenanfälle sind dann so stark, dass er sich hinsetzen und die Hände auf die Oberschenkel pressen muss, um wieder zu Atem zu kommen.

Niccolum

Die Kopfschmerzen haben nach der Keuchhustenerkrankung begonnen und werden durch die Hustenanfälle verschlimmert.

Während der Konsultation bemerke ich, dass Nicolas ein ziemlich schüchterner und zurückhaltender Junge ist. Doch als er Vertrauen gefasst hat, wird er gesprächiger und ich erfahre interessante Einzelheiten.

Die Ziele für seine zukünftige Laufbahn sind hochgesteckt: Er will in einer leitenden und verantwortungsvollen Position arbeiten oder gemeinnützig tätig werden. Er will „ganz groß rauskommen", versichert er.

Er fasst ein anspruchsvolles Studium ins Auge, und obwohl es ihm ein wenig an Selbstvertrauen fehlt, will er doch hart arbeiten, um dieses Ziel zu erreichen.

Etwa alle vierzehn Tage leidet er an Kopfschmerzen und diese sind so heftig, dass er sich hinlegen muss. Kalte Umschläge bringen eine leichte Besserung.

Er ist ein dunkelhaariger, hochaufgeschossener junger Mann, der auf den ersten Blick ein wenig undurchsichtig wirkt.

Nach seinen Nahrungsmittelvorlieben befragt, sagt er, dass er ein großes Verlangen nach Spargel und eine Abneigung gegen Milch hat. Außerdem bekennt er einen deutlichen Widerwillen gegen alle Arbeiten im Haushalt und gegen das Aufräumen.

Repertorium

» Allgemeines: Speisen und Getränke: Spargel: Verlangen nach
» Allgemeines: Speisen und Getränke: Milch, Abneigung
» Geist, Gemüt: Reizbarkeit: Kopfschmerz, während
» Geist, Gemüt: Zorn, Ärger: leicht zu erregen: Widerspruch, durch geringsten
» Kopf: Schmerz, Kopfschmerz: Husten: agg.

Reaktion

Er bekommt eine Gabe *Niccolum*, die seinem Husten und seinen Kopfschmerzen ein Ende bereitet.

Kommentar

Bei diesem Jungen geht es um das Thema Leistung, welches auf ein Metall der Eisenserie hinweist. Die Leistung soll ihn durch eine leitende oder verantwortungsvolle Funktion ganz an die Spitze bringen. Diese Dynamik, die mit einem starken Ehrgeiz verbunden ist, spricht für *Niccolum*.

Materia medica[11]

Pharmakologie

Nicc. *Niccolum metallicum*. *Niccolum carbonicum*. Nickel. Nickelkarbonat. Klassische Dosierung:

Trituration und alle Potenzen, 3. Stufe.

Geschichte

Nickel wird in Verbindung mit Kobalt gefunden. So soll es seinen Namen *Niccolum* – nach dem germanischen „Nickel", was Gnom, Teufel, Spitzbube, Schurke oder Berggeist heißt – von Bergleuten erhalten haben. Sie fanden ein rötliches Erz, das sie fälschlicherweise für das gesuchte Kupfer hielten. Verärgert über den Irrtum nannten sie dieses „verhexte Kupfer" Kupfer-Nickel. Das Wort Kobalt („Kobold") wurde vermutlich ähnlich abgeleitet.

Im Englischen findet man verschiedene Wörter und Ausdrücke, die diesen Ursprung in ihrer Bedeutung erkennen lassen. „Coppernickel" ist die Bezeichnung für ein „falsches Erz", welches nur Nickel, aber kein Kupfer enthält. Der „nick name" ist nicht der richtige Name sondern der „falsche Name – der Spitzname", „nick" ist ein anderes Wort für „Gefängnis" und „in the nick of time" bedeutet „gerade im richtigen Augenblick". „To be nicked" heißt „geneckt werden" und „to nick" bedeutet „hänseln". Auch die französische Sprache kennt entsprechende Ausdrücke. „C'est nickel" heißt soviel wie „das ist perfekt".

Und die „Meister des gelehrten Unsinns" nennt man auch „pieds nickelés" – „Nickelfüße"!

---

[11] Robin Murphy und Dr. Jan Scholten

Niccolum

Das Metall wurde 1751 entdeckt. In der Verbindung mit Stahl verringert es die Korrosionsanfälligkeit und die Wärmeausdehnung. Es ist sehr stoßfest und wird für die Fabrikation von Geldstücken, Messinstrumenten, Töpfen, Bestecken und Milchkannen verwendet. Das „Neusilber", eine Legierung, die aus 18% Nickel, 60% Kupfer und 22% Zink besteht, wird zur Herstellung von Silberbesteck benutzt. Nitinol ist eine Verbindung von Titan und Nickel und sehr beliebt, weil es sich an seine ursprüngliche Form „erinnert" und diese nach einer Verformung wiedererlangt, wenn es erhitzt wird.

Die Arzneimittelprüfung von *Niccolum* wurde von Nenning durchgeführt und enthält einige sonderbare Symptome, von denen viele bestätigt wurden.

Sir James Y. Simpson verwendete *Niccolum sulphuricum* bei schweren, periodischen Kopfschmerzen und die Prüfung ließ erkennen, dass das Metall und das Karbonat diesem Zusammenhang gleichermaßen angezeigt sind.

Nickel hat darüber hinaus Dysmenorrhö geheilt, Heiserkeit und Husten, sowie das Knacken der Halswirbel beim Bewegen des Kopfes. Der *Niccolum*-Patient weist einen charakteristischen Husten auf: „Muss sich aufsetzen und seinen Kopf mit beiden Händen halten, während er hustet".

Das Kind muss beim Husten aufrecht gehalten werden oder es wird einen Krampf bekommen.

Allgemeinsymptome

Niccolum ist ein Mittel bei periodisch auftretenden Kopfschmerzen mit Asthenopie, schwacher Verdauung und Obstipation bei erschöpften, intellektuellen Personen. Es ist angezeigt bei Katarrh und heftigem Schluckauf mit starkem Durst. Beim Husten muss er sich aufrecht hinsetzen und die Hände auf die Oberschenkel legen. Dieser Zustand ist schlimmer bei Nacht.

Ein Kind muss während des Hustens aufrecht gehalten werden, da es sonst zu Krämpfen kommt. Am Abend besteht große Schwäche. Ruhelosigkeit verschlimmert sich durch Erregung und in der Nacht.

Es besteht das Bedürfnis, ständig die Lage zu wechseln, und nach unterdrückter Menstruation kommt es zu Erbrechen und Koliken.

Plötzliche, reißende Schmerzen in den Gliedmaßen und in anderen Körperteilen.

Klinische Symptome

Asthenopie. Dysmenorrhö. Gesicht, aufgesprungenes. Halsschmerzen. Halswirbel, Knacken der. Husten. Keuchhusten. Kopfschmerzen, nervöse und periodisch auftretende. Krankheiten, angeborene. Krebs. Lähmungen. Migräne. Mukoviszidose. Ophthalmie. Schluckauf. Schnupfen. Sehen, beeinträchtigtes. Sprache, hart. Sprechen, behindert. Zahnschmerzen.

Konstitution

Hering bestätigt, dass Nickel für Personen geeignet ist, die literarisch interessiert sind und an periodisch auftretenden Kopfschmerzen leiden, kraftlos sind und morgens Verschlimmerung beim Erwachen zeigen.

Modalitäten

Es geht ihm besser an der frischen Luft und am Abend. Kälte bessert die Schmerzen im Gesicht. Das Gefühl von Rauheit im Hals wird besser durch Husten. Alle Symptome bessern sich durch Essen.

Die Verschlimmerung tritt periodisch auf, alle zwei Wochen, einmal im Jahr, am Vormittag vor 12 Uhr. Schlimmer durch Bewegung, Druck und nach Mitternacht. Halsschmerzen werden schlechter durch Sprechen und Gähnen.

Gemütssymptome

Er ist niedergeschlagen und fürchtet, dass etwas Schreckliches passiert. Er ist verärgert, zornig beim geringsten Widerspruch und leidet an ängstlicher Verdrießlichkeit und Unruhe. Zittern und Schreck, möchte allein sein. Er mag keine Unterhaltung, redet unverständlich und versteht das Gespräch nicht. Angst, wenn er sich bewegt, als ob Schweiß ausbricht.

Körperliche Symptome

Abdomen

Abdominale Schmerzen wandern von links nach rechts. Stechende Schmerzen wie von Messern im Hypochondrium und kneifende Schmerzen um den Nabel herum. Schmerzloses Knurren im Bauch, Spannung und Blähungen.

Niccolum

Augen

Hitze und Röte der Augen mit Druckgefühl. Morgens sind die Augen verklebt. Heftiges Zucken in den Augen, mit Tränenfluss und Schwierigkeiten beim Sehen. Die Augen sind fest zusammen geknifffen und mit schweren Tränen gefüllt. Das Sehvermögen ist beeinträchtigt, besonders am Abend. Gegenstände erscheinen viel zu groß.

Brust

Wenn er hustet, hat er Atemnot und spürt einen Druck auf der Brust. Stechende Schmerzen in der Brust beim Atmen und besonders, wenn er lacht. Beklemmungsgefühl und Druck auf der Brust. Schmerz wie von Wundheit im Brustkorb.

Empfindungen

Gefühl von plötzlichem Schweißausbruch. Gefühl, als ob das Gehirn in Stücke geschnitten ist, als hätte er nicht genug geschlafen, als ob ein Nagel im Kopf steckt, als ob er sich den Hals verrenkt hat.

Extremitäten

Hände und Füße fühlen sich schwer an, besser durch Bewegung. Schmerz in den Schultern, als ob sie verrenkt sind. Rheumatischer Schmerz in den Ellbogen, der sich bis in die Hände und Finger ausdehnt. Die Füße erscheinen ihm schwer, sie zittern und sind schwach. Stechender Schmerz in der linken Ferse.

Gesicht

Die Gesichtshaut ist aufgesprungen und rissig, die rechte Gesichtshälfte ist heiß und rot. Röte des Gesichts mit Brennen und Jucken wie bei einer Wundrose. Schwellung der rechten Gesichtshälfte mit Halsschmerzen. Schmerzempfindlichkeit und Krampf im Kiefergelenk, der das Öffnen des Mundes verhindert. Juckende Hautflechte auf den Wangen. Ausschlag an den Lippen und Zucken der Oberlippe. Die Oberlippe ist zusammen gezogen.

Hals

Heiserkeit, die jedes Jahr zur gleichen Zeit auftritt. Rechtsseitiger Schmerz mit Wundheitsgefühl und großer Empfindlichkeit. Schmerzhaftigkeit bei Berührung von außen. Die Halsschmerzen sind schlimmer beim Gähnen und Sprechen und beim Schlucken besteht das Gefühl, als ob Rachen und Hals von Geschwüren bedeckt sind.

Geschwollene Tonsillen auf der rechten Seite und Schwellung von Gesicht und Hals, schmerzhaft bei Berührung. Krampfartige Kontraktionen im Hals, mit dem Gefühl, erwürgt zu werden. Ansammlung von dickflüssigem Schleim im Rachen, mit stechenden Schmerzen. Stechende Schmerzen im Hals beim Schlucken. Der Hals ist rau, besser durch Husten.

Haut

Er hat Juckreiz am ganzen Körper, besonders und am schlimmsten am Hals, mit einem Gefühl als hätte er Flohstiche. Der Juckreiz wird durch Kratzen nicht gelindert, danach treten jedoch kleine Bläschen auf.

Juckreiz und kleine Pickel am unteren Rücken. Juckreiz im Schulterbereich, Kratzen bessert nicht.

Kopf

Periodisch auftretende Kopfschmerzen, alle zwei Wochen. Migräne, die links beginnt. Der Kopfschmerz dauert den ganzen Tag, mit Erbrechen von Galle am Vormittag. Schmerz am Scheitel und morgens Druckgefühl am Scheitel, der vormittags und im warmen Zimmer schlimmer ist. Stechende Schmerzen.

Lunge

Heiserkeit. Der Husten ist trocken, stoßweise, mit Stichen in der Brust und kommt regelmäßig wie das Ticken einer Uhr. Er muss sich aufsetzen, seinen Kopf halten und die Hände und Arme auf die Oberschenkel legen, wenn er hustet. Kitzeln in der Trachea führt zu Husten. Trockener, kratzender Husten, der ihn am Schlafen hindert. Nachts starker Husten. Auswurf von weißem Schleim.

Niccolum

Magen

Leeregefühl im Epigastrium ohne Verlangen nach Nahrung. Akute Magenschmerzen, die bis in die Schulter ausstrahlen. Durst mit heftigem Schluckauf.

Diarrhö und Tenesmus nach dem Trinken von Milch. Bitteres und saures Aufstoßen. Übelkeit. Schmerzhaftes Einschnürungsgefühl des Magens.

Männlich

Erektionen, schlimmer nach dem Abendessen. Pruritus am Skrotum, der nur an einer kleinen Stelle auftritt und durch Kratzen nicht gelindert wird.

Mund

Reichliche Ansammlung von süßlichem Speichel im Mund. Der Atem ist übelriechend, er selbst bemerkt es nicht. Morgens hat er einen bitteren Geschmack im Mund. Die Zunge ist steif und erschwert ihm das Sprechen.

Nahrungsmittel

Er hat einen mehligen Geschmack im Mund, wenn er morgens aufsteht. Abneigung gegen Fleisch. Aufstoßen mit einem Geschmack von gebratenem Fleisch. Appetitmangel. Abends durstig, mit heftigem Durst am Tag und in der Nacht.

Nase

Heftiges Niesen, verstopfte Nase. Nasenkatarrh mit Rötung und Schwellung an der Nasenspitze. Akuter Schmerz an der Nasenwurzel, der sich bis zum Scheitel und über die Schläfen ausbreitet. Die Nase ist trocken und verstopft, besonders nachts. Fließschnupfen am Tag, Stockschnupfen in der Nacht. Stechende und reißende Schmerzen an der Nasenwurzel. Hautausschlag auf der Nase.

Nieren

Vermehrte Harnausscheidung, auch nachts. Brennender Harn. Brennen an der Harnröhrenmündung beim Urinieren. Nach dem Urinieren tritt ein dünner Ausfluss auf.

Ohren

Stechende und einschießende Schmerzen in den Ohren. Plötzliche Taubheit mit lauten Ohrgeräuschen und Brummen in den Ohren, am Abend.

Rektum

Er leidet an Obstipation, hat Stuhldrang, aber ohne Erfolg. Der Stuhl ist sehr hart und kann nur mit großer Anstrengung und starkem Pressen entleert werden. Schneidende Schmerzen bei Diarrhö. Diarrhö mit gelbem Schleim, der Stuhl schießt mit Vehemenz und vielen Blähungen heraus. Nach Milchtrinken Diarrhö und Tenesmus, zuvor schneidender und brennender Schmerz am Anus.

Rücken

Die Halswirbel knacken beim Bewegen des Kopfes. Schmerzen im Nacken, als wenn er verstaucht ist. Stechende Schmerzen im unteren Rücken am Nachmittag. Schmerz im unteren Rücken nach weichem Stuhl.

Schlaf

Schlaflosigkeit von Mitternacht bis 4 Uhr morgens. Nachts häufiges Erwachen wegen Unruhe und Erregung. Er hat das Gefühl, nicht genug geschlafen zu haben. Der Schmerz in seinem geschwollenen Gesicht weckt ihn in der Nacht, es wird besser durch Kälte. Er erwacht um Mitternacht mit Koliken.

Schwindel

Plötzlicher Schwindel beim Aufstehen, mit Übelkeit und dem Wunsch zu erbrechen. Schwindel morgens beim Aufstehen und abends beim Aufrichten nach dem Bücken. Schwindel mit Taumeln und Schwanken, wie von Schwäche, schlimmer morgens beim Aufstehen.

Stuhlgang

Während des Stuhlgangs stechender Schmerz im Rektum und Anus. Danach analer Juckreiz mit Brennen und stechenden Schmerzen.

Niccolum

Temperatur

Nachts ist das Fieber begleitet von Ruhelosigkeit und Erbrechen. Der Fieberschauer beginnt nach oder mit Gähnen und Schlaflosigkeit, geht einher mit Zähneklappern und Zittern und wird gefolgt von starkem Schwitzen. Hitze mit brennendem Durst.

Morgendliches Schwitzen.

Weiblich

Die Menstruation tritt zu früh ein, ist schwach und nur von kurzer Dauer. Oder sie kommt zu spät, und mit einer großen Schwäche und Brennen in den Augen. Reichliche Leukorrhö, die nach den Menses und nach dem Urinieren schlimmer ist (*Magnesium muriaticum, Platinum*). Während der Menstruation ist das Abdomen aufgebläht, es kommt zu Koliken, Schmerzen im unteren Rücken, großer Schwäche und Brennen in den Augen. Wässrige Leukorrhö nach dem Urinieren.

Zähne

Geschwollenes Zahnfleisch. Nagende Zahnschmerzen am Abend. Zahnschmerzen, die bis zu den Ohren ausstrahlen oder bis in das rechte Ohr ziehen. Die Zähne erscheinen beweglich und verlängert. Aus den kariösen Backenzähnen sickert eine bittere, übelriechende Flüssigkeit.

Vergleich mit anderen Mitteln

Cobaltum, Platinum

Wenn „Gegenstände größer erscheinen": *Hyoscyamus, Natrium muriaticum, Phosphorus.*

Wenn „Gegenstände kleiner erscheinen": *Hyoscyamus, Platinum, Stramonium.*

Wenn „Gegenstände blau erscheinen": *Lycopodium, Stramonium, Zincum.*

Doppelsichtigkeit, sieht Regenbogenfarben um das Licht herum: *Phosphorus, Gelsemium.*

Schnupfen: *Nux vomica, Sulphur.*

Rotes Gesicht: *Ferrum.*

Aufgesprungenes Gesicht: *Natrium carbonicum*.

Zahnschmerzen mit Reißen im Ohr: *Manganum*.

Periodisch auftretende Kopfschmerzen: *Gelsemium, Silicea, Sulphur*.

Leeregefühl im Magen: *Carbo animalis, Ignatia, Sepia*. (*Niccolum* hat dabei keinen Appetit).

Knacken in den Halswirbeln und steifer Kiefer: *Petroleum*.

Kopfschmerzen, Frösteln, Menstruation: *Pulsatilla*.

Er fühlt sich morgens ausgeruht, ohne geschlafen zu haben: *Fluoricum acidum, Cobaltum*.

Jährlich wiederkehrende Heiserkeit: *Arsenicum*.

Schriftsteller, Literaten: *Nux vomica*.

Halsschmerzen: *Lycopodium*.

Niccolum in der Kinderheilkunde

1. Sie übernehmen eine anspruchsvolle Aufgabe

Sie sind selbstsicher und sehr stolz. Wenn sie noch sehr jung sind, wollen sie später eine verantwortungsvolle Position erreichen und etwa Arzt, Rechtsanwalt oder Politiker werden. Sie haben eine hohe Meinung von sich selbst. Sie sind manchmal ein wenig hochmütig und blicken auf andere herab.

2. Sie unterdrücken ihre Gemütsbewegungen

Um ihre Lebensplanung unter Kontrolle zu haben, stellen sie sicher, dass sie nicht zu viele Emotionen haben. Sie haben sonst das Gefühl, dass ihnen etwas in ihrem Inneren entgleitet. Sie können dann nichts anderes mehr wahrnehmen. Die emotionale Kontrolle ist für sie unerlässlich, da sie ansonsten nicht dazu kommen das zu tun, was sie sich auferlegt haben.

3. Husten und Kopfschmerzen

Der Husten ist charakteristisch: Er muss sich aufsetzen und die Hände auf die Oberschenkel aufstützen, wenn er hustet.

Niccolum

Beim Baby ruft der Husten Krämpfe hervor, wenn es nicht aufrecht gehalten wird. Es ist ein Mittel bei Keuchhusten. *Niccolum* hilft bei Keuchhusten, wenn sich das Kind während des Hustenanfalls hinsetzen und entweder seinen Kopf oder die Oberschenkel halten muss.

Die Kopfschmerzen treten periodisch auf, alle vierzehn Tage oder einmal im Jahr oder bei jedem Wechsel der Jahreszeiten. Das Mittel ist daher sehr nützlich bei Kindern, die an Migräne leiden, wenn sie dem Mittelbild von *Niccolum* entsprechen.

4. Verbindung zur Polizei

Diese Kinder bewundern die Polizei, die sie und die Schwächeren beschützt.

Zusammenfassung

Niccolum kommt in der alltäglichen Praxis bei akuten Erkrankungen (z. B. bei Husten, Kopfschmerzen) und als konstitutionelle Verschreibung zur Anwendung.

Eisenserie • Stadium 11

Cuprum

Leitsymptome

Er behält die Kontrolle über sein Handeln bis zum Krampf. Diese Kinder richten gern Rituale ein.

Mittel bei Koliken, Keuchhusten und Krämpfen.

Cuprum ist in der Pädiatrie sehr nützlich bei aggressiven, unruhigen Kindern, die sich nicht untersuchen lassen.

Fall: Sophie

Im September 1998 wird die 3-jährige Sophie in die Sprechstunde gebracht. Sie hustet jetzt seit drei Wochen, war bei verschiedenen Ärzten, und hat bereits einige homöopathische Mittel erhalten.

Während der Konsultation beginnt sie zu husten. Sie wird rot und ihr Gesicht nimmt eine fast purpurrote Farbe an.

Als der Anfall anhält, ballt sie die Fäuste ganz fest und ihr Körper versteift sich.

Schließlich bekommt sie den Husten unter Kontrolle, indem sie heftig und wenig elegant etwas Auswurf auf den Teppich spuckt.

Ich versuche nun, eine Auskultation der Lunge vorzunehmen, was allerdings gewöhnlich bei diesem Kind nicht möglich ist – das letzte Mal hat sie mich sogar gebissen! Aber vielleicht hat sie Fortschritte gemacht? Mit wenig Hoffnung nähere ich mich ihr vorsichtig. Sie beginnt, heftig mit den Füßen um sich zu treten, versucht zu kratzen und ihre Mutter an den

Cuprum

Haaren zu ziehen. Ich habe das Stethoskop auf ihrem Rücken aufgesetzt, doch sie fährt fort, auf dem Arm ihrer Mutter, die sie nicht zügeln kann, zu brüllen. Somit erübrigt sich die weitere Untersuchung.

Der miterlebte Anfall lässt allerdings mit hoher Sicherheit vermuten, dass es sich um Keuchhusten handelt, zumal die Mutter bestätigt, dass die Hustenanfälle nachts gelegentlich mit Erbrechen einhergehen. Außerdem ist Sophie nicht gegen Keuchhusten geimpft.

Eine Röntgenuntersuchung des Brustkorbs ist ohne Befund. Acht Tage später kommt das Ergebnis der Blutuntersuchung und bestätigt den Keuchhusten.

Inzwischen hat Sophie *Cuprum* C 200 bekommen. Die Hustenanfälle sind verschwunden und Sophie scheint es besser zu gehen.

Repertorium

» Geist, Gemüt: Zorn, Ärger
» Geist, Gemüt: Raserei, rasende Wut: Beißen, mit
» Geist, Gemüt: Ziehen, Verlangen: Haarens, an den eigenen: oder anderer
» Husten: Keuchhusten, Pertussis: Körper steif, rigide, Zyanose
» Extremitäten: Faust, Finger krampfhaft zur Faust gebeugt

Reaktion

Ich sehe sie sechs Monate später wieder, im Januar 1999. Sie sitzt auf den Knien ihrer Mutter und sagt: „Schau in meine Ohren, wenn du willst, aber stecke nicht den Stock in meinen Mund!"

Ein klarer Fortschritt gegenüber den letzten Besuchen!

Kommentar

Sophie erbringt eine Leistung und der Keuchhusten ist darin inzwischen zu einer festen Einrichtung geworden. Sie hat außerdem ein Abwehrverhalten entwickelt, wie ihre Reaktion auf die klinische Untersuchung beweist. Das führt uns zu einem Mittel auf der rechten Seite der Eisenserie. Der typische Hustenanfall weist den Weg zur Verordnung von *Cuprum*.

Materia medica[12]

Pharmakologie

Cupr. *Cuprum metallicum.* Kupfer. Trituration.

Klassische Dosierung: Trituration und alle Potenzen, 6. bis 30. Stufe.

Geschichte

Cuprum ist die Venus der Alchemisten. Das metallische Kupfer ist ein sehr wichtiges Mittel, wenn der Krankheitszustand durch ausbleibende oder unterdrückte Ausschläge oder Sekretionen entsteht.

Der Name *Cuprum* ist das lateinische Wort für „Kupfer" und hat außerdem eine Verbindung zu Zypern, wo es seit Urzeiten Erzvorkommen gegeben hat. Es ist nicht bekannt, welcher der beiden der älteste Name ist: Zypern oder Kupfer!

Kupfer und Gold sind die ältesten, den Menschen bekannte, und die einzigen stark farbigen Metalle. Aus Bronze, einer Verbindung aus Kupfer und Zinn, werden Glocken und Statuen gegossen, und Messing, eine Mischung aus Kupfer und Zink, wird zur Herstellung von Medaillen, Geldstücken und Küchengeräten verwendet. Kupfer wird auch für die Herstellung von Wasserleitungen, Wasserhähnen und Wasserbehältern benutzt, weil es korrosionsbeständig ist.

Kupfer ist außerdem ein hervorragender elektrischer Leiter und wird für elektrische Kabel, Transformatoren und Elektromotoren gebraucht. Die neuesten Entwicklungen im Bereich der Supraleiter basieren auf der Verwendung von keramischen Kupferoxiden, die allerdings sehr kostspielig sind.

Allgemeinsymptome

Cuprum verursacht durch seine Wirkung auf das zentrale Nervensystem und auf die Muskulatur Spasmen, Konvulsionen und heftige Krämpfe.

Die Heilwirkung von *Cuprum* tritt bei tonisch-klonischen Krämpfen und epileptischen Anfällen zu Tage. Die auftretende Übelkeit ist stärker als bei anderen Mitteln.

Krampfartige Beschwerden, Krämpfe, Konvulsionen.

---

[12] Dr. Jan Scholten/Robin Murphy Materia medica

Cuprum

Die Krämpfe beginnen in den Fingern und Zehen, sind sehr heftig und mit schmerzhaften, intermittierenden Kontraktionen verbunden. Chorea durch Schreck oder Furcht.

Bei Epilepsie beginnt die Aura an den Knien, steigt zum Hypogastrium auf, der Patient verliert schließlich das Bewusstsein, fällt hin und hat Schaum vor dem Mund.

Die Konvulsionen können tonisch oder klonisch sein. Sie beginnen in den Knien oder in Fingern und Zehen und breiten sich über den ganzen Körper aus, verbunden mit schrillen Schreien. Der Kopf dreht sich zu einer Seite, es kommt zu Trismus mit nachfolgenden Kopfschmerzen, krampfhaftem Lachen, Zittern und Erschöpfung mit kaltem Schweiß. Epilepsie während der Menstruation. Bei dem epileptischen Anfall stürzt der Patient mit einem Schrei zu Boden, entleert Urin und Stuhl und nach Krämpfen oder anderen Symptomen treten plötzlich Kopfschmerzen auf. Anschließend sieht der Patient aus, als wäre er tot oder in einem ekstatischen Zustand.

Konvulsionen bei Kindern, die zahnen. Die Kinder liegen auf dem Bauch und zucken mit dem Gesäß. Während der Krämpfe ist das Gesicht blau und die Daumen sind eingeschlagen.

Krämpfe können in der Brust, hinter dem Sternum auftreten (Angina pectoris).

Krämpfe in den Füßen, Fingern und Waden, in denen die Muskeln wie verknotet sind, rufen Schreie hervor, besser durch Ausstrecken der Beine. Chorea folgt auf einen Zustand von Furcht, sie tritt periodisch auf. Auffahren aus dem Schlaf.

Die Schmerzen sind schlimmer bei Berührung und Bewegung. Es sind drückende Schmerzen, wie zerbrochen, oder wie durch einen Schlag, oder heftige Stiche durch den ganzen Körper.

Der Patient ist überempfindlich, alle Arzneien führen zu Reaktionen, heilen aber nicht. Rückfälle treten leicht auf, Symptome erscheinen periodisch und in Gruppen.

Die Beschwerden beginnen links (*Lachesis*). Bandwürmer. Bei Scharlach treten übermäßiges Erbrechen, Stupor und Konvulsionen auf.

Cuprum

Klinisches Bild

Angina pectoris. Asthma. Bandwürmer. Bleichsucht. Bronchitis. Cholera. Chorea. Dyspnö. Epilepsie. Erysipel. Gelbfieber. Geschwüre. Grind. Hämatemesis. Hautausschläge. Herpes. Herzklopfen. Hyperästhesie. Hysterie. Husten. Kardialgie. Katarrh. Keuchhusten. Koliken. Konvulsionen. Krämpfe. Krupp. Larynx, Spasmen des. Manie. Masern. Meningitis. Neuralgie. Ohnmacht. Paralyse. Pneumonie. Psoriasis. Schlaflosigkeit. Spasmen. Sperma, Emissionen von. Spinalreizung. Würmer. Zahnung. Zyanose.

Ursachen

Folgen von Emotionen wie Zorn, Furcht und Schreck, von Unterdrückung und von geistiger und körperlicher Überarbeitung. Folgen von Schlafmangel. Chorea als Folge von Angst. Nasswerden ruft epileptische Anfälle hervor.

Konstitution

Es passt zu hellhaarigen Patienten mit einer karbonitrogenoiden Konstitution. Es ist auch angezeigt bei Frauen, die viele Kinder geboren haben.

Modalitäten

Es geht ihm besser, wenn er schwitzt, wenn er magnetisiert wird, wenn die Hand auf die betroffenen Körperteile aufgelegt wird. Besserung durch das Trinken von kaltem Wasser und wenn während des Schwitzens Druck auf die Herzgegend ausgeübt wird.

Kopfschmerzen bessern sich durch Einhüllen des Kopfes.

Verschlimmerung durch Schlafmangel, Bewegung, heißes Wetter und Erbrechen, beim Heben der Arme, vor der Menstruation und bei Neumond.

Berührung und Druck verschlimmern. Abends und nachts fühlt er sich schlechter, ebenso in kalter Luft und bei kaltem Wind.

Gemütssymptome

Er ist nervös, fühlt sich unbehaglich. Er hat fixe Ideen, ist boshaft, mürrisch, schwierig, beißt, schlägt um sich und zerreißt Dinge. Verwendung

Cuprum

von Wörtern, die er nicht benutzen will. Er ist ängstlich, schreit gellend und weint heftig. Krampfhaftes Lachen. Delirium und kalter Schweiß. Furcht vor Gesellschaft, darum meidet er jeden. Verwirrung und Furcht vor jedem, der sich ihm nähert.

Er ist geschwätzig, wird dann melancholisch und fürchtet den Tod. Gefühl, das Bewusstsein zu verlieren. Wutanfälle mit dem Verlangen, die Umstehenden zu beißen. Er ahmt andere nach und macht sich über sie lustig.

Körperliche Symptome

Abdomen

Gespannt, heiß und empfindlich bei Berührung. Schreckliche Koliken, schlimmer, wenn er die Arme hebt, besser durch Druck. Intussuszeption mit fäkalem Erbrechen. Neuralgie der Baucheingeweide. Krampfartige Bewegungen der Bauchmuskulatur.

Augen

Schmerzen über den Augen. Sie sind starrend, eingefallen, glänzend oder nach oben verdreht.

Die Augäpfel bewegen sich schnell hinter den geschlossenen Augenlidern und rollen von einer Seite zur anderen. In den Augenhöhlen besteht ein Schmerz wie zerschlagen, der sich beim Bewegen der Augen verschlimmert. Die Augenlider sind krampfhaft geschlossen und zucken (besonders das linke Augenlid), verbunden mit Photophobie und Asthma.

Brust

Krampf und Einengung der Brust, schmerzhafte Einschnürung. Lautes Rasseln in der Brust und ein Gefühl, als ob runde Kugeln unter den Rippen hin und her rollen, besser durch enge Kleidung und wenn er ausgestreckt liegt.

Extremitäten

Wadenkrämpfe und Krämpfe unter der Fußsohle. Muskelzuckungen und Kontraktionen in Händen und Füßen. Die Daumen sind in die Handflächen eingeklappt. Krämpfe in Handflächen, Fußsohlen und Waden. Die Hände sind kalt. Die Gelenke sind kontrahiert. Starke Ermüdung der Gliedmaßen.

Die Knöchel sind schwer und schmerzhaft. Ankylose der Schultergelenke. Die Knie knicken beim Gehen unwillkürlich ein, wodurch er zu Fall kommt. Bei Epilepsie fühlen sich die Knie wie gebrochen an. Klonische Spasmen, die an den Fingern und Zehen beginnen.

Gesicht

Die Gesichtszüge sind verzerrt und das Gesicht ist blass, fahl, eingefallen und verkniffen. Es ist eiskalt und die Lippen sind blau. Kaubewegungen, Kiefersperre und Kontraktion der Kiefer mit Schaum am Mund.

Hals

Spasmen im Hals, bei Sängern kommt es zu intermittierender Aphonie. Aufgrund der Spasmen kann er nicht sprechen. Gluckerndes Geräusch beim Schlucken von Flüssigkeiten.

Der Hals ist trocken, mit Durst. Pharyngitis. Hörbares Geräusch im Rachen beim Schlucken. Schwellung der Halsdrüsen.

Haut

Hautausschläge, die unterdrückt wurden oder nicht ausbrechen. Geschwüre und juckende Flecke und Pickel in den Gelenkbeugen. Heftiger Juckreiz ohne Ausschläge. Die Haut ist bläulich marmoriert. Die Ausschläge in der Ellenbeuge sind gelb und schuppig. Chronische Psoriasis. Lepra.

Herz

Herzklopfen, Präkordialangst und –schmerz. Herzklopfen vor der Menstruation. Fettige Degeneration (*Phosphorus*). Angina pectoris und asthmatische Symptome mit Krämpfen. Der Puls ist langsam und hart oder voll und schnell.

Kopf

Meningitis, er kann den Kopf nicht aufrecht halten und bohrt ihn ins Kissen. Nach unterdrückter Menstruation kommt es am Scheitel zu einem

Cuprum

eigenartigen Kribbeln und einem Gefühl, als ob dort irgendetwas krabbelt.

Kopfschmerz nach Epilepsie. Gefühl, als ob Wasser über ihren Kopf geschüttet wird, mit Kopfschmerzen. Violette und rote Schwellung des Kopfes mit Konvulsionen. Schmerz wie zerschlagen im Gehirn und in den Augen beim Rollen der Augen. Zieht sich an den Haaren und schüttelt den Kopf von einer Seite zur anderen.

Leber

Leberzirrhose.

Lunge

Husten in heftigen Anfällen, hustet, bis er außer Atem kommt, besser durch kalte Getränke, schlechter durch tiefes Atmen, Zurücklehnen, mit Krämpfen und Tränenfluss.

Der Husten verursacht ein gurgelndes Geräusch, besser durch Trinken von kaltem Wasser. Erstickungsanfall um 3 Uhr morgens (*Ammonium carbonicum*). Asthma nach Schluckauf, abwechselnd mit krampfartigem Erbrechen. Keuchhusten, besser durch Schlucken von Wasser, mit Erbrechen, Krämpfen und violettem Gesicht.

Angina mit asthmatischen Symptomen und Krämpfen. Dyspnö mit Beschwerden im Epigastrium. Dyspnö, erträgt nichts am Mund, schlimmer beim Husten, beim Lachen, beim Zurücklehnen, vor der Menstruation. Zittern nach dem Husten. Heiserkeit wird schlimmer durch kalte Luft.

Magen

Schluckauf vor den Spasmen, dem Erbrechen, den Krämpfen oder den Asthmaanfällen. Die Übelkeit ist sehr ausgeprägt. Das Erbrechen ist qualvoll, mit unerträglicher, heftiger Kolik, Diarrhö, Schreien und Konvulsionen, es wird besser durch kalte Getränke.

Krampfartige, drückende Schmerzen im Epigastrium, schlimmer durch Berührung oder Bewegung. Er liegt auf dem Bauch und ruckt mit dem Gesäß (Koliken, Konvulsionen).

Cuprum

Erbrechen bei der kleinsten Bewegung. Periodische Anfälle von Erbrechen. Wenn er trinkt, läuft die Flüssigkeit mit einem gluckernden Geräusch hinunter (*Laurocerasus*). Als ob sich etwas Bitteres im Magen befinden würde.

Männlich

Wadenkrämpfe, die den Koitus verhindern, besonders bei älteren oder jungen, sehr nervösen Männern.

Mund

Starker metallischer Geschmack mit schleimigem Beigeschmack und Speichelfluss. Der Mund ist geschlossen und während der Konvulsionen schnellt die Zunge wie bei einer Schlange vor und zurück. Zähneknirschen. Schaum um den Mund. Alle Speisen schmecken wie klares Wasser. Zungenlähmung. Stammeln, Sprachverlust.

Nahrungsmittel

Er verlangt nach kalten Getränken, die eine Besserung hervorrufen. Milch bewirkt Aufstoßen. Die Speisen haben einen süßen oder metallischen, sauren oder salzigen und wässrigen Geschmack. Er mag lieber kaltes als warmes Essen.

Nase

Gefühl eines starken Blutandrangs zur Nase (*Melilotus*). Die Nase ist verstopft.

Heftiger und reichlicher Schnupfen.

Nieren

Bei Cholera kommt es zu Harnsuppression und Urämie. Während und nach Krämpfen entleert er einen wässrigen Harn. Eiliger Harndrang mit nur spärlicher Entleerung. Häufige Entleerung von stinkendem und zähflüssigem Urin. Plötzliche, brennende Schmerzen in der Harnröhre, während und nach der Harnblasenentleerung. Bettnässen in der Nacht.

Cuprum

Rektum

Der Stuhl ist schwarz, die Entleerung schmerzhaft, mit Krämpfen und Schwäche. Cholera mit Krämpfen im Abdomen und in den Waden. Starker Durchfall, Herausspritzen von grünem Wasser. Cholera, Sommerdiarrhö bei Kindern. Bandwürmer. Obstipation mit großer Hitze im ganzen Körper.

Rücken

Lähmung sämtlicher Muskeln bis zum Hals. Schweregefühl in den Achseldrüsen. Schwellung der Halsdrüsen. Überempfindlichkeit der Wirbelsäule. Schmerz auf Höhe des Kreuzbeins.

Schlaf

Der Schlaf ist tief, er geht mit stoßartigen Bewegungen des Körpers einher, die von den Extremitäten ausgehen. Während des Schlafs rumpelt es ständig im Abdomen.

Schwindel

Schwindel bei vielen Beschwerden, der Kopf sinkt ihm auf die Brust. Schwindel mit innerem Zittern, der Kopf fällt auf die Brust, besser durch Stuhlgang und Hinlegen, schlimmer, wenn er nach oben schaut.

Temperatur

Die Haut ist eiskalt. Frösteln. Nach den Konvulsionen klebriger, kalter, nächtlicher Schweiß mit saurem Geruch.

Weiblich

Die Menses kommen verspätet und dauern lange, nach Unterdrückung von Fußschweiß bleiben sie aus. Heftige abdominale Krämpfe, die bis in die Brust ausstrahlen, vor oder während der Menstruation oder nach Unterdrückung von Menses oder Fußschweiß (*Silicea*).

Konvulsionen vor der Menstruation. Konvulsionen im Wochenbett mit offenem Mund und Opisthotonus. Nachwehen bei Frauen, die viele Kinder geboren haben. Blutwallungen, Herzklopfen und Bleichsucht.

Vergleich mit anderen Mitteln[13]

Meningitis basilaris: *Cuprum cyanatum, Cuprum sulphuricum*.

Cholas terrapina – Krämpfe in Waden und Füßen, Rheumatismus mit krampfartigen Schmerzen, *Plumbum, Nux vomica, Veratrum album*.

Antidote: *Belladonna, Hepar sulphuris, Camphora*.

Dulcamara, Staphisagria, Conium und andere Pflanzen enthalten Kupfer.

Cuprum in der Kinderheilkunde

1. Für Kinder, die es hassen, angefasst zu werden

Eine körperliche Untersuchung dieser Kinder ist nahezu unmöglich. Sie schreien, schlagen, beißen, ziehen an den Haaren und weinen. Sie erleben jede Art von körperlicher Untersuchung als Angriff, gegen den sie sich verteidigen müssen. Sie ertragen es nicht, berührt oder angeschaut zu werden. Jede Aufmerksamkeit löst bei ihnen einen Wutanfall aus.

2. Mittel bei Keuchhusten

Es ist ein Mittel, das sehr zuverlässig bei Keuchhusten mit Erbrechen hilft, vor allem bei unausstehlichen Kindern.

Unser Fallbeispiel zeigt klar die unerträgliche Seite eines *Cuprum*-Kindes. Es ist schwer, diese Kinder zu behandeln, weil man sie nicht untersuchen und noch weniger mit ihnen ins Gespräch kommen kann.

3. Mittel bei Konvulsionen

Es ist sehr hilfreich als Basisbehandlung bei klonischer oder tonischer Epilepsie.

Konvulsionen bei Zahnung. Wenn die Kinder krampfen, gibt man es auf die neuen Zähne oder wenn das Fieber beginnt direkt auf das Zahnfleisch an der Stelle des Zahndurchbruches.

---

[13] Robin Murphy

Cuprum

4. Sie lieben Kampfsportarten

Weil diese Kinder sich vor überfallartigen Angriffen fürchten, sind sie jederzeit bereit sich zu verteidigen. Das macht sie zu Meistern im Judosport oder in anderen Kampfsportarten. Außerdem sind Gewalttätigkeit und Gefahren in der heutigen Gesellschaft für die jungen Menschen Anlass genug, Selbstverteidigung zu erlernen. Unterricht in Kampfsportarten ist daher ein blühendes Geschäft.

5. Mittel bei Säuglingskoliken

Cuprum ist das passende Mittel, wenn das Baby sehr nervös ist, und die Mutter das Gluckergeräusch beim Trinken von Milch deutlich beschreibt. Eine Bestätigung erfährt die Verschreibung ferner dadurch, dass das Baby eine medizinische Untersuchung nicht ausstehen kann.

6. Kinder, die gern Rituale einrichten

Diese Kinder lassen sich nicht ohne Ritual zu Bett bringen oder essen nicht ohne Ritual. Sie werden richtige Tyrannen und setzen ihre Eltern unter Druck.

Die Rituale ermöglichen ihnen einen besseren Umgang mit der panischen Angst vor einem möglichen überraschenden Angriff.

7. Mittel bei Krämpfen

Kinder und Erwachsene werden unerwartet, plötzlich und ohne Vorwarnung von Krämpfen befallen – ein echter Angriff.

Daher ist *Cuprum* auch bei Kindern indiziert, die in der Schule z. B. unter Druck stehen. Selbst wenn ein Kind gut arbeitet, wird es möglicherweise noch von seinen Lehrern angetrieben, „sich ranzuhalten", um weiterhin mitzukommen. *Cuprum* wird hier sowohl die Verkrampfung lösen als auch die Furcht beseitigen, das erreichte Niveau nicht halten zu können.

Zusammenfassung

Cuprum ist ein wichtiges Mittel in der Kinderheilkunde. Von seiner Verschreibung könnten viele Kinder profitieren und daher ist es unbedingt notwendig, es allumfassend zu kennen und zu verstehen. Es ist hilfreich bei rein klinischen Indikationen wie Keuchhusten und Säuglingskoliken, aber darüber hinaus ist es ein nützliches Mittel für arbeitsame Kinder, die pauken, um in der Schule ihr Niveau zu halten.

Eisenserie • Stadium 12

Zincum

Leitsymptome

Er führt seine Arbeit aus, überarbeitet sich aber dabei und erkennt seine Grenzen nicht mehr. Er überprüft sich ständig.
Mittel bei Tics, Stottern, Schlafstörungen und Ekzemen an den Händen.

Zincum ist ein Mittel für sehr unruhige Kinder. Grund ist ein unablässiger Kreislauf von Leistung und Angriff und die Einbildung, ein Verbrechen oder einen großen Fehler begangen zu haben. Zu ihrem Schutz müssen sie sich unaufhörlich bewegen, denn sie fühlen sich stets von Denunziation und Gefängnis bedroht – Angriff und Bedrohung sind ihre ständigen Begleiter. Das ist der Unterschied zu *Cuprum*, hier ist dieses nur zeitweise der Fall.

Fall: Lina

Die kleine Lina, 6 Jahre alt, kommt in Begleitung ihrer Eltern in die Praxis. Sie hat ein schmerzhaftes und rissiges Ekzem in den Handflächen, das gegen jede Therapie resistent zu sein scheint. Sie ist schon seit ihrer Geburt in ärztlicher Behandlung. Da sie nicht stillsitzen kann und unaufhörlich zappelt, ist schwer mit ihr umzugehen.

Die Lehrerin beklagt sich über ihre Unruhe, nicht aber über ihre schulischen Leistungen. Lina ist eine glänzende Schülerin, sie wiederholt unaufhörlich ihre Aufgaben und lernt sie auswendig. Sie hat keinerlei Schulängste.

Zincum

Im Gegensatz dazu ist die familiäre Situation weniger glanzvoll. Die Mutter hat schon von jeher Probleme mit Alkohol, die sich dadurch verstärkt haben, dass sie ungewollt mit Lina schwanger wurde, und erst seit jetzt vier Jahren nimmt sie sich mehr in Acht. Offenbar hat sie aber während der Schwangerschaft doch weniger getrunken, denn Lina scheint durch den Alkoholmissbrauch in dieser Zeit keine angeborenen Schäden davongetragen zu haben.

Lina hat vielerlei Ängste. Sie hat Angst vor Lärm, vor Feuerwehrautos und ihren Sirenen, und sie hat Angst vor Polizisten.

Sie ist ein Kind, das nicht stillsitzen kann. Selbst während der Untersuchung strampelt sie wie wahnsinnig mit den Beinen.

Sie hat zahlreiche nervöse Tics im Gesicht, besonders ein krampfhaftes Lächeln um den Mund, das sogar beim Sprechen auftritt.

Sie träumt von Räubern, und von diesen Träumen wird sie wach. Es ist ein ungestümes Erwachen – sie schreit und ihr Herz klopft heftig. Ihre Mutter berichtet von immer wieder auftretendem Schlafwandeln.

Sie verabscheut Zucker und Obst.

Linas Mutter hat nach der Geburt von Lina vor vier Jahren eine Entziehungskur gemacht. Sie fühlt sich seitdem besser, aber, wie sie bekennt, auch schwach. Sie arbeitet nicht mehr und wird den ganzen Tag von der Großmutter unterstützt.

Der Vater ist Marineoffizier, er ist sehr streng und steif und stellt hohe Ansprüche an seine Tochter. Er ist oft abwesend und lässt dann Frau und Tochter bei der Großmutter mütterlicherseits.

Die Mutter ist zerbrechlich und müde und hält sich während der Konsultation sehr zurück. Der Vater beklagt sich über das Ekzem und darüber, dass auch durch die Behandlung mit Kortison keine Besserung aufgetreten ist. Er hätte gern einen guten Spezialisten, einen richtigen, wie er sagt. „Bei uns gibt's nur Versager" beschwert er sich.

Auch ich spüre den Druck, den er auf seine Tochter und sogar auf seine Frau ausübt.

Lina erhält eine Dosis *Zincum* C 30 und am folgenden Tag eine Dosis C 200.

Repertorium

» Allgemeines: Speisen und Getränke: Zucker: Abneigung
» Allgemeines: Speisen und Getränke: Alkohol, alkoholische Getränke: schlimmer: berauscht, ist schnell

- » Geist und Gemüt: Träume: Räubern, Einbrechern, von: ängstlich, erwacht häufig, mit heftigem Herzklopfen und Schreien
- » Geist und Gemüt: Ruhelosigkeit, Nervosität: Kindern, bei
- » Haut: Hautausschläge: rissig, mit Fissuren

Reaktion

Sie kommt nach vier Monaten wieder. Das Ekzem ist völlig verschwunden und sie ist sehr viel ruhiger. Sie hat keine Tics mehr.

Ich verschreibe der Mutter *Zincum* in der gleichen Dosierung.

Kommentar

Zincum ist indiziert bei Unruhezuständen, wie Lina sie zeigt. Diese Unruhe verdeckt die Verantwortung, die sie für den Alkoholismus ihrer Mutter fühlt. Ein anderer Grund ist die Strenge des Vaters. Sie muss in der Schule Erfolg haben und außerdem stets bereit sein, ihrem dauernden Feind die Stirn zu bieten – der Bedrohung, welche die Krankheit ihrer Mutter für sie darstellt. Ihre Mutter ist in einer ausweglosen Situation und flieht in den Alkohol.

Hier findet sich wieder der für *Ferrum* typische Leistungsgedanke, aber in diesem Fall ist es die fortwährende Bedrohung, gegen die Lina den Kampf aufnimmt und die sie dazu zwingt, sich unablässig zu bewegen (besonders ihre Füße).

Materia medica[14]

Pharmakologie

Zinc. *Zincum metallicum*. Zink. Ein Element. Trituration des Metalls.

Klassische Dosierung: Alle Potenzen, 2. bis 6. Stufe.

Geschichte

Zincum gehört laut Clarke wie *Cadmium* und *Calcium* zur Magnesium-Gruppe der Metalle. Bei den Künstlern ist es seit langem in Kombination mit Kupfer zur Herstellung von Messing bekannt. *Zincum* wurde von

---

[14] Robin Murphy

Zincum

Hahnemann und seinen Mitarbeitern geprüft und ist in den „Chronischen Krankheiten" aufgeführt. *Zincum* ist ein Gift für Gehirn und Nerven und passt zu verschiedenen, nervösen Vergiftungserscheinungen.

Weyner berichtet von Vergiftungserscheinungen bei Kühen, die nahe einer Cadmium-Mine, in deren Umgebung auch Zink geschmolzen wurde, gegrast hatten.

Als Folge der Vergiftung wurden verschiedene Beschwerden beobachtet: Abmagerung, die Haut klebte fest am Körper, die Augen waren glanzlos, bläulich und in die Höhlen eingesunken, die Hörner waren ungleich warm. Das Maul war heiß und glänzend, manchmal auch trocken, der Appetit war nicht beeinträchtigt, das Wiederkäuen verlangsamt, der Kot grasgrün, dünn und stinkend und manchmal husteten die Kühe Mit fortschreitender Erkrankung wurden die Hörner rau, die Milch versiegte, und die Diarrhö verschlimmerte sich, bis die Kühe nicht mehr aufstehen konnten und schließlich an völliger Erschöpfung starben.

Dr. Jan Scholten:

Der Name *Zincum* kommt vom deutschen Wort „Zink", was „Metall" bedeutet. Es wurde in Europa zuerst im 16. Jahrhundert von Paracelsus als einzelnes Element beschrieben.

Dieses Metall hat einen bläulichen Farbton. Wenn man es der Luft aussetzt, wird es oxidiert, wobei die auf der Oberfläche entstehende Oxidschicht vor weiterer Oxidation schützt.

Zink wird zur Herstellung von Schutzblechen und Regenrinnen verwendet,

Natriumzinkat ist ein Wasserenthärter.

Allgemeinsymptome

Zincum entspricht einer Vergiftung von Nerven und Gehirn. Vergiftungserscheinungen nach Unterdrückung von Ausscheidungen. Die Arzneimittelprüfung zeigt eine zerebrale Depression. Die nervösen Symptome spielen eine wichtige Rolle. Gewebe werden schneller zerstört als wiederhergestellt. *Zincum* ruft eine zahlenmäßige Abnahme der roten Blutkörperchen hervor. Die Vitalität sinkt. Es besteht eine ausgeprägte Anämie mit starker Erschöpfung. Die Symptome werden durch Ausscheidungen gelindert.

Zincum

Konvulsionen werden von einer blassen Gesichtsfarbe und fehlender Hitze begleitet. Nach Schreck oder Unterdrückung von Hautausschlägen kann Chorea auftreten. Drohende zentralnervöse Lähmung.

Unterdrückte Hautausschläge. Bei chronischen Erkrankungen mit Gehirn- und Rückenmarkssymptomen, Zittern, konvulsivische Zuckungen und unruhigen Füßen. Wirbelsäulenprobleme. Zuckungen. Schmerzen. Wie zwischen Haut und Muskelgewebe. Gehirn und Nerven sind ermüdet. Er kann nichts ausscheiden, kann kein Exanthem entwickeln oder irgendetwas absondern. Zunehmende Erschöpfung, schlimmer durch Essen mit Ruhelosigkeit.

Zincum verträgt keinen Wein, und Wein verschlimmert alle Symptome. Vergiftung durch Unterdrückung von Ausscheidungen und Hautausschlägen. Gefühl von Ameisenlaufen auf der Haut. Ein Körperteil ist gefühllos, ein anderer empfindlich, einer ist heiß, der andere kalt.

Konvulsive Zuckungen sind schlimmer im Schlaf, Krämpfe nach Verletzung der Wirbelsäule. Die Füße zappeln und es treten automatische Bewegungen von Mund, Armen und Händen auf. Taubheitsgefühl am ganzen Körper, beim Hinlegen. Neuralgie nach Gürtelrose wird besser durch Berührung. Quer verlaufende und schießende Schmerzen. Absteigende Lähmung. Behindernde Knochenschmerzen. Frostbeulen mit bläulicher Oberfläche. Blutige Ausscheidungen.

Klinisches Bild

Alkoholismus. Amblyopie. Asthma. Augenerkrankungen. Augenlider, granulöse. Bleichsucht. Brustwarzen, Schmerzen der. Cholera. Chorea. Diarrhö. Diphtherie. Dysenterie. Dysurie. Ekzeme. Enuresis. Fersen, schmerzhafte. Fissuren. Frostbeulen. Fußschweiß, unterdrückter. Gedächtnisschwäche. Gehirnlähmung. Gelenke, knackende. Geschwüre. Halsschmerzen. Harnretention. Hautausschläge, unterdrückte. Hydrozephalus. Hypochondrie. Hysterie. Katarakt. Keuchhusten. Kinn, Hautausschläge am. Kopfschmerzen, nervöse. Krampfadern. Leistenbruch. Lippen, Beschwerden an den. Lochien, unterdrückte. Magenschmerzen. Mammae, Beschwerden der. Masturbation. Milz, Schmerzen in der. Müdigkeit. Muttermilch, schlecht, unterdrückt. Neuralgie. Nymphomanie. Obstipation. Ösophagusspasmen. Ohrenschmerzen. Otorrhö. Paralyse. Prostatasekret, Absonderung von. Ptosis. Rheumatismus. Schielen. Schläfrigkeit. Schlafwandeln. Schluckauf. Schwäche, geistige. Schwäche, nervöse. Spermatorrhö. Spinalreizung. Tarsaltumoren. Tibia, Brennen der. Typhus. Unterdrückungen. Würmer. Zahnung.

Zincum

Ursachen

Zincum ist angezeigt bei Angstzuständen, Kummer, Wutausbrüchen, nach chirurgischen Eingriffen, bei Nachtwachen, bei Überlastung durch Studieren.

Chorea tritt plötzlich auf nach Schreck oder Unterdrückung von Hautausschlägen, schlimmer im Schlaf, die Füße sind betroffen. Folgen von Gehirnerschütterung, Frostbeulen, Unterdrückung von Hautausschlägen, Otorrhö, Menses, Lochien, und Milchsekretion.

Konstitution

Nervöse Konstitution

Modalitäten

Besserung
Beim Essen, durch Ausscheidungen, Menstruation, Reiben, Auftreten von Ausschlägen.

Es geht ihm besser bei Bewegung, starkem Druck, warmer, frischer Luft und wenn er sich kratzt.

Verschlimmerung
Durch geistige oder körperliche Erschöpfung, nach dem Essen.

Schlimmer durch Lärm und Berührung. Schlimmer durch Wein, süße Speisen und das Trinken von Milch. Schlimmer durch Hitze, Unterdrückung von Hautausschlägen, Menses, Ausscheidungen.

Verschlimmerung während der Menstruation durch Berührung, zwischen 17 und 19 Uhr, nach dem Abendessen, durch Wein.

Gemütssymptome

Verwirrt. Schwaches Gedächtnis. Sehr geräuschempfindlich. Abneigung gegen Arbeit und Reden. Reizbar, brummig, weint wenn er verärgert ist oder im Schlaf bewegt wird (Kinder). Kinder wiederholen alles, was man zu ihnen sagt. Angst, wegen eines eingebildeten Verbrechens gefangen genommen zu werden. Melancholie. Lethargisch und stumpfsinnig. Parese.

Zincum

Er ist leicht erschreckt, erregt oder berauscht und vergesslich. Er schreit vor Schmerz. Empfindlich gegen Gespräche und Lärm. Beim Erwachen starrt er wie erschreckt und rollt den Kopf von der einen Seite auf die andere. Er weint, wenn er zornig ist und denkt ruhig über den Tod nach.

Körperliche Symptome

Abdomen

Gefühl wie von einer Kugel im Bereich der Leber oder des Nabels. Flatulenz im Hypogastrium. Heiße und stinkende Blähungen. Neuralgie der Milz. Zuckungen, die von der Leiste zum Penis wandern. Bereits nach einer leichten Mahlzeit Schmerzen mit Tympanie. Kollern mit Beschwerden durch Auftreibung. Blähungskolik mit eingezogenem Abdomen (*Plumbum*). Beschwerden nach dem Essen. Reflexsymptome durch Wanderniere.

Augen

Pterygium, Brennen, Tränenfluss, Juckreiz. Druckgefühl, als ob das Auge in den Kopf gedrückt wird. Sehstörungen in einer Hälfte des Gesichtsfelds, verschlimmert durch Stimulantien. Schielen. Erblindung mit schweren Kopfschmerzen. Konjunktivitis, rot und entzündet, die im inneren Augenwinkel schlimmer ist.

Brust

Brennender Schmerz unterhalb des Brustbeins. Einschnürung und schneidendes Gefühl in der Brust.

Brustdrüsen

Brüste und Brustwarzen sind schmerzhaft. Brüste und Genitalorgane schmerzen bei unterdrückter Menstruation (*Kalium carbonicum*).

Empfindungen

Als ob sie einen großen Kropf hätte, über den sie nicht hinwegsehen könne.

Als ob sich die Haare sträuben würden. Er fühlt sich unbehaglich, als ob er ein Verbrechen begangen hätte. Als ob er einen Apoplex hätte. Als ob die

Zincum

Kopfhaut zusammengezogen wäre. Als ob die Schmerzen zwischen Haut und Fleisch wären.

Schwäche und Übelkeit, als ob er zu starken Tabak geraucht hätte. Als ob eine Niere abgedreht werden würde. Als ob Knöchel und Fuß verstaucht, die Fußsohlen geschwollen und die Sehnen der rechten Fußsohle zu kurz wären. Als ob der Ballen der großen Zehe erfroren wäre.

Extremitäten

Lahmheit, Schwäche, Zittern und Zucken verschiedener Muskeln. Gliederschmerzen bei Erhitzung. Frostbeulen (*Agaricus*). Schwäche und Zittern der Hände, beim Schreiben, während der Menstruation. Ekzeme an den Händen. Die Füße sind andauernd in Bewegung, er kann sie nicht ruhig halten. Große Krampfadern an den Beinen. Schwitzen. Quer verlaufende Schmerzen, besonders in den oberen Gliedmaßen. Die Fußsohlen sind empfindlich und beim Gehen wird die gesamte Fußsohle aufgesetzt.

Die Füße erscheinen wie geschwollen und wund, die Fußspitze schmerzt. Die Knochen der Füße fühlen sich gebrochen an.

Er stolpert beim Laufen, der Gang ist schwankend und steif, besonders wenn er im Dunkeln und mit geschlossenen Augen geht.

Blitzartige Schmerzen bei lokomotorischer Ataxie. Schweißfüße mit wunden Zehen. Ameisenlaufen in Füßen und Unterschenkeln, als ob Insekten über die Haut laufen, behindert den Schlaf und wird besser durch Reiben oder Druck. Hysterische Kontraktionen, welche die Finger verformen. Brennen in der Tibia. Schmerz im Deltamuskel, schlimmer durch Heben des Armes.

Gesicht

Blässe, im Wechsel mit Röte des Gesichts, das bläulich und elend wirkt.

Die Lippen sind trocken, klebrig, aufgesprungen und blass, die Mundwinkel sind eingerissen. Rote, juckende Hautausschläge am Kinn. Reißende Empfindungen in den Gesichtsknochen. Konvulsionen mit blassem Gesicht.

Hals

Heiserkeit. Der Hals ist trocken und es besteht die Neigung, ständig zähen Schleim hochzuräuspern. Rachen und Kehlkopf sind wie roh und gerötet. Schmerz in der äußeren Halsmuskulatur beim Schlucken. Bitterer Geschmack im Hals.

Haut

Pruritus an den Oberschenkeln und in den Kniekehlen. Ekzeme an den Händen bei anämischen und neurotischen Personen. Krampfadern an den unteren Extremitäten (*Pulsatilla*) und den Genitalien. Ameisenlaufen in Füßen und Unterschenkeln, als ob Insekten über die Haut krabbeln, hindern ihn am Schlafen. Zurücktreten von Hautausschlägen.

Herz

Ausgeprägtes Herzklopfen. Krampfhafter, unregelmäßiger Herzschlag, mit unregelmäßigem, kräftigem Geräusch. Heftiger Pulsschlag bei Hitze.

Kopf

Er hat das Gefühl, auf die linke Seite zu fallen. Kopfschmerzen nach dem Genuss einer geringen Menge Wein. Hydrozephalus. Er rollt den Kopf, bohrt ihn ins Kopfkissen und knirscht mit den Zähnen. Hinterkopfschmerz mit dem Gefühl eines Gewichts auf dem Scheitel. Unwillkürliche Bewegungen des Kopfes und der Hände.

Kopfschmerzen bei überbeanspruchten Schulkindern. Die Stirn ist kühl, die Schädelbasis heiß. Dröhnen im Kopf. Aufschrecken aus Angst. Er hat ein Druckgefühl auf dem Scheitel und an der Nasenwurzel, das sich bis in die Augen erstreckt, mit schwachem Sehvermögen, schlimmer durch Wärme, besser durch starken Druck und im Freien.

Beim Einschlafen Krachen im Kopf. Die Haare am Scheitel fallen aus. Die Haare sind spröde, gesträubt und empfindlich. Gehirnlähmung. Der Scheitel ist kahl mit schmerzender Kopfhaut. Kopfschmerzen mit undeutlichem Sehen, schlimmer durch Wärme. Meningitis. Hydrozephalus nach Cholera infantum oder Diarrhö.

Leber

Die Leber ist vergrößert, hart und schmerzhaft. Druckgefühl und stechende Schmerzen in der Lebergegend.

Zincum

Lunge

Husten ist erschöpfend und krampfartig, schlimmer durch Essen von Süßigkeiten. Kinder greifen sich beim Husten an die Genitalien. Asthmatischer Husten mit Einschnürung der Brust. Die Atemnot bessert sich, sobald der Auswurf erscheint und wird schlimmer durch Flatulenz. Trockener Husten vor und während der Menstruation.

Magen

Atonische Dyspepsie. Gefühl, als ob der Magen kollabiert ist. Sodbrennen verschlimmert sich durch Zucker. Schluckauf und Übelkeit mit Erbrechen von bitterem Schleim. Flüssigkeiten werden sofort nach dem Schlucken erbrochen. Brennen im Magen. Süßlicher Schleim, der in den Hals hochsteigt. Globus hystericus, der von der Magengrube aufsteigt. Gefühl, als ob ein Wurm von der Magengrube nach oben in den Hals krabbelt, löst Husten aus.

Männlich

Sexuelle Erregung mit vorzeitigem oder schwierigem Samenerguss, während der Umarmung. Absonderung von Prostatasekret ohne Ursache. Beim Husten greift er sich an die Genitalien. Traurigkeit nach dem Samenerguss. Die Neuralgie der Hoden, verschlimmert sich beim Gehen. Die Hoden sind geschwollen und hochgezogen. Heftige Erektionen, Ergüsse mit Hypochondrie. Die Schamhaare fallen aus.

Mund

Mahlende Zähne, Zahnfleischbluten, widerhallende Sprache. Herpes im Mund nach Baden im Meer. Bitterer oder blutiger Geschmack im Mund. Lockere Zähne und Zähneknirschen. Blasen auf der Zunge. Die Zahnung ist schwierig, das Kind ist schwach und hat unruhige Füße.

Nacken

Nach dem Schreiben oder Arbeiten erscheint der Nacken schwach und müde. Er fühlt sich lahm an, danach tritt Stupor ein.

Nahrungsmittel

Heißhunger um 11 Uhr morgens (*Sulphur*). Gefräßigkeit beim Essen, kann nicht schnell genug essen. Appetitverlust bei sauberer Zunge. Abneigung gegen Fleisch, besonders Kalb, gegen Süßigkeiten und warme Speisen. Wein verschlimmert alle Symptome, nicht einmal die geringste Menge wird vertragen.

Nase

Fließschnupfen, reichlich, mit Heiserkeit und brennendem Gefühl in der Brust. Starker Schmerz und Druck an der Nasenwurzel. Schwellung. Schmerzen, als sei das Innere der Nase abgeschürft. Verstopfte Nase. Gerötete Nase, die Rötung bleibt nach Kälte zurück, die Nasenspitze erfriert leicht.

Nieren

Wanderniere. Reflektorische Symptome bei einer Wanderniere. Wasserlassen ist nur möglich, wenn er sich im Sitzen nach hinten beugt. Hysterische Harnretention. Unwillkürlicher Harnabgang im Gehen, beim Husten und Niesen. Blutung nach dem Wasserlassen. Pressender, schneidender Schmerz um die Nieren herum. Er kann den Urin nicht halten, wenn er nicht ständig die Füße bewegt. Blutungen nach unterdrückten Menses.

Ohren

Heftige, stechende Schmerzen bei Kindern (besonders Jungen). Juckreiz bessert sich durch Bohren mit dem Finger im Gehörgang. Stechende, reißende Schmerzen und äußerliche Schwellungen. Absonderung von übel riechendem Eiter.

Rektum

Der Stuhl ist klein, hart und verstopft. Während des Stuhlgangs tritt Juckreiz am Anus auf. Geschwürige Hämorrhoiden. Choleraartige Diarrhö bei Kindern. Nervöse Diarrhö. Gehirnerkrankungen, nachdem die Diarrhö plötzlich aufgehört hat. Obstipation bei Neugeborenen.

Cholera infantum mit Tenesmus, grünliche Schleimsekretion.

Zincum

Hämorrhoiden, Prolaps, besser durch Hitze, schlimmer beim und durch Gehen. Die Stühle sind groß, trocken und schwierig, gefolgt von unwillkürlichem Wasserlassen.

Rücken

Schmerzen im unteren Rücken. Die Wirbelsäule ist empfindlich und erträgt keine Berührung *(Agaricus, Theridium)*. Brennen entlang der gesamten Wirbelsäule, schlimmer im Sitzen. Verspannungen und Stechen zwischen den Schultern. Spinale Reizung. Schmerzen in der Wirbelsäule und im unteren Rücken, die sich beim Umdrehen im Bett, beim Sitzen und Bücken verschlimmern. Dumpfer Schmerz im Bereich des letzten Brust- oder ersten Lendenwirbels, schlimmer im Sitzen. Reißende Schmerzen zwischen den Schulterblättern. Schneidender Schmerz zwischen den Schultern, schlimmer durch Aufstoßen. Schwäche in der Lendengegend, schlimmer im Stehen.

Schlaf

Der Schlaf ist unterbrochen und nicht erholsam. Er schreit im Schlaf, schreckt hoch, erwacht erschrocken und ängstlich. Er schreit plötzlich im Schlaf laut auf und ist sich dessen nicht bewusst. Hochschrecken und Zucken beim Einschlafen. Schlafwandeln nach Unterdrückung von Gemütsbewegungen. Nervöses Zappeln mit den Füßen im Schlaf *(Kalium phosphoricum)*.

Schwindel

Heftiger Schwindel mit Stupor. Der Schwindel überfällt ihn, als hätte er einen Apoplex. Schwindel, als ob sein Sitz schwankt, wenn er sich morgens im Bett aufsetzt.

Temperatur

Häufige Fieberschauder ziehen den Rücken hinab. Kältegefühl im Rücken, als ob sich Fieber entwickelt. Kalte Gliedmaßen. Hände und Unterschenkel werden kalt. Reichlicher Nachtschweiß, Schweißfüße.

Weiblich

Schmerzen in den Ovarien, besonders links, mit Ruhelosigkeit *(Viburnum)*. Nymphomanie.

Zincum

Die Menstruation ist verspätet und unterdrückt, die Lochien sind unterdrückt (*Pulsatilla*). Menses fließen reichlicher in der Nacht (*Bovista*). Die weiblichen Symptome sind verbunden mit Ruhelosigkeit, Depression, Kältegefühl, Empfindlichkeit der Wirbelsäule und unruhigen Füßen. Vor und während der Menses tritt ein trockener Husten auf. Die Beschwerden bessern sich während der Menstruationsblutung (*Eupionum, Lachesis*).

Vergleich mit anderen Mitteln

Agaricus, Ignatia, Plumbum, Argentum nitricum, Pulsatilla, Helleborus, Tuberculinum.

Temperaturschwankungen: *Pulsatilla.*

Koliken: *Pulsatilla, Lycopodium.*

Abdominale Symptome: *Plumbum, Podophyllum.*

Zittern: *Argentum nitricum.*

Wirbelsäulenschmerz: *Cobaltum, Sepia.*

Asthma mit starker Einschnürung: *Cadmium sulphuricum, Kalium carbonicum, Cactus.*

Bohren mit dem Finger in der Nase: *Cina, Veratrum album, Arum triphyllum.*

Scharlach: *Belladonna* (*Zincum* ist ein gutes Folgemittel, wenn der Ausschlag nicht ausbricht und das Kind bei der geringsten Bewegung schreit).

Hydrozephalus: *Calcium phosphoricum.*

Rückenschmerzen, schlimmer im Sitzen als beim Gehen: *Sepia, Cobaltum, Argentum nitricum.*

Antidotiert durch: *Hepar sulphuris, Ignatia, Camphora.*

Antidot gegen: *Barium carbonicum.*

Komplementär: bei Hydrozephalus: *Calcium phosphoricum.*

Inkompatibel: *Chamomilla, Nux vomica.*

Gute Folgemittel: *Sepia, Sulphur, Pulsatilla, Ignatia.*

Folgt gut nach: *Apis, Belladonna.*

Zincum

Zincum in der Kinderheilkunde

1. Mittel für unruhige Kinder

Zincum ist in einem ständigen Unruhezustand, er bewegt andauernd Beine und Hände und kann keine fünf Minuten stillsitzen. Im Allgemeinen steht er unter dem starken familiären Druck, in der Schule Erfolg haben zu müssen, und überarbeitet sich aus diesem Grund oft.

Zincum ist eines der unruhigsten Mittel der Materia medica. Diese Unruhe verbirgt eine tiefe Angst, nämlich die Angst, einen Fehler begangen zu haben. Er schleppt die Schuld, immer wieder Fehler gemacht zu haben, mit sich herum und macht sich deswegen Vorwürfe.

2. Mittel bei nervösen Tics

Das *Zincum*-Kind steht unter Druck und muss ein Höchstmaß an Leistung erbringen, um Erfolg zu haben. Es kann nicht nur nicht stillsitzen, sondern die Überaktivität kann sich auch in Tics der Hände oder Füße entladen. Doch auch diese Tics sind nur Mittel zum Zweck, diese Ängste zu verbergen oder zu auszudrücken.

3. Kinder, die Fragen wiederholen

Stellt man ihnen eine Frage, wiederholen sie diese Frage, ehe sie darauf antworten. Das stellt für sie eine Möglichkeit dar, diese Frage besser wahrnehmen und einordnen zu können. Tatsächlich wiederholen sie alles immer und immer wieder, um sicher zu sein, dass ihnen nichts entgangen ist.

4. Mittel für Kinder, die sich schuldig fühlen

Sie halten diesen Druck ständig aufrecht, weil sie sich für irgendeinen Fehler oder ein Vergehen schuldig fühlen. Möglicherweise haben sie nicht hart genug gearbeitet, oder sie haben einen Fehler begangen, oder sie tragen schwer an einer früheren Familienschuld (Inzest, Verbrechen). Aus diesem besteht die ständige Gefahr, „entlarvt" zu werden und daher erklärt sich ihre große Angst vor der Polizei.

5. Mittel für Kinder, die sich von einer Kinderkrankheit nie vollständig erholt haben

Zincum ist indiziert, wenn Kinder eine Kinderkrankheit nicht richtig überwunden haben. Das klassische Beispiel sind ungünstig verlaufende Masern, nach denen das Kind nicht wieder richtig gesund wird, unruhig und erschöpft ist und deswegen in der Schule versagt. Ähnliche Folgen können bei unterdrückten Windpocken auftreten.

6. Mittel bei Ekzemen an den Händen

Das Ekzem bricht an den Händen aus. Festzustellen ist, dass sich die Unruhe und andere Symptome von *Zincum* an den Extremitäten manifestieren, die damit zu „Ausscheidungsorganen" für die Unruhe werden.

7. Mittel bei Stottern

Zincum ist derartig aufgeregt und unruhig, dass er stottert.

8. Ein regelmäßiger „Schlüssel"-Traum

Er träumt immer wieder, dass er durch seine Prüfung fällt, weil er schlecht vorbereitet ist.

Zusammenfassung

Zincum ist bei unruhigen Kindern indiziert, die mit dieser Unruhe einen eigenen Fehler oder eine Familienschuld verbergen wollen.

Eisenserie • Stadium 13

Gallium

Leitsymptome

Er scheint durchaus in der Lage, Leistungen zu erbringen, aber ein Teil seiner Ausdrucksmöglichkeiten wurde ihm genommen oder wurde unterdrückt. Daher ist er jetzt nicht mehr so erfolgreich und hält sich an dem fest, was er kann.
Mittel bei Konjunktivitis und Ekzemen.

Dieses Mittel ist wenig bekannt, lediglich Dr. Scholten hat es untersucht.

Fall: Pierre

Der 13-jährige Pierre kommt im Juni 2002 in Begleitung seiner Mutter zur Konsultation. Er hat große schulische Probleme – weil er in diesem Jahr nichts für die Schule getan hat, muss er die achte Klasse wiederholen.

Er ist ein kräftiger Junge, ein hervorragender Skifahrer. Im Winter fährt er jedes Wochenende in die Alpen, um an Wettbewerben teilzunehmen. Seine ganze Familie ist in diesen Sport eingebunden, und viele Familienmitglieder – Bruder, Schwester und Vettern – sind entweder Skilehrer oder Meister im Abfahrtslauf.

Seit zwei Jahren hat er schlechte Schulnoten und seine Mutter, eine sehr aufgedrehte und leidenschaftliche Frau, die auf die Homöopathie schwört, hat mich deswegen bereits um Rat gefragt.

Die Familiengeschichte ist belastend. Pierre ist das jüngste von drei Kindern.

Gallium

Der Vater hat die Familie gewissermaßen bei seiner Geburt verlassen. Er sieht seinen Sohn von Zeit zu Zeit, aber er ist sehr zurückhaltend, macht sich eher rar und kümmert sich wenig um ihn.

Die Mutter berichtet, dass die anderen Kinder eines nach dem anderen aus dem Haus gegangen sind und sie so nach und nach im Stich gelassen haben, je mehr sie im Leben vorankamen.

Pierre ist der letzte, der ihr geblieben ist, er bekommt, was übrig ist und das ist nicht mehr viel.

Seine Mutter und er bewohnen ein kleines Appartement. Die Mutter war gezwungen, ihr Hab und Gut Stück für Stück zu verkaufen, um die drei Kinder durchzubringen.

Pierre ist ziemlich starrsinnig. Er sagt, dass ihn die Ratschläge seiner Mutter furchtbar aufregen, und dass er – genau wie seine Geschwister es getan haben – so schnell wie möglich ausziehen möchte. Die Mutter bestätigt das. Sie kann nicht mehr für ihn tun, sie ist zermürbt und abgekämpft.

Seine Aufgaben in der Schule zu bewältigen macht ihm tatsächlich große Mühe. Er ist Legastheniker, und mit den Jahren scheint die logopädische Unterstützung immer weniger Erfolg zu haben. Man könnte meinen, Pierre würde die Hilfe des Logopäden verweigern, um sich an seine alten Verhaltensweisen klammern zu können. Als Folge hat er jetzt in der Schule komplett versagt.

Auf seinen Handrücken und in den Ellenbeugen hat er ein stark entzündetes Ekzem, an dem er jetzt seit zwei Jahren leidet, und ganz besonders, seitdem er in der Schule immer weniger Erfolg hat. Im Frühling bekommt er außerdem eine Konjunktivitis, sobald die Pollensaison beginnt.

Pierre hat lange Zeit *Sulphur* bekommen und dieses Mittel hat ihm immer zuverlässig geholfen, jetzt aber fühlt er sich erschöpft.

Tatsächlich mag er keine Hitze und hat ein großes Bedürfnis nach frischer Luft. Er schwitzt außerdem stark, was sich durch sportliche Betätigung verschlimmert. Sein Ekzem verstärkt sich abends und im Winter, während des Sommers verschwindet es völlig.

Er isst besonders gern Fleisch, Knoblauch und würzigen Käse und verabscheut Fisch.

Er erhält eine Dosis *Gallium metallicum* C 200.

Gallium

Reaktion

Er kommt im September 2002 wieder, um sich noch einen homöopathischen „Kick" zu holen, bevor das neue Schuljahr beginnt, in dem er die Klasse wiederholt.

Er erscheint viel ruhiger, hört auf die mütterlichen Ratschläge, und sein Ekzem ist ebenso verschwunden wie seine Konjunktivitis. Ich verordne ihm dieses Mal eine Dosis *Gallium* C 1000.

Er kommt am Ende des Schuljahrs noch einmal in die Praxis. Das Schuljahr verlief im Großen und Ganzen relativ gut und zu seiner Freude wurde er für die französischen Skimeisterschaften der Jugend im kommenden Winter ausgewählt!

Kommentar

Gallium wird diesem jungen Sulphuriker wegen seines Schulversagens in Zusammenhang mit einem auffallenden Starrsinn verschrieben.

Dieses Kind wurde beiseite geschoben und man hat ihm damit einen Teil seiner Erfolgschancen genommen.

Er fühlt, dass er endlich zu sich selbst finden muss, hält dabei jedoch an Methoden fest, die nicht zwangsläufig die Richtigen sind, um mit seinen Schulschwierigkeiten fertig zu werden.

Gallium hilft ihm aus den Problemen heraus und gibt ihm auch noch den notwendigen „Kick", den er für seinen sportlichen Erfolg braucht.

Materia medica

Pharmakologie und Geschichte

Der Name *Gallium* ist zurückzuführen auf „Gallia", das lateinische Wort für Gallien, Frankreich, denn es wurde von einem Franzosen, Francois Lecoq im Jahr 1875 entdeckt. Ein weiterer Grund, das neue Metall *Gallium* zu nennen, könnte der Namen des Entdeckers sein, denn der lateinische Name für „coq" (Hahn) ist Gallus gallus.

Das Metall ist weich, silberweiß und hat einen blauen Schimmer.

Der Schmelzpunkt liegt relativ niedrig, dafür ist der Siedepunkt mit etwas über 2000 Grad Celsius sehr hoch. So bleibt dieses Metall länger flüssig als alle anderen Elemente. Aufgrund seiner Hitzeausdehnung wird es für

Thermometer verwendet und wird außerdem für bestimmte Legierungen genutzt, um den Schmelzpunkt herabzusetzen.

Als Halbleiter wird es in der Elektronik und für Solarzellen verwendet. In der organischen Chemie dient es darüber hinaus als Katalysator.

Allgemeinsymptome

Gallium ist ein Mittel bei Krebs und Lähmungserscheinungen.

Es ist hilfreich bei verklebten Augen und verstopften Ohren. Es ist ein Mittel bei Anämie, Magenproblemen, Übelkeit, Erbrechen, Diabetes, Blasen- und Gebärmutterhalskrebs, Ostitis deformans und Psoriasis.

Vergleich mit anderen Mitteln

Zincum

Zincum-Patienten schaffen es gerade noch, durchzuhalten, sogar wenn sie mehr als sonst arbeiten müssen. Auch sie werden zwar behindert, können aber immer noch weitermachen. *Gallium* spürt, dass der Raum, in dem er erfolgreich handeln kann, immer mehr eingeschränkt wird. Alles was ihm bleibt ist ein Teilerfolg.

Gallium in der Kinderheilkunde

1. Mittel bei schulischem Versagen

Diese Kinder haben laufend Versagenserlebnisse aufgrund der Tatsache, dass sie im Stich gelassen oder zurückgelassen werden. Ihre Erfolgschancen wurden ihnen genommen und gleichzeitig wurde ihr Handlungsspielraum eingeschränkt.

Sie leiden darunter, dass sie an den Rand gedrängt wurden und die Chancen nicht nutzen konnten, die sie ursprünglich besessen haben.

2. Mittel für starrsinnige Kinder

Auch wenn sie eine Niederlage erleiden, bleiben sie sehr hartnäckig bei ihrem Verhalten. Sie klammern sich an ihre Vergangenheit und vertrauen auf die Verwendung irgendwelcher Techniken, die sie früher gelernt haben. Sie mögen keine Neuerungen und sind überhaupt nicht erfinderisch darin, wie sie aus ihrer misslichen Lage herauskommen.

Gallium

3. Mittel bei Ekzemen

In dem Ekzem somatisiert sich ihr Versagen und besonders ihre Unfähigkeit zu handeln.

So erscheint das Ekzem in Zusammenhang mit einer starken Frustration darüber, dass sie nicht so handeln können, wie sie wollen.

4. Mittel bei Konjunktivitis und Hörproblemen

Ein Kind in dieser Situation erwacht morgens mit verklebten Augen und sieht nichts mehr.

Es kann ebenso an seröser Otitis leiden und nichts mehr hören. Beide Erkrankungen sind Zeichen der Isolation und dienen dem Selbstschutz.

Nichts mehr sehen und nichts mehr hören – damit können sie der Situation des Versagens, in der sie sich befinden, entrinnen.

Zusammenfassung

Gallium ist das Mittel, das in der Kinderheilkunde für sehr individualistische und starrsinnige Kinder geeignet ist, die sich nicht anpassen wollen.

Eisenserie • Stadium 14

Germanium

Leitsymptome

Dieser Patient hat eine Persönlichkeit, die von den Erfordernissen eines Protokolls diktiert wird. Er versteckt sich hinter einer Maske, um keine Verantwortung übernehmen zu müssen.

Mittel bei Nierenerkrankungen und schweren Erschöpfungszuständen.

Germanium ist in der Homöopathie seit etwa zehn Jahren bekannt. In der Kinderheilkunde ist es unentbehrlich bei schweren chronischen Krankheiten – die genauso schwerwiegend und ernst sind wie der historische Kontext von *Germanium*.

Fall: Geert

Der 13-jährige Geert kommt im Januar 2000 in die Praxis.

Er leidet seit vier Jahren an einer Lipoidnephrose mit nephrotischem Syndrom, weswegen er jeden zweiten Tag Kortison nehmen muss, und seine Eltern sind diese langwierige Erkrankung leid.

Die ganzen Probleme begannen nach einer einfachen, im Winter auftretenden Rhinopharyngitis – drei Wochen später entwickelten sich die Ödeme. Die ersten sechs Monate nahm die Erkrankung einen normalen Verlauf, bis dann ein Jahr später die Kortikoide abgesetzt wurden und Geert einen Rückfall erlitt. Die Kortisontherapie wurde wieder aufgenommen und eine Nierenbiopsie hat gezeigt, dass der Krankheitszustand des Jungen bereits chronisch ist.

Germanium

Er leidet vor allem an einem erhöhten Blutdruck und ist extrem lethargisch und müde.

Die Mutter des Jungen ist Französin und daher verbringt er seine Ferien gewöhnlich in Frankreich. Der Vater ist Österreicher und ein hoher Beamter in der österreichischen Regierung.

Die familiäre Umgebung scheint piekfein und der Wiener Etikette zu entsprechen. Dort in Wien verbringt er die Schulzeit. Bei dem Jungen fällt übrigens ein übertrieben höfliches Verhalten auf – er schlägt die Hacken zusammen und gibt einen Handkuss. Er ist blass, zurückhaltend und reserviert.

Geert ist kein besonders glänzender Schüler. Ständig fürchtet er die Kritik seiner Kameraden und vor allem die seiner Eltern, die sehr viel von ihm erwarten. Er ist erschöpft und gähnt ausgiebig, sobald er sich konzentrieren soll, was wiederum die Konzentration nicht gerade fördert.

Er zeigt außerdem eine gewisse Unruhe und kann während der Konsultation nicht eine Minute ruhig auf seinem Stuhl sitzenbleiben.

Die Mutter ist sehr streng, redselig und anscheinend sehr mondän. Ihr gefällt das Leben in Wien, aber sie ist der Etikette überdrüssig.

Der Vater ist in Wien und bei dieser Konsultation nicht anwesend. Geert versichert, dass sein Vater beruflich sehr in Anspruch genommen ist, und dass auch zuhause das „Protokoll" das ganze Jahr über sehr gegenwärtig ist.

Er beklagt sich über seine große Müdigkeit und macht das Kortison dafür verantwortlich. Er klagt außerdem darüber, dass er nicht wächst (er ist zu klein für sein Alter).

Er hat ein Verlangen nach Früchten und nach Fleisch.

Als ich nach der Familiengeschichte frage, stellt sich heraus, dass diese sehr belastend ist, wie übrigens auch die Konsultation. Die Umstände eines ganzen Weltkriegs lasten schwer auf dieser Familie.

Der jüdische Großvater mütterlicherseits war in Auschwitz, woher er zurückgekehrt ist, und die Wiener Familie des Vaters musste während des Krieges nach Tirol fliehen.

Geert besucht das nobelste Gymnasium in Wien. Hier stammen viele seiner Kameraden ebenfalls aus internationalen oder diplomatischen Kreisen.

Angesichts dieses Bildes, das fast karikaturenhaften Züge aufweist, drängt sich *Germanium* auf, umso mehr als Geert berichtet, er träume regelmäßig vom Krieg, von den Deutschen und von den Feinden. Kriegsfilme vom zweiten Weltkrieg liebt er ganz besonders.

Er erhält *Germanium* C 200.

Repertorium

» Allgemeines: Ruhelosigkeit, körperliche: Sitzen, beim
» Geist, Gemüt: Konzentration: schwierig, kann sich schlecht konzentrieren: Gähnen, mit
» Geist, Gemüt: Träume: Dritten Reich, vom
» Allgemeines: Speisen und Getränke: Obst: Verlangen: saftiges

Reaktion

Er kommt im Juni 2000 wieder in die Praxis. Da die Biopsie ein besseres Ergebnis gezeigt und der Blutdruck sich normalisiert hat, wurde die Dosierung der Kortikoide auf eine einmalige Einnahme alle zwei Tage herabgesetzt.

Im Januar 2002 wird jegliche Behandlung eingestellt. Geert ist geheilt.

Kommentar

Dieses Kind befindet sich in einer Krise, in der er sich mit dem Protokoll und seiner Leistungsfähigkeit auseinandersetzen muss. Sein Vater hat großen beruflichen Erfolg und Geert soll die gleichen Höhen erklimmen. Doch seine Vorstellungen von Angriff und Verteidigung bleiben und die unsichtbaren Feinde aus der Familiengeschichte sind immer gegenwärtig. All dies ruft nach der Verordnung von *Germanium*.

Materia medica

Pharmakologie

In der Arzneimittelprüfung, die von Fison durchgeführt wurde, wurde gemäß der Vorschrift von Hahnemann das reine, pulverisierte Metall verwendet. Es wurde bis zur 3. Centesimalstufe verrieben und auf C 200 potenziert.

Germanium

Germanium in Nahrungsmitteln

Spuren von *Germanium* sind in den meisten Nahrungsmitteln enthalten, Thunfisch aus der Dose, „Baked Beans" und Muscheln weisen größere Mengen auf. Es ist außerdem in Pflanzen vorhanden, die in der chinesischen Medizin verwendet werden.

Sicherheit

Germanium ist eine natürliche, ungiftige Substanz, auch wenn synthetisch hergestelltes organisches *Germanium* erwiesenermaßen sekundäre neurologische Wirkungen hervorgerufen hat.

Es wird vom Körper leicht absorbiert und ausgeschieden, ohne den Stoffwechsel zu beeinflussen. Oral verabreicht verteilt es sich gleichmäßig in allen Organen. Es gibt kein spezifisches Zielorgan und in der Stoffwechselreaktion keinen Unterschied zwischen beiden Geschlechtern. Nach zwölf Stunden sind im Körper keine Rückstände mehr nachweisbar und ist es einmal ausgeschieden, bleibt die metabolische Rate im Urin auch 24 Stunden später unverändert.

Ein einziger Todesfall ist bekannt. Eine Frau, die achtzehn Monate lang täglich 600 mg organisches *Germanium* einnahm, starb an Niereninsuffizienz. Durch die Autopsie wurde das Vorhandensein von Germaniumdioxid, Zellanomalien im Nierengewebe und einem erhöhten *Germanium*-Spiegel in anderen Organen nachgewiesen. Hieraus konnte jedoch nicht geschlossen werden, ob *Germanium* an sich die Ursache für das Nierenversagen war, oder ob dies durch die Akkumulation in der Niere, über die das Metall ausgeschieden wird, hervorgerufen wurde.

Geschichte

Germanium wurde 1886 von dem deutschen Chemiker Clemens Winkler entdeckt, aber erst später von dem russischen Wissenschaftler Mendelejew klassifiziert und näher beschrieben. Winkler isolierte es aus dem silberhaltigen Metall Argyrodit und gab ihm den Namen seines Landes.

Wilhelm Reich verwendete einen Stock aus *Germanium*, um sich damit an die universelle Energie anzuschließen und so kostenfreie Energie zu erzeugen. Er behauptete tatsächlich, Glühbirnen zum Leuchten zu bringen. Leider wurde Reich 1957 ins Gefängnis gesteckt und alle seine Bücher wurden verbrannt.

Germanium gehört zusammen mit Kohlenstoff, Silizium, Zinn und Blei zur vierzehnten Gruppe des Periodensystems. Wie Silizium ist es ein Halbmetall und weist die Eigenschaften eines Halbleiters auf.

Germanium ist gewöhnlich in der Erdkruste zu finden und sein Vorkommen auf der Erde ist mengenmäßig größer als das von Gold, Silber, Kadmium, Wismut, Antimon und Quecksilber. Allerdings enthalten es nur wenige Minerale in signifikanten Mengen, häufig tritt es in Verbindung mit Zink, Kupfer oder Blei auf. Die größten Vorkommen befinden sich in Tsumeb (Namibia) und in der Demokratischen Republik Kongo.

Die physikalischen Eigenschaften von *Germanium* hat man sich besonders in der Elektronikindustrie und der Mikrotechnologie für die Fabrikation von Transistoren und Computern zu Nutze gemacht.

Die therapeutischen Wirkungen wurden hauptsächlich von dem japanischen Forscher Dr. Asai untersucht. Er konnte *Germanium* in verschiedenen Arzneimitteln der traditionellen chinesischen Medizin nachweisen. Im Jahr 1967 erkrankte er schwer an rheumatoider Arthritis und beendete seine Arbeit. Als er daraufhin *Germanium* zu sich nahm, war er innerhalb von zehn Tagen geheilt.

Die Arzneimittelprüfung von Jeremy Sherr (1995)

Als sich Sherr zur Untersuchung von *Germanium* entschloss, war es in der medizinischen Welt in aller Munde. Während der achtziger Jahre war die Verwendung von *Germanium* weit verbreitet, überall gab es Beratungen über Wirkung und Anwendung des Minerals und viele Patienten wurden von Krebs, Sklerose, chronischer Polyarthritis, chronischer Müdigkeit und vielen anderen schweren Krankheiten geheilt. *Germanium* war die unverhoffte Antwort auf viele Krankheiten und schien eine Art Wundermittel gegen alles zu sein.

Zur selben Zeit, als die medizinische Anwendung von *Germanium* florierte, gewann es auch in der Technologie an Ansehen und wurde als Halbleiter in Mikrochips und Solarzellen, in der Lasertechnik und in anderen industriellen Techniken eingesetzt – *Germanium* hatte seinen Zenit erreicht.

Die Ära ging dann jedoch abrupt zu Ende. Nebenwirkungen traten zunehmend und gehäuft auf, und daraufhin wurde *Germanium* im Jahr 1989 in den USA verboten. Die Revolution des Superleiters schwächte sich ab und war bald nur noch ein Tropfen auf dem heißen Stein.

Im selben Jahr fiel in Berlin die Mauer und machte dem Frieden Platz. Deutschland war wiedervereinigt. So lässt es sich kaum vermeiden, dieses Halbmetall mit dem Land zu assoziieren, das ihm seinen Namen gab.

Germanium

Die Arzneimittelprüfung von *Germanium* hat sich tief in das Gedächtnis der Prüfer eingegraben. Es herrschte eine belastende und drückende Atmosphäre und es schien, als ob eine dichte, graue Wolke heraufgezogen wäre, die ihren Geist abstumpfte. Die Verständigung während der Untersuchung war sehr schwierig. Die Prüfer waren gereizt und litten unter zunehmender starker und lang anhaltender Müdigkeit. *Germanium* konnte die Prüfer stark und langanhaltend beeinflussen.

Aber dieses experimentelle Leiden hat sich gelohnt. Inzwischen ist für *Germanium* ein recht klares homöopathisches Arzneimittelbild bekannt, das eine sinnvolle Anwendung möglich macht. J. Sherr und seine Kollegen haben es nach Abschluss der Prüfungen in schwierigen Fällen mit Erfolg eingesetzt. Versagensängste, unterdrückte Wut, das Gefühl, beiseite geschoben zu werden, Legasthenie und chronische Erschöpfung sind sichere Indikationen, die *Germanium* zu einem Mittel machen, das sehr gut zu unserer heutigen Zeit passt. Eine große Lücke in unserer Materia medica wurde hiermit geschlossen.

Materia medica[15]

Allgemeinsymptome

Lähmungen, Zittern der Beine, zerebellare Ataxie, Sprachschwierigkeiten, Taubheit („Pelzigkeit"), Entmarkungskrankheiten.

Kopfschmerzen, Halsschmerzen, Verschleimung.

Lungenentzündung, Bronchitis, Leber- und Nierenschädigungen mit Hämolyse.

Bluthochdruck, Herzklopfen, Anämie. Magenbeschwerden. Diabetes.

Nierenversagen. Gelenkentzündungen. Amyloidose.

Vergleich mit anderen Mitteln

Mittel der Eisenserie, Stadium 14, *Cystein*, *Selenium*. *Germanium* beeinflusst den Stoffwechsel von Cystein und der freien Radikale.

---

[15] Dr. Jan Scholten

Gallium

Gallium hat immer noch das Gefühl, dass er zum Thema etwas zu sagen hat, selbst wenn es nur auf einem begrenzten Gebiet ist.

Germanium hat den Eindruck, nur noch zur Schau gestellt zu werden, die wahre Verantwortung ist bereits lange vorher auf andere übertragen worden.

Germanium in der Kinderheilkunde

1. Mittel bei Nierenerkrankungen und chronischer Müdigkeit

Es ist ein Mittel bei Nierenerkrankungen, erhöhtem Blutdruck und chronischer Erschöpfung. Bei Kindern ist es besonders bei Nephrose angezeigt.

Germanium weist eine renale Toxizität auf, und diese Empfindlichkeit der Niere findet sich auch in der Arzneimittelprüfung wieder.

2. Steife und formelle Familienverhältnisse, die durch Etikette geprägt sind

Normalerweise ist eine sehr starre Umgebung vorhanden – sei es ein militärisches Umfeld oder ein Milieu hohen Staatsbeamtentums.

Außerdem ist die familiäre Vergangenheit historisch oft mit den beiden Weltkriegen verbunden. Unser Fallbeispiel ist dafür sehr typisch, hier hat der Konflikt des letzten Weltkrieges seine Spuren hinterlassen.

Wir begegnen immer noch vielen Familien, die durch Vorkommnisse dieser Zeit gezeichnet sind, und jedes Heraufbeschwören der belastenden historischen Ereignisse kann eine Indikation zur Verordnung von *Germanium* sein.

3. Träume vom Krieg

Diese Kinder spielen Krieg, in dem die Deutschen die Feinde und die Schlachten die des letzten Krieges sind. Gewöhnlich werden sie von Eltern erzogen, die ihrerseits noch durch ihre Familiengeschichte mit dem letzten Weltkrieg verbunden sind.

Die Kinder spielen gern mit den kleinen, braun-grünen Soldaten der Moderne und haben keinen Spaß an den alten Bleisoldaten aus dem Mittelalter.

Germanium

4. Kinder, die es hassen, Verantwortung zu übernehmen

Es ist nicht möglich, von diesen Kindern Verantwortung zu verlangen. Diese macht ihnen Angst und sie laufen schon beim kleinsten Anzeichen vor ihr davon.

In der Schule erleben die Lehrer, dass diese Kinder nicht recht vorwärts kommen. Sie entwickeln keinen Ehrgeiz.

Aus Angst vor der Verantwortung ziehen sie sich lieber zurück.

5. Angst vor Autoritäten

Diese Kinder fürchten die Autorität ihrer Eltern und ihrer Lehrer und verstecken sich. Sie neigen dazu, sich hinter einer Maske oder einer ausdruckslosen Fassade zu verbergen, und zeigen nicht, wer sie wirklich sind oder was sie denken.

Zusammenfassung

Germanium kann viele pädiatrische Indikationen haben, sogar dann, wenn die geschichtliche Epoche, auf die es sich bezieht, weit zurück liegt, und die neue Generation weniger davon geprägt ist. Andererseits sollte ***Germanium*** immer in Erwägung gezogen werden, wenn es um die Behandlung schwerer, chronischer Pathologien in bestimmten „alten" Familien geht, die unter dem Einfluss ihrer familiären Vergangenheit stehen.

Eisenserie • Stadium 15

Arsenicum

Leitsymptome

Er hat seine Arbeit verloren und tut alles, um sein Gesicht zu wahren.

Mittel bei Angst vor Dunkelheit, Asthma und Otitis.

Das reine Element Arsen ist wenig bekannt; streng genommen ist es eher ein Metalloid als ein Metall, aber der Name *Arsenicum metallicum* ist in der Homöopathie gebräuchlich. Wenn in homöopathischen Kreisen von *Arsenicum* gesprochen wird, ist in der Regel das Arsenoxid *Arsenicum album* gemeint.

Arsenicum metallicum, über das eine kurze Beschreibung von Clarke vorliegt, hat scheinbar aber große Ähnlichkeit mit *Arsenicum album*, und auch *Natrium* und *Kalium arsenicosum* stehen ihm nahe.

Fall: Celine

Celine, 6 Jahre alt, wacht nachts zwischen Mitternacht und 2 Uhr morgens mit Heulen und Schreien auf, weil sie Gespenster und Einbrecher am Fuß ihres Bettes zu sehen glaubt. Sie hatte schon immer Angst vor der Dunkelheit und schläft mit einem Nachtlicht.

Wenn sie zu Bett geht, muss sie immer überprüfen, ob sich „Bösewichte" unter ihrem Bett versteckt haben.

Celine ist ein äußerst gewissenhaftes Kind. Wenn sie beim Zeichnen und Ausmalen von Bildern versehentlich über die Linien malt, wird sie zornig.

Arsenicum

Sie ist gern die Anführerin, ein „kleiner Chef", beherrscht ihre jüngere Schwester, die sie an der Nase herumführt, und regt sich sehr auf, wenn die Anderen nicht auf sie hören. Sie ist ständig in Bewegung und braucht viel Platz.

Im Winter ist sie anfällig für Erkältungen und eitrige Otitis. Ein Symptom hat sich für die spätere Verordnung als besonders wichtig herausgestellt: Sie hat schlaffe Fingergelenke und kann diese mit Leichtigkeit knacken lassen, indem sie die Hände streckt und schließt. Sie demonstriert es uns in der Sprechstunde!!!

Nahrungsmittel, die sie besonders mag, sind Milch, Spiegeleier, Salz und Zucker. Schokolade verträgt sie nicht.

Sie bekommt *Arsenicum album* C 200.

Reaktion

Das nächtliche Erwachen hat aufgehört, sie hat keine Angst mehr vor Einbrechern und ihr Verhalten anderen Kindern gegenüber hat sich gebessert. Allerdings ist sie nach wie vor sehr unruhig und verhält sich vor allem ihrer kleinen Schwester gegenüber weiterhin despotisch.

Einen Monat später erhält sie *Arsenicum metallicum* C 200, was das Verhältnis ihrer Schwester gegenüber beruhigt und die eitrige Otitis ausheilt, die auf die vorangegangene Behandlung nicht angesprochen hatte.

Repertorium

» Geist, Gemüt: Schreien, Kreischen, Brüllen: Visionen, Wahnideen, durch
» Geist, Gemüt: Wahnideen (Einbildungen, Halluzinationen, Sinnestäuschungen): Bilder, Phantome, sieht
» Extremitäten: Knacken: Arme: Finger: Schließen der Hände, beim

Kommentar

Folgende Gründe sprechen für die Verschreibung des Metalls:

Die Symptome von *Arsenicum* sind Angst vor dem Alleinsein, vor Einbrechern und das Erwachen um 1 Uhr morgens. Die Symptome, die durch das metallische Arsen (im Vergleich zum Oxid) abgedeckt werden, sind die Gewissenhaftigkeit, sowie der Wunsch zu befehlen und Aufgaben bis zur Perfektion auszuführen.

Materia medica[16]

Pharmakologie

Ars-m. *Arsenicum metallicum*. Metallisches Arsen. Trituration. Klassische Dosierung: Trituration und alle Potenzen, 6. Stufe. Planet: Saturn.

Metallisches Arsen kommt in der Natur in ungebundener Form vor, oft aber auch in Verbindung mit anderen Metallen, besonders mit Schwefel und seinen Derivaten. Es wird durch Erhitzen und Kondensieren des Minerals mit Hilfe von Kohle im Wesentlichen aus Arsenanhydrid gewonnen. Bei der Verbrennung von Kohle verbindet sich diese mit dem Sauerstoff, das metallische Arsen wird im Dampf freigesetzt und beim Abkühlen in kristalliner Form ausgefällt.

Das Metall ist spröde, grau und glänzend.

Die Symptome von *Arsenicum metallicum* ähneln denen von *Arsenicum album*, aber nicht vollständig.

Die folgenden Symptome sind die auffallendsten: Die Symptome kehren alle 14 Tage zurück, der Schnupfen kommt alle 21 Tage wieder.

Die Schmerzen erstrecken sich von einem Ort zum anderen oder verschwinden an einer Stelle und treten woanders wieder auf.

Schmerzanfälle kommen plötzlich und verschwinden allmählich, oder umgekehrt.

Allgemeinsymptome

Arsenicum zeigt eine große Schwäche und eine schwere Beeinträchtigung des Allgemeinzustands. Es geht ihm schlechter, wenn er an die Symptome denkt. Viele seiner Symptome treten auf der rechten Seite auf. Er hat das Gefühl, dass Körperteile geschwollen oder Gehirn, Augenlider, Hände und Finger vergrößert sind. *Arsenicum* kann eine jahrelang ruhende Syphilis aktivieren. Er leidet an Juckreiz, die Haut schält sich in kleinen Schuppen ab, und er hat brennende, schneidende und stechende Schmerzen.

---

[16] Robin Murphy

Arsenicum

Klinisches Bild

Augenerkrankungen. Diarrhö. Hämorrhoiden. Hautprobleme. Ischialgie. Juckreiz. Kopfschmerzen. Obstipation. Schnupfen. Syphilis.

Modalitäten

Der Juckreiz am Anus wird besser durch Waschen. Kaltes Baden bessert den Juckreiz im Gesicht. Morgens beim Aufwachen fühlt er sich schlecht. Seine Schmerzen in der Hüfte werden schlimmer durch ein heißes Bad. Es geht ihm schlechter durch Liegen auf der linken Seite (Herz).

Gemütssymptome

Er ist deprimiert, sein Gedächtnis ist schwach. Wenn er an seine Symptome denkt, geht es ihm schlechter. Er will allein sein. Er wird von Visionen und Halluzinationen heimgesucht, und das bringt ihn zum Weinen.

Körperliche Symptome

Abdomen

Schmerz in der Milz, der bis hinab in die Leiste zieht.

Brustdrüsen

Die Schmerzen in den Brüsten ziehen bis in Hüfte und Milz.

Gesicht

Das Gesicht ist rot und aufgedunsen, juckt und brennt. Bei Schnupfen sind die Augen geschwollen, tränen und brennen. Er sieht schlecht, Tageslicht und künstliches Licht sind ihm unangenehm.

Kopf

Der Kopf fühlt sich zu groß an. Er hat linksseitige Kopfschmerzen, die bis in die Augen und Ohren ziehen. Die Kopfschmerzen bessern sich, wenn er sich bückt und wenn er sich hinlegt. Die Stirn ist geschwollen.

Leber

Die Leber ist schmerzhaft, und dieser Schmerz erstreckt sich zu Schultern und Wirbelsäule.

Mund

Die Zunge ist weiß belegt und die Zahneindrücke sind sichtbar. Der Mund ist schmerzhaft und voller Geschwüre.

Rektum

Diarrhö und wässriger Stuhl, der die Schmerzen lindert.

Vergleich mit anderen Mitteln

Syphilis: *Iodum, Mercurius, Natrium carbonicum.*

Schläfrigkeit nach Schlaf: *Nux vomica.*

Schmerzen in Rücken, Hüften usw.: *Rhus toxicodendron, Sulphur, Pulsatilla, Arsenicum album.*

Bei Pterygium, wenn *Nux vomica* und *Spigelia* versagt haben.

Antidotiert durch: *Belladonna, Natrium carbonicum.*

Arsenicum in der Kinderheilkunde

Es ist oft schwierig, *Arsenicum album* von *Arsenicum metallicum* zu differenzieren. Tatsächlich hat die Praxis gezeigt, dass das metallische Arsen eine Ergänzung zu *Arsenicum album* darstellt, wenn man die Verschreibung eines Metalls bei einem dominanten oder despotischen Kind für angezeigt hält. Es darf nicht vergessen werden, dass *Arsenicum album* in Wasser gelöst eine Säure bilden kann, und hier steht der Wunsch nach Einheit an oberster Stelle.

1. Sehr ängstliche Kinder

Diese Kinder haben Angst vor der Dunkelheit, vor dem Alleinsein, davor nicht geliebt zu werden oder etwas falsch zu machen und ganz besonders vor Einbrechern. *Arsenicum* ist ein Mittel bei den verschiedensten

Arsenicum

Ängsten, die sich alle um ein- und dasselbe Thema drehen, nämlich die Angst vor dem Tod.

Arsenicum album ist ängstlich, fröstelt leicht, sitzt gern auf der Heizung und hat eine Verschlimmerung um 1 Uhr morgens.

Das ist ähnlich bei *Arsenicum* – hier wird die Angst allerdings von Herrschsucht und der autoritären Seite des Metalls in Schach gehalten.

2. Mittel für unruhige Kinder

Aufgrund ihrer Ängste sind diese Kinder ständig in Bewegung und versuchen, ihre Situation zu kontrollieren.

Die Unruhe ist, wie wir bereits bei den vorangegangenen Metallen gesehen haben, die Reaktion auf eine tiefsitzende Angst.

Alle Kinder, die ängstlich sind, besitzen eine Grundangst, die es herauszufinden gilt, damit ihnen geholfen werden kann.

3. Pedantische und ordnungsliebende Kinder

Sie haben Angst alles zu verlieren und müssen deshalb besonders ordentlich und peinlich genau sein.

Dieses sehr gewissenhafte Verhalten ist außerdem eine Möglichkeit für diese Kinder, ihre innere Unruhe und ihre tiefsitzende Angst vor dem Tod unter Kontrolle zu halten.

4. Kinder mit Otitis und Asthma

Weil sie so ängstlich und besorgt sind, entwickeln sie Symptome einer Otitis, die ihnen die Ohren verstopft, und so müssen sie das, was ihnen Angst macht, nicht mehr hören. Sie fürchten, dass ihnen jemand die Spielsachen, die Mama oder die Zeichnungen stiehlt. Durch das Asthma bringen diese Kinder den Teil der Ängste zum Ausdruck, der „nicht zu atmen" und unerträglich ist.

5. Der Bezug zu den Metallen

Arsenicum wird verschrieben, wenn sich die Ängste des Kindes um die Themen Leistung und Abwehr drehen, was typisch für die Eisenserie ist.

Zusammenfassung

Arsenicum ist eine metallische Verschreibung, die sich von dem nahe verwandten **Arsenicum album**, dem bekannten homöopathischen Polychrest, durchaus unterscheidet. Mit der Wahrnehmung und dem Begreifen des metallischen Profils unserer Patienten ist die notwendige Voraussetzung gegeben, die homöopathische Behandlung mit einer klaren Indikation zum Erfolg zu führen.

Eisenserie • Stadium 16

Selenium

Leitsymptome

Er hat kein Interesse an dem, was er tut.

Mittel gegen vorzeitiges Altern, Hydrozele, übelriechenden Schweiß und Akne.

Selenium ist ein relativ bekanntes Mittel und wird alten Patienten verschrieben, die Probleme mit dem Gedächtnis sowie Beschwerden mit dem Schwitzen und mit ungesunder Haut haben. Unter bestimmten Umständen ist es auch bei Jugendlichen angebracht, die in der Schule versagen und sozial isoliert sind. *Selenium* passt zu Patienten, die ihrer Arbeit und sonstigen Tätigkeiten völlig gleichgültig gegenüberstehen.

Fall: Xavier

Der junge Xavier, der seit jetzt schon drei Jahren Schwierigkeiten und Misserfolge in der Schule aufweist, wird in der Praxis vorgestellt.

Er hat die zehnte Klasse fast beendet, und seine Ergebnisse sind auch jetzt nicht gerade glänzend, obwohl er dieses Jahr bereits wiederholt hat. Für ihn stellt sich die Frage, ob er sich in Richtung einer mehr technischen Ausbildung orientieren soll, aber seine Eltern, die beide studiert haben und Lehrer sind, möchten, dass er ein gutes Abitur macht und ein Universitätsstudium aufnimmt.

Er ist ein frühreifer Junge und sieht aus wie zwanzig, obwohl er kaum fünfzehn Jahre alt ist.

Selenium

Körperlich wirkt er eher etwas grob, er ist hellblond und trägt eine dicke Brille, die einen freundlichen, aber abgestumpften Blick verbirgt.

Seit zwei Jahren leidet er an einer üblen Akne auf dem Rücken und muss deswegen seit einem Jahr Antibiotika einnehmen.

Er sagt, dass er kein Interesse am Lernen hat, er braucht keine Diplome und kann im Leben genauso gut auch ohne sie zurechtkommen.

Er hat ein sehr schlechtes Gedächtnis und kann anscheinend nichts im Kopf behalten. Seine Eltern drängen ihn, sich mehr anzustrengen, aber er kümmert sich nicht darum.

Im medizinisch-psychopädagogischen Zentrum wurde ein Test durchgeführt, der zeigte, dass er einen normalen IQ, jedoch Unregelmäßigkeiten in der Raum- und Zeitorientierung aufweist, die der Grund für sein „chaotisches" Lernverhalten (dieser Ausdruck wurde im Untersuchungsergebnis verwendet) sein könnten. Daraufhin hat er mit einer logopädischen Behandlung begonnen, die in Kombination mit Therapiestunden in Psychomotorik unterstützend wirken sollte, aber es kam nichts dabei heraus – Xavier ist an der Schule und an seiner Arbeit einfach nicht interessiert.

Er leidet darunter, dass er anders ist als seine Schulkameraden, was zweifellos mit seiner Frühreife zusammenhängt, aber auch weil er, wie er sagt, die anderen nicht mag – sie machen ihm Angst.

Er hat einen Freund, der gelegentlich ins Haus kommt.

Xavier ist „wie ein Bär in seiner Höhle", sagt seine Mutter. Seine einzige Leidenschaft sind der Computer und seine Computerspiele, für die er sehr früh aufsteht – um 5 Uhr morgens!

In seiner Krankengeschichte taucht eine Hydrozele auf, die operiert wurde, als er noch klein war. Danach kam es noch zweimal zu einem entsprechenden Eingriff.

Seine Nahrungsmittelvorlieben sind einfach herauszufinden: Er mag Spargel und liebt die feine Küche, die neben dem Computer seine zweite Leidenschaft ist. Tee, kohlensäurehaltige Getränke und ganz besonders Limonade dagegen verträgt er nicht.

Bei der Untersuchung bemerke ich einen starken Schweißgeruch in den Achselhöhlen und seine Kleidung hat Schweißflecke. Xavier fragt, ob ihn die Homöopathie von diesem Schwitzen befreien kann, das ihm äußerst peinlich ist.

Selenium

Aufgrund der Frühreife sowie dem totalen Desinteresse am Lernen und bestärkt durch die Nahrungsmittelvorlieben verschreibe ich *Selenium*, das er einen Monat lang in der C 9, C 12, C 15 und C 30 einnehmen soll.

Repertorium

» Allgemeines: Speisen und Getränke: Tee: agg.
» Allgemeines: Speisen und Getränke: Limonade: agg.
» Allgemeines: Altern, vorzeitiges
» Geist, Gemüt: Gesellschaft: Abneigung gegen, agg. durch
» Geist, Gemüt: Gedächtnis: Gedächtnisschwäche –
» Geist, Gemüt: Arbeit: geistige Arbeit: Abneigung gegen –
» Genitalien, männliche: Hydrozele, Wasserbruch
» Schweiß: Geruch: übelriechend

Reaktion

Er kommt im September wieder, und die Akne ist vollkommen verschwunden. Mit Zustimmung seiner Eltern, die jetzt offensichtlich seine Wünsche mehr respektieren, ist er auf die Ingenieurschule (STI) gewechselt.

Für die Konsultation hat er seine Brille abgelegt und sagt, dass er jetzt mehr auf die Anderen zugeht und dass er nicht mehr so ungehobelt ist wie früher.

Und vor allem wird er nicht mehr von dem Schwitzen in Verlegenheit gebracht, und kann so endlich auch einmal auf Mädchen zugehen!

Er hält *Selenium* jetzt immer bereit für den Fall, dass er sich wieder in sein Schneckenhaus zurückziehen sollte.

Kommentar

Xavier hat bei der Suche nach seinem Weg im Leben ein Problem mit seiner Leistung und Leistungsbereitschaft. Er wird durch ein Metall der Eisenserie geheilt. Sein frühreifes Aussehen deutet auf *Selenium*, was durch sein Desinteresse an geistiger Arbeit bestätigt wird.

Selenium

Materia medica[17]

Pharmakologie

Sel. *Selenium*. Das Element. Trituration. Klassische Dosierung: alle Potenzen, 6. bis 30. Stufe.

Selenium wurde nach der griechischen Göttin, „Selene", der Göttin des Mondes, benannt. Obwohl als Nicht-Metall klassifiziert, kommt *Selenium* in verschiedenen Formen mit metallischen und nichtmetallischen Eigenschaften vor. Seine Leitfähigkeit verändert sich entsprechend der Lichtmenge, die es empfängt. Es wird z. B. für Fotokopiergeräte genutzt, und hier ist es die Lichtmenge, die auf das auf die Kopiertrommel aufgebrachte *Selenium* fällt und dadurch die Menge an Toner bestimmt, die freigesetzt wird.

Selenium wird auch in Solarzellen und Halbleitern, in Fernsehern und Kameras verwendet.

Geschichte

Selenium wurde 1818 von Berzelius entdeckt und nach dem Mond benannt, weil es in Verbindung mit *Tellurium* („Tellus" – die Erde) gefunden wurde. Auch eine Verbindung mit *Sulphur* ist bekannt. Alle drei Elemente gehören derselben Gruppe an. *Selenium* wird manchmal in natürlichem Zustand angetroffen, viel öfter aber als metallisches Selenit.

„Wenn es ausfällt, erscheint es als rotes Pulver, das, wenn es erhitzt und wieder abgekühlt wird, eine brüchige, fast schwarze Masse bildet, von der jedoch ein rotes Licht ausgeht. Wenn es an der Luft erhitzt wird, fängt es Feuer und brennt mit einer blauen Flamme, wobei es das gasförmige Selendioxid erzeugt, das einen charakteristischen, penetranten Geruch aufweist.

Selenium besitzt die bemerkenswerte Eigenschaft, seinen elektrischen Widerstand unter dem Einfluss von Licht zu ändern, daher wird es für Batterien verwendet." (Cent. Dict.)

Als Element steht *Selenium* zwischen *Sulphur* und *Tellurium*. Es kommt in Zähnen und Knochen vor und gehört zum 16. Stadium des Periodensystems, zusammen mit *Tellurium* und *Polonium*.

---

17 Robin Murphy

Selenium

Die Arzneimittelprüfung wurde von Hering durchgeführt und von Raeside in London von 1959–1960 an sechzehn Teilnehmern und sechs Kontrollpersonen wiederholt. Eine weitere Prüfung machte Julian im Jahr 1979.

Kolloidales *Selenium* wird in der Behandlung inoperabler Karzinome eingesetzt. Schmerzen, Schlaflosigkeit, Bildung von Geschwüren und Absonderungen können damit beträchtlich reduziert werden.

Allgemeinsymptome

Selenium wirkt auf die Urogenitalorgane und ist oft angezeigt bei älteren Männern, die unter Erschöpfung und Potenzstörungen leiden. Es hat einen deutlichen Einfluss auf die Supraorbitalnerven (links), den Kehlkopf und die Leber.

Große Schwäche, schlimmer bei Hitze. Schnelle körperliche und geistige Erschöpfung, besonders mit zunehmendem Alter.

Schwäche nach Krankheiten oder Fieber.

Nach dem Koitus tritt Reizbarkeit auf. Sexuelle Schwäche. Lasziv, aber impotent. Verlust der Sexualkraft mit sexuellen Gedanken. Prostataschwäche und Harntröpfeln. Abgang von Samen durch Pressen beim Stuhlgang. Enuresis. Chronische Urethritis. Vorzeitige Senilität. Chronische Erkrankungen des Knochenmarks. Abmagerung bestimmter Körperteile, von Gesicht, Händen, Oberschenkel usw.

Der Patient ist bei Hitze leicht erschöpft und die geringste körperliche oder geistige Anstrengung macht ihn schläfrig.

Im ganzen Körper ist ein Pulsieren zu spüren, besonders im Abdomen, und es wird schlimmer durch Essen. Krämpfe mit nachfolgender Steifheit.

Abneigung gegen Zugluft, Hitze, Kälte oder Nässe. Hemikranie. Neuritis und Neuralgie des Kopfes. Diabetes insipidus. Myasthenie.

Klinisches Bild

Alkoholismus. Diabetes insipidus. Enuresis. Haarausfall. Hauterkrankungen. Heiserkeit. Impotenz. Komedone. Kopfhaut, Ekzeme an der. Kopfschmerzen. Krätze. Laryngitis, tuberkulöse. Leberbeschwerden. Masturbation. Myasthenie. Obstipation. Prostatitis. Prostatorrhö. Psoriasis. Schwäche. Sonne, Folgen von. Spermatorrhö. Stottern. Syphilis. Tee, Folgen von.

Ursachen

Folgen von übermäßigem Tee- oder Tabakgenuss.

Folgen von Ausschweifungen, Zucker, Salz, Limonade, Flüssigkeitsverlust, Masturbation, sexuellen Exzessen, Arbeitsüberlastung und Alkohol. Folgen von Gehen und körperlicher Anstrengung.

Konstitution

Es passt zu blonden Menschen mit heller Haut.

Modalitäten

Besserung
Nach Sonnenaufgang und wenn er kalte Luft oder kaltes Wasser in den Mund nimmt.

Verschlechterung
Durch Schlafmangel, Nachtarbeit, nach dem Schlafen, beim Singen, bei Zugluft, sogar wenn es warm ist.

Schlimmer nach Stuhlgang, durch Wein. Schlimmer durch Berührung und Druck, durch Bewegung, Ruhe, geistige Anstrengung, nach Samenerguss. Schlechter im Freien, bei heißem Wetter, durch Sonne, mit zunehmender Sonne. Verschlimmerung der Kopfschmerzen jeden Nachmittag.

Gemütssymptome

Erotische Gedanken mit Impotenz. Geistige Arbeit ermüdet. Er ist nicht fähig zu irgendeiner Art von Arbeit. Große Traurigkeit. Depressionen am Morgen, schlimmer abends. Verzweifelt und melancholisch. Abneigung gegen Gesellschaft. Bei Aufregung ist er geschwätzig, stottert und spricht die Wörter falsch aus. Er hat Verständnisschwierigkeiten, kann sich nur schwer konzentrieren und ist schnell gereizt durch Lärm, andere Menschen und Gespräche.

Vergesslichkeit im Wachzustand und Erinnerung im Halbschlaf. Er kann das, was er hört oder liest, nicht verstehen. Melancholische und religiöse Tagträume. Fehlender Enthusiasmus und Gleichgültigkeit. Alles ärgert ihn, und er stößt oft auf Widerspruch.

Bei der Arbeit vergisst er alles, aber er träumt davon, was er vergessen hat.

Selenium

Körperliche Symptome

Abdomen

Heftige Stiche in der Milz während des Gehens. Er verspürt ein Pulsieren im ganzen Körper, besonders nach dem Essen, das ihn am Einschlafen hindert. Auf der linken Seite des Abdomens besteht eine Hyperästhesie, die sich bis zur linken Niere ausbreitet. Gefühl einer Auftreibung auf der linken Seite, die sich bessert durch Druck und verschlimmert bei Stuhlgang oder Husten.

Augen

Schmerzen tief in den Augenhöhlen und krampfhaftes Zucken des linken Augapfels. Es treten Bläschen im Bereich der Wimpern und Lidränder auf, Wimpern fallen aus. Die Augenlider sind schwer, schmerzhaft, brennend und blutunterlaufen mit roten Flecken. Absonderung eines dicken, gelben Sekrets, besonders morgens. Die Sicht ist verschwommen und die Akkomodation erschwert. Gerstenkörner, Blepharitis, Dakryozystitis, Kurzsichtigkeit, Akkomodationsstörungen.

Brust

Zusammenziehende oder stechende Schmerzen hinter dem Brustbein und im linken oberen Bereich des Brustkorbs.

Schmerzen auf der rechten Seite, im Bereich der letzten Rippen, die sich bis in die Nierenregion ausbreiten, besonders beim Einatmen.

Brustdrüsen

Mehr oder weniger akute, prickelnde oder drückende Schmerzen in der linken oder rechten Brust.

Extremitäten

Schmerzen in den Gliedmaßen wie bei einer Erkältung. Abmagerung der Hände und Beine. Frieselausschlag am Unterarm. Reißende Schmerzen in den Händen mit Knacken der Handgelenke. Handgelenke und Handflächen jucken, juckende Bläschen an und zwischen den Fingern. Trockener, schuppiger Ausschlag an den Handflächen mit Juckreiz, auf syphilitischer Basis. Psoriasis der Handflächen und krätzeartige Pickel auf den Händen.

Selenium

Nachts reißende Schmerzen in den Händen. Plötzliche Ischiasschmerzen auf der linken Seite, die ein Gefühl von Wundheit zurücklassen. Juckende Pickel an den Oberschenkeln und in der Nähe des Skrotums. Wadenkrämpfe und Krämpfe in den Fußsohlen. Die Beine fühlen sich schwach an, mit Furcht vor Lähmung nach Fleckfieber. Die Knie knacken beim Beugen. Flache Geschwüre an den Unterschenkeln. Jucken der Füße, besonders abends um den Knöchel herum. Blasen an den Zehen.

Gesicht

Starke Abmagerung von Gesicht und Hände. Komedone. Die Gesichtshaut glänzt und ist fettig. Muskelzuckungen im Gesicht, aufgesprungene Oberlippe.

Hals

Chronische Laryngitis. Heisere und belegte Stimme, sobald er anfängt zu singen, zu sprechen oder vorzulesen, beeinflusst durch Kälte. Die Stimme rasselt. Knötchen an den Stimmbändern. Der Hals ist trocken, schmerzhaft beim Erwachen, besonders links, mit starkem Durst. Drohende tuberkulöse Laryngitis. Morgendlicher Husten mit Auswurf von blutigem Schleim. Heiserkeit bei Sängern. Reichlicher, klarer Schleim und stärkeartiger Schleim (*Stannum*). Laryngealer Husten.

Jeden Morgen räuspert er klare Schleimklumpen auf.

Haut

Trockener und schuppiger Ausschlag in den Handflächen, mit Juckreiz. Jucken im Bereich der Fußknöchel und in den Hautfalten, zwischen den Fingern. Häufiges Kribbeln in umschriebenen Hautpartien, das zum Kratzen herausfordert. Ölige Haut. Frieselausschlag. Bläschenartiger Ausschlag zwischen den Fingern (*Rhus toxicodendron, Anacardium*).

Seborrhö und Mitesser auf einer ölig glänzenden Haut, Alopezie. Akne. Roter Ausschlag in der Leberregion. Langfristiges Nässen der Haut an Stellen, an denen gekratzt wurde. Flache Geschwüre. Haarausfall am Kopf, in den Achselhöhlen, im Genitalbereich, an den Augenbrauen. Verlust der Kopf-, Bart- und Körperhaare.

Selenium

Herz

Der Puls ist stark beschleunigt. Arterielles Pulsieren, besonders in der Aorta abdominalis, die den Schlaf verhindert. Schmerzhaftigkeit in der Herzregion. Herzrhythmusstörungen. Syphilitische Aortitis.

Knochen

Osteoporose während der Menopause. Entzündungen von Knochen und Knorpel bei jungen Erwachsenen an Knien, Ellbogen oder Hüfte. Zerbrechliche Knochen.

Kopf

Er hat Kopfschmerzen, nach dem Trinken von Limonade, Wein oder Tee. Schmerz über dem linken Auge, schlimmer beim Gehen in der Sonne, durch starke Gerüche und Tee.

Kopfschmerzen nach geistiger Arbeit. Augenbrauen, Schnurrbart- und Schamhaare fallen aus. Er mag es nicht, dass jemand seine Haare berührt. Schmerzen in der Kopfhaut, als ob die Haare ausgerissen werden. Nervöse Kopfschmerzen und Kopfschmerzen jeden Nachmittag. Die Kopfhaut fühlt sich gespannt an. Kopfschmerzen bei Alkoholikern und nach Ausschweifungen.

Leber

Chronische Lebererkrankungen. Beim Einatmen Schmerzen in der Leber, die sich bis in die Nierengegend ausbreiten und gegen äußeren Druck empfindlich sind. Die Leber ist verhärtet und vergrößert, mit einem feinen Hautausschlag über der Leberregion.

Lunge

Häufiges Bemühen tief zu atmen, wie Seufzen. Behinderung der Atmung nachts, beim Hinlegen, durch die Schmerzen. Aufräuspern von Schleim und kleinen Blutklümpchen und morgens Aufräuspern von klarem Schleim. Bei Sängern häufiges Bedürfnis, die Kehle frei zu räuspern. Tiefes Luftholen. Tuberkulöse Laryngitis. Trockenes Hüsteln, schlimmer morgens. Aushusten von blutigen Schleimklumpen. Schwächegefühl in der Brust. Husten am Morgen, der für den ganzen Brustkorb ermüdend ist, mit blutigem Auswurf und kleinen Schleimkügelchen. Schwierigkeiten beim Atmen beim Gehen im Freien.

Magen

Aufstoßen. Schluckauf und Aufstoßen nach dem Rauchen. Nach dem Essen Pulsieren im ganzen Körper, und besonders im Abdomen. Brechreiz. Starkes Übelkeitsgefühl nach dem Schlaf. Magenkrämpfe. Druck im Magen, als ob er einen Krampf bekommt. Übelkeit, Schwindel, Durst auf kaltes Wasser, allgemeine Schwäche eine Stunde nach dem Essen.

Männlich

Sexuelle Schwäche. Heraustöpfeln von Samenflüssigkeit im Schlaf. Prostatitis, Prostataadenom. Reizbarkeit nach dem Koitus. Potenzverlust mit lasziven Gelüsten. Lasziv, aber impotent. Gesteigertes Verlangen, aber nachlassende Kraft. Schlaffer Penis beim Versuch, den Koitus zu vollziehen. Schneller Samenverlust beim Koitus mit schwacher Erektion, aber lang anhaltende Wollust während des Stuhlgangs. Das Sperma ist wässrig und geruchlos. Heraustöpfeln von Prostatasekret im Schlaf und im Sitzen. Hydrozele. Enuresis. Papillome am Penis.

Mund

Extreme Trockenheit des Mundes. Zahnfleischbluten und Geschwüre im Mund. Bitterer Geschmack im Mund. Schmerz unter der Zungenwurzel. Schmerzen in den linken Backenzähnen, der sich in die anderen Zähne ausbreitet. Brennen an der Zungenspitze. Morgens ist die Zunge mit einem dicken weißen Belag bedeckt. Stottern und das Aussprechen ist sehr mühevoll. Süßlicher Geschmack im Mund.

Nacken

Die Nackendrüsen sind groß und hart. Krämpfe im Nacken. Hals- und Nackenmuskeln sind steif, was das Drehen des Kopfes verhindert.

Nahrungsmittel

Anorexie am Morgen mit weiß belegter Zunge. Hunger nachts. Verlangen nach Stimulantien, Weinbrand, Schnaps, Tee und nach anderen alkoholischen Getränken. Abneigung gegen salzige Speisen. Unangenehmer, süßer Geschmack im Mund nach dem Rauchen.

Durstlos.

Verschlimmerung durch Tee, Zucker, Salz, Limonade und Wein.

Selenium

Nase

Schnupfen endet mit Diarrhö. Am Abend plötzlich auftretender Fließschnupfen. Gelber, dicker, gallertartiger Schleim in der Nase, sie ist voll von dickem Schleim. Neigung, mit den Fingern in der Nase zu bohren. Völlige chronische Verstopfung der Nase. Jucken der Nase mit dem Bedürfnis, innen in der Nase zu kratzen. Zeitweise ist der Geruchssinn beeinträchtigt. Widerlicher knoblauchartiger Geruch in der Nase. Sinusitis. Atrophische Rhinitis.

Nieren

Häufiges Urinieren und häufiger Harndrang. Unwillkürliches Harntröpfeln beim Gehen. Nach dem Urinieren und nach dem Stuhlgang besteht Harntröpfeln. Er uriniert vorwiegend nachts. Nächtliche Enuresis. Der Harn ist dunkelrot, dickflüssig, spärlich und enthält Ablagerungen. Die Penisspitze ist gereizt, mit Rötung und Juckreiz. Gefühl am Ausgang der Harnröhre, als ob dort ein beißender Tropfen heraustreten will.

Ohren

Taubheit durch verhärtetes und trockenes Ohrenschmalz. Die Ohren sind verstopft.

Rektum

Analer Juckreiz besonders gegen Abend. Obstipation durch rektale Schwäche mit Blähungen. Die Entleerungen sind hart, gefolgt von Schleim oder Blut am Ende der Ausscheidung. Stühle sind groß und hart und die Entleerung erfordert große Anstrengung oder sogar mechanische Hilfe.

Die Stühle sind sehr schwierig und drohen den Anus zu zerreißen, weil sie enorm groß sind. Breiiger Stuhlgang mit Krämpfen. Haarartige Fasern im Stuhl.

Rücken

Nach einer vorübergehenden Erkrankung wird der Rücken fast gelähmt. Paralytischer Schmerz im unteren Rücken, der besser wird, wenn er auf dem Bauch liegt. Schmerz, der durch die linke Seite des Nackens und durch das linke Bein nach unten zieht. Harte Schwellung am Rücken. Läh-

Selenium

mungsgefühl in den Lenden. Kreuzschmerzen morgens. Starker Schmerz im Steißbein, schlimmer im Sitzen und besser beim Gehen.

Schlaf

Schlaflosigkeit nach Alkoholkonsum, Infektionskrankheiten und Herzkrankheiten. Schlaf wird verhindert durch spürbaren Pulsschlag in den Gefäßen, besonders im Abdomen.

Schlaflosigkeit bis Mitternacht und frühes Erwachen, immer zur selben Stunde. Neigung, früh zu Bett zu gehen, mit schlechtem Schlaf und häufigem Erwachen während der Nacht. Zucken im Körper beim Einschlafen. Frühes Erwachen am Morgen, immer zur gleichen Zeit. Er hat erotische Träume, er träumt von Feuer, Mord, Einbrechern, Streitigkeiten und unnatürlicher Grausamkeit.

Schwindel

Ihm wird schwindlig, sobald er den Kopf hebt, wenn er vom Sitzen aufsteht, sich im Bett aufrichtet, sich bewegt, mit Übelkeit und Erbrechen. Schwäche, schlimmer eine Stunde nach dem Frühstück oder nach dem Abendessen.

Temperatur

Frösteln, gefolgt von Hitzewallungen. Er schwitzt unter den Armen und im Genitalbereich. Brennende Hitze, die sich über die Haut ausbreitet. Ständiger Wechsel von Hitze und Kälte. Schwitzen bei der geringsten Anstrengung, sobald er schläft, tagsüber und nachts. Neigung zum starken Schwitzen beim Gehen und während des Mittagsschlafes. Schweiß an der Brust, unter den Armen und an den Genitalien, der gelbe oder weiße Flecke auf der Wäsche hinterlässt und diese steif macht. Äußerliche Hitze mit Brennen der Haut, und nur an bestimmten Stellen.

Weiblich

Pochende Schmerzen im Abdomen während der Schwangerschaft, schlimmer durch Essen. Menses sind reichlich und dunkel. Menses sind um etwa acht Tage verspätet, sind selten, treten zu früh auf, sind zu schwach und schmerzhaft. Schmerzhafte Menses am ersten Tag. Erwachen durch die Menstruationsschmerzen.

Selenium

Zähne

Zahnschmerzen, die ihn zwingen, einen Zahnstocher zu verwenden, bis es blutet. Die Zähne sind mit Schleim bedeckt. Zahnschmerzen nach Tee.

Der Schleim löst sich von den Zähnen, sie sind hart und glatt und bekommen Risse, wenn sie gerieben werden.

Schmerzen mit Kältegefühl, besser durch kaltes Wasser und kalte Luft im Mund.

Vergleich mit anderen Mitteln

Agnus castus, Caladium, Sulphur, Tellurium, Phosphoricum acidum.

Nervöse Unausgeglichenheit mit Schwäche, Zittern, Schwindel und Ataxie: *Argentum nitricum.*

Schwäche, besonders von Rektum und Blase: *Alumina.*

Nervöse Erschöpfung und große Schwäche der Atemorgane: *Stannum.*

Depression als Folge von Rauchen und sexuellen Ausschweifungen: *Caladium.*

Rauwolfia

Antidotiert durch: *Ignatia, Pulsatilla, Muriaticum acidum.*

Unverträglich: *China*, Wein.

Kompatibel nach: *Caladium, Natrium carbonicum, Staphisagria, Phosphoricum acidum* (bei sexueller Schwäche).

Juckreiz, der durch *Mercurius* oder *Sulphur* eingedämmt wird, erfordert oft *Selenium.*

Selenium in der Kinderheilkunde

1. Mittel für frühreife Kinder

Diese Kinder sehen älter aus als ihre Klassenkameraden, was sie anders macht und ausgrenzt. Sie werden schüchtern und ziehen sich zurück.

Diese Frühreife kommt in einer gewissen Vernachlässigung ihrer Erscheinung, Lethargie und einer schon recht aufreizenden Ungezwungenheit und Ungeniertheit zum Ausdruck.

2. Sie haben schulische Probleme

Diese Kinder weisen im Kleinkindalter eine psychomotorische Entwicklungsverzögerung auf und haben später ernsthafte Probleme mit dem Lernen. Sie haben Schwierigkeiten, sich Dinge zu merken und daher fehlt ihnen das Interesse an ihrer Arbeit. Das führt zu einem Verlust an Selbstvertrauen oder dazu, dass sie nicht an sich und ihre Fähigkeiten glauben, was sie in etwa so ausdrücken: „Wie dem auch sei, ich kann sowieso nichts, da kann man sowieso nichts machen".

Sie resignieren, weil sie nichts erreichen, haben aber auch gar kein Interesse daran, irgendetwas fertigzubringen.

3. Mittel gegen Akne

Dieses Mittel ist sehr wirksam, wenn auch die übrigen psychischen Charakteristika von *Selenium* vorhanden sind – dann kann es sogar eine spektakuläre Besserung von stark infektiöser Akne bewirken.

4. Indiziert bei Problemen mit der Schweißsekretion

Es ist ein Mittel bei übermäßigem Schwitzen unter den Armen und im Genitalbereich.

Zusammenfassung

Selenium ist in der Praxis ein hilfreiches Mittel für alte Leute. Doch auch bei Jugendlichen, die an Akne leiden, frühreif sind und nichts tun wollen, ist es sehr nützlich.

Eisenserie • Stadium 17

Bromium

Leitsymptome

Für ihn gibt es nichts mehr zu tun.

Mittel bei Asthma, Laryngitis und Mumps.

Bromium ist ein Mittel mit einem breitem Anwendungsspektrum in der Pädiatrie und gut bekannt. Es ist angezeigt bei Asthma, Laryngitis, und Angina, mit Besserung am Meer.

Erkrankungen treten im Sommer auf und entstehen bei warmem Wetter und durch warme Zugluft.

Diese Kinder wollen keinesfalls arbeiten und geben sich ganz offiziell dem „süßen Nichtstun" hin, auch wenn sie es mit starken Schuldgefühlen tun.

Fall: Basile

Basile ist ein Patient, den ich bereits seit seinem siebten Lebensjahr homöopathisch begleite. Nachdem er im Winter 1999 konstitutionell behandelt wurde, kommt er jetzt im September – inzwischen ist er 15 Jahre alt – wieder in die Praxis.

Er ist ein kräftiger, gut gebauter Junge mit blonden Locken.

Für das Lernen ist er nicht besonders begabt, aber er hat eine große Leidenschaft – das Segeln. Sein Vater besitzt seit vielen Jahren ein Segelschiff und Basile begleitet ihn oft bei seinen Segeltörns auf dem Meer.

Bromium

Das letzte Schuljahr hat er auf der „Paimpol" verbracht, einem Schulschiff, das im Winterhalbjahr Schüler mit Schulschwierigkeiten für einen Lehrgang aufnimmt.

Dieses Schuljahr lief hervorragend für ihn und er gesteht, dass er sich vor dem kommenden Schuljahr fürchtet, denn vor allem der verlängerte Aufenthalt auf See hat ihm gut getan.

Schon von klein auf leidet er an Asthma und inhaliert seit dem 5. Lebensjahr kortisonhaltige Präparate. Die homöopathische Behandlung hat die hartnäckige Erkrankung bislang nicht gebessert. Sein Vater ist Schulmediziner und hält überhaupt nichts von der Homöopathie, aber Basile vertraut mir an, dass ihn das nicht davon abhält, die verordneten homöopathischen Mittel einzunehmen – das ist für ihn eine gewisse Beruhigung.

Übrigens ist es die Mutter, die ihn jedes Jahr hierher bringt, weil sie die Homöopathie trotz der Vorbehalte des Vaters schätzt.

Basile erzählt mir, dass er den Inhalator den ganzen Winter über, als er auf dem Schiff war, nicht gebraucht hat. Doch kaum war er wieder an Land, begannen seine Bronchien erneut zu pfeifen und im Juni, am Abend seiner Ankunft, hatte er einen heftigen asthmatischen Anfall.

Bei der körperlichen Untersuchung zeigt sich, dass er vergrößerte Mandeln hat, und das bereits seit frühester Kindheit.

Die Nahrungsmittel, die er am liebsten isst, sind Äpfel, die ihm auch gegen die Seekrankheit helfen, an der er leidet. Milch verträgt er sehr schlecht, er bekommt Durchfall davon. Außerdem kann er Austern nicht vertragen, sie rufen bei ihm schreckliche Magenschmerzen hervor.

Was seine Zukunft betrifft, so hegt er starke Zweifel, ob er studieren soll. Sein Vater verdient viel Geld und tatsächlich denkt Basile, dass er von dem Einkommen seines Vaters gut leben kann. Wozu sich den Kopf zerbrechen, wenn alles da ist, vor allem das Schiff, auf dem er sich so wohl fühlt!

Repertorium

- » Allgemeines: Luft: Seeluft, am Meer: amel.
- » Allgemeines: Aussehen (Augen, Gesicht, Haarfarbe): helles, blondes Haar: Augen
- » Allgemeines: Speisen und Getränke: Milch: agg.

Bromium

- » Geist, Gemüt: Arbeit: unmöglich, Arbeit ist
- » Atmung: Asthma, asthmatische Atmung: Seeleute, sobald sie an Land gehen
- » Magen: Schmerz, Magenschmerzen: Austern, nach

Er erhält *Bromium* in aufsteigender Potenz (C 9, C 12, C 15, C 30).

Reaktion

Er kommt ein Jahr später wieder, nachdem er das Schuljahr erfolgreich abgeschlossen hat. Die Ergebnisse sind durchschnittlich, er hat bestanden und plant, zur Handelsmarine zu gehen.

Sein Asthma ist völlig verschwunden und seine Mandeln haben sich stark verkleinert.

Kommentar

Basile ist mit einer Leistung befasst, die er in seinem Hobby, dem Segeln, in die Tat umsetzt. Das spricht für die Eisenserie.

Mit dem Wunsch, mit seiner Arbeit aufzuhören und das zu tun, was ihm wirklich Spaß macht, befinden wir uns auf der rechten Seite der Eisenserie.

Die Tatsache, dass es zu einer Besserung am Meer kommt, weist auf die Verschreibung von *Bromium* hin.

Materia medica[18]

Pharmakologie

Brom. *Bromium*. Br.

Lösung in destilliertem Wasser. Es muss immer frisch zubereitet werden, weil es schnell verdirbt. Bei der Einnahme von *Bromium* sollte Milch vermieden werden.

Klassische Dosierung: Alle Potenzen, 1. bis 3. Stufe.

Bromium kommt vom griechischen Wort „bromos", was „übler Geruch" bedeutet. Es wurde 1826 entdeckt.

---

18 Robin Murphy

Bromium ist eine braune, ätzende, dampfende und rauchende Flüssigkeit. Wegen seiner ätzenden und korrodierenden Eigenschaften wird es sowohl in der Wasseraufbereitung, für die Desinfektion und das Bleichen als auch bei der Herstellung von Tränengas gebraucht. In Fotoentwicklern wird Silberbromid verwendet. Außerdem wird es genutzt, um die Widerstandsfähigkeit anderer Materialien zu erhöhen und das Klingeln und Klopfen von Motoren zu verhindern.

Allgemeinsymptome

Bromium ist ein Mittel bei Mumps und Kropf. Linksseitiger Mumps. Drüsen, Schilddrüse, Hoden, Ohrspeicheldrüsen und Kieferdrüsen sind hart und geschwollen. Mittel bei Brustkrebs. Es besteht eine Neigung zur Infiltration der Drüsen, die hart werden, aber nicht eitern.

Die Beschwerden verschlimmern sich am Meer und Seeleute leiden unter Asthma, wenn sie an Land gehen. Das Asthma verschwindet, sobald sie wieder auf See sind.

Überhitzung führt zu Beschwerden. Etliche Symptome, besonders die der Atemwege, werden von Nasenbluten begleitet. Schwindel bei Nasenbluten.

Bromium hat eine ausgeprägte Wirkung auf die Atemwege, besonders auf Trachea und Kehlkopf. Es kommt zu Einschnürung und Bildung von Membranen, die den Kehlkopf verschließen und sich nach oben ausbreiten. Neigung zu krampfartigen Anfällen. Erstickungsgefühl, Absonderungen sind wundmachend, es kommt zu starkem Schwitzen und großer Schwäche.

Der Patient fühlt sich schwach und ihm ist schnell zu heiß, dann schwitzt er und ist sehr empfindlich gegen Zugluft. Er zittert am ganzen Körper und ist abgemagert. Bohrende Schmerzen tief in den Knochen. Krebs. Schwindel mit der Tendenz, beim Anblick von fließendem Wasser nach hinten zu fallen. Verschlimmerung des Hustens beim Betreten eines warmen Raums. Kopfschmerzen werden schlimmer durch das Trinken von Milch oder Bücken.

Klinisches Bild

Apoplexie. Asthma. Atembeschwerden. Aufenthalt am Meer, Folgen von. Brustkrebs. Brusttumore. Drüsen, vergrößerte. Dysmenorrhö. Emphysem. Fistula lachrymalis. Füße, Schmerzen in den. Geschwüre. Halsschmerzen.

Bromium

Herzerkrankungen. Hoden, Verhärtung der. Husten. Krebs. Kropf. Krupp. Diphtherie. Laryngitis. Migräne. Parotis, Verhärtung der. Schwindel. Skrofulose. Tonsillen, vergrößerte und entzündete. Trachea, Reizung der. Tuberkulose. Tumore, zystische. Uterus, Luft im. Vagina, Luft in.

Konstitution

Skrofulöse Kinder mit vergrößerten Drüsen scheinen besonders betroffen zu sein. Es passt gut bei blauäugigen, hellhäutigen Patienten, und besonders bei Kindern mit zarter, blasser, dünner Haut, hellblondem Haar und sehr hellen Augenbrauen. Mittel für blonde Mädchen.

Modalitäten

Besserung

Durch jede Bewegung, durch Körperübungen, am Meer, durch Nasenbluten, durch Rasieren und beim Reiten.

Verschlimmerung

Durch Hitze, feuchte Wärme, Überhitzung, im warmen Zimmer. Schlechter abends bis Mitternacht und wenn er in einem warmen Zimmer sitzt. Verschlimmerung durch Frieren bei Erhitzung und Baden im Meer. Verschlechterung durch Staub, Zugluft, Liegen auf der linken Seite. Die Symptome verschlimmern sich durch kalte Luft, kaltes Wasser, kalte Nahrungsmittel, feuchtkaltes Wetter und Sonnenhitze.

Gemütssymptome

Wahnvorstellung, dass ihm Fremde über die Schulter schauen, und dass er beim Umdrehen jemanden sieht. Streitsucht und keinerlei Interesse an den Haushaltspflichten. Er ist gutgelaunt und hat ein Verlangen nach geistiger Arbeit, oder ist traurig und teilnahmslos. Wenn es ihm sehr schlecht geht, ist er untröstlich. Er fühlt sich nicht normal, kann aber nicht sagen, warum. Er sitzt allein in seinem Zimmer, ohne etwas zu tun und blickt ständig in dieselbe Richtung, ohne etwas zu sagen.

Körperliche Symptome

Abdomen

Das Abdomen ist tympanitisch und gebläht. Schwellung und Verhärtung der Milz. Blähungen.

Augen

Tränenfluss mit Schwellung der Tränendrüsen. Die Pupillen sind geweitet, die Augen treten hervor. Blitze vor den Augen. Schießender Schmerz durch das linke Auge.

Brust

Heftige Krämpfe in der Brust. Der Schmerz in der Brust strahlt nach oben aus. Kältegefühl beim Einatmen.

Brustdrüsen

Brusttumore mit stechenden Schmerzen, schlimmer links. Stechende Schmerzen von der Brust bis in die Achselhöhle. Schießende Schmerzen in der linken Brust, schlimmer durch Druck. Unterdrückung der Menses bei Szirrhus der Brust.

Extremitäten

Eiskalte Unterarme oder nur kalte Hände. Bohrende Schmerzen in beiden Schienbeinen. Der linke Arm ist lahm, durch die Herzbeschwerden.

Gesicht

Es ist aschgrau, oder abwechselnd blass und rot. Schwellung und Verhärtung der Parotis, die sich bei Berührung warm anfühlt. Vereiterung der linken Parotis, die anschwillt, hart bleibt und keinen Speichel mehr produziert. Gefühl wie von Spinnweben.

Hals

Vergrößerte Drüsen, zystische Tumore auf beiden Seiten des Halses.

Tonsillen sind geschwollen und mit einem Geflecht von erweiterten Blutgefäßen versehen. Der Schmerz wird schlimmer durch Schlucken von Flüssigkeiten. Die Kehle fühlt sich roh an, abends, mit Heiserkeit. Kitzeln in der Trachea beim Einatmen. Heiserkeit durch Überhitzung. Selbst ein kleiner Kropf drückt schwer. Die Drüsen sind geschwollen und steinhart. Diphtherie.

Bromium

Haut

Akne, Pickel und Pusteln. Furunkel an den Armen und im Gesicht. Die Drüsen sind steinhart, besonders an Unterkiefer und Hals. Harter Kropf (*Spongia*). Gangrän.

Herz

Hypertrophie mit Herzklopfen nach Gymnastik. Bei Herzerkrankungen schneidende Schmerzen, die nach oben ziehen. Heftiges Herzklopfen, schlimmer durch Liegen auf der linken Seite. Nervöses Herzklopfen mit Übelkeit und Kopfschmerzen.

Kopf

Kongestion, Angst vor einem Apoplex. Die Kopfschmerzen verschlimmern sich, wenn er Milch trinkt oder sich bückt. Kopfschmerzen in der Sonne, die im Schatten wieder verschwinden. Kopfschmerzen tief im Scheitel, schlimmer durch Milch und Bücken. Sie verschlimmern sich durch Sonne und Bewegung. Stechende Kopfschmerzen in den Augen.

Lunge

Mittel bei Keuchhusten. Trockener Husten mit Heiserkeit und brennenden Schmerzen hinter dem Brustbein. Krampfartiger Husten mit Schleimrasseln im Kehlkopf, erstickend. Krupp, nachdem Fiebersymptome verschwunden sind. Starke Heiserkeit bei Überhitzung. Die Atmung ist schwierig und schmerzhaft. Der Kehlkopf ist kalt. Kehlkopfdiphtherie, die Membran beginnt im Kehlkopf und zieht nach oben. Erkältungen beginnen im Kehlkopf, steigen nach oben, dann nach unten.

Der Auswurf ist dick und weiß. Atemnot mit starker Schwellung. Die Lunge scheint mit Flaum bedeckt zu sein. Jeder Atemzug ruft Husten hervor. Asthma mit Schwierigkeiten einzuatmen (*Chlorum* kann nicht ausatmen).

Besserung am Meer. Fibröse Bronchitis, starke Dyspnö. Die Bronchien scheinen voll Rauch zu sein. Er will tief einatmen, aber das löst Husten aus. Erstickungsanfälle, die mit einem erstickenden, kruppartigen Husten und Herzklopfen beginnen. Glottisspasmen.

Magen

Scharfes Brennen von der Zunge bis zum Magen. Druck wie von einem Stein. Magenschmerzen bessern sich durch Essen. Saure Speisen sind unbekömmlich. Das Erbrochene sieht aus wie gemahlener Kaffee, mit blutigem Schleim. Abneigung gegen das normale Tabakrauchen.

Männlich

Verhärtung der Hoden, verschlimmert durch die geringste Erschütterung.

Mund

Er ist trocken, ausgetrocknet. Aphthen mit Augenbeschwerden. Wasser hat einen salzigen Geschmack.

Nahrungsmittel

Verlangen nach sauren Speisen, die verschlimmern und Diarrhö hervorrufen. Wasser hat einen salzigen Geschmack.

Nase

Kitzeln und Schmerzen, wie von Spinnweben. Fächerartige Bewegungen der Nasenflügel (*Lycopodium*). Nasenbluten, beruhigt die Brust. Das rechte Nasenloch ist verstopft. Scharfer und brennender Schnupfen mit heftigem Niesen und Schmerzen in der Nase. Druck auf der Nasenwurzel. Lang anhaltender, hartnäckiger Schnupfen.

Nieren

Der Urin ist sehr dunkel.

Ohren

Verhärtung und Schwellung der Parotis, die sich nach einem Fieber, das mit Ausschlag verbunden ist, bei Berührung warm anfühlt. Ohrgeräusche.

Bromium

Rektum

Schmerzhafte Hämorrhoiden mit schwarzem Stuhl. Die Hämorrhoiden bluten stark, schlimmer durch die Anwendung von warmem oder kaltem Wasser. Diarrhö nach dem Verzehr von Austern oder sauren Speisen.

Rücken

Steifer Nacken. Kropf. Drüsen im Nacken stark geschwollen. Zystische Tumore an den Seiten des Halses. Schmerzen am inneren Rand des linken Schulterblattes.

Schlaf

Große Schläfrigkeit beim Lesen. Andauerndes Gähnen bei Beschwerden der Atemwege, mit Schläfrigkeit. Er hat häufig Angstträume, schreckt im Schlaf auf, ist voller Fantasien und Wahnvorstellungen, hat abends Mühe mit dem Einschlafen, kann morgens nicht genug schlafen, zittert und ist schwach, wenn er morgens erwacht.

Schwindel

Schwindel beim Überqueren von fließendem Wasser.

Der Schwindel wird schlimmer, wenn er von einer Brücke auf fließendes Wasser blickt.

Weiblich

Geräuschvoller Windabgang aus der Vagina. Schwellung der Ovarien. Eigenartiges Gefühl einige Tage vor der Menstruation. Dysmenorrhö. Gedrückte Stimmung vor den Menses. Menses sind zu früh, zu reichlich, mit Schleimhautfetzen. Jucken der Vagina. Unterdrückte Menstruation bei Szirrhus in den Brüsten.

Kommentar[19]

Bromverbindungen sind ein Hauptbestandteil des Mineralwassers von Kreutzach und Woodhall. Es beeinflusst speziell den inneren Kopf, linksseitig. Es ist ein stark linksseitiges Mittel. Wie die anderen Halogene wirkt Brom gegen Skorbut.

Die Drüsen (Schilddrüse, Hoden, Unterkieferdrüsen und Parotis) sind geschwollen und verhärtet.

Es besteht viel Angst, Furcht vor Geistern oder Visionen, wenn er im Dunkeln ist.

Es hat Verschlimmerung am Meer (im Gegensatz zu *Natrium muriaticum*), aber auch Verschlimmerung, wenn die Seeleute an Land kommen.

Hauptsächlich linksseitige Migräne, die schlimmer wird durch Bücken, besonders nach Milchtrinken.

Es hat einen eigentümlichen Schwindel: Empfinden tief im Gehirn, als ob ihm schwindlig würde, Neigung nach hinten zu fallen, schlimmer beim Anblick von fließendem Wasser oder wenn er seinen Fuß auf eine Brücke setzt und schlimmer bei nebligem Wetter. Schwindel mit Nasenbluten. Wundheit und Krusten in der Nase. Nasenbluten begleitet viele Beschwerden, besonders die der Brust. Außerdem gibt es einen auffälligen Kopfschmerz bei Schnupfen.

In den Fällen von Diphtherie, bei denen *Bromium* angezeigt ist, beginnt die Erkrankung im Kehlkopf und steigt nach oben. Bei Krupp besteht neben dem krupppartigen Klang viel lockeres Rasseln im Kehlkopf beim Atmen und Husten, aber kein Würgen während des Hustens, wie das bei *Hepar sulphuris* der Fall ist (Guernsey).

Tuberkulose, besonders der rechten Lunge.

Herzhypertrophie und Herzrasen. Schmerzen im Herzen erstrecken sich zur Achsel.

Ein sehr sonderliches Symptom ist lauter Abgang von Luft aus der Vagina.

Nach dem Mittagessen fühlt er sich, als würde er einen Schlaganfall bekommen.

Anstrengung führt zu Herzbeklemmung.

---

[19] Clarke J H: Der Neue Clarke. Eine Enzyklopädie für den homöopathischen Praktiker. Hahnemann Institut.

Bromium

Vergleich mit anderen Mitteln

Iodum – *Iodum* hat Verschlimmerung morgens, es hat braune Haare und Augen.

Chlorum, Lachesis, Spongia tosta, Fluoricum acidum, Hepar sulphuris, Apis, Argentum nitricum, China, Conium, Coffea, Cina, Cuprum, Lycopodium, Mercurius, Phosphorus.

Herzhypertrophie: *Rhus toxicodendron*, auch *Spongia*, und *Arnica* bei Überanstrengung.

Sepia, Sulphur, Antimonium tartaricum.

Blonde Personen, Angst vor Geistern oder Visionen: *Pulsatilla*, auch *Aconitum, Arsenicum album, Carbo vegetabilis, Phosphorus, Sulphur.*

Conium, Asterias, Hydrobromicum acidum.

Antidote: *Ammonium carbonicum, Camphora,* Salz blockiert die Wirkung von *Bromium*.

Antidotiert durch: *Camphora, Ammonium carbonicum, Magnesium carbonicum, Opium.*

Folgt gut auf: *Iodum, Phosphorus, Spongia tosta.*

Kompatibel: *Argentum nitricum* – im Allgemeinen nach *Bromium*. *Kalium carbonicum* bei Emphysem.

Bromium in der Kinderheilkunde

1. Mittel bei Schulversagen

Das *Bromium*-Kind hat alle seine Chancen, zu einem Erfolg zu gelangen, bereits vertan. Sei es, dass man ihm andere Schullaufbahnen vorgeschlagen hat (z. B. CAP*), oder sei es, dass er beschlossen hat, nie mehr in seinem Leben zu arbeiten und Sozialhilfeempfänger zu werden – auf jeden Fall hat er sich entschieden, nichts mehr zu tun.

---

* CAP = Certificate aptitude professionelle, entspricht in etwa dem deutschen Hauptschulabschluss

Es kommt sehr häufig vor, dass Jugendliche durch Misserfolge desillusioniert sind und sich vorzeitig in eine soziale Abhängigkeit begeben. Sie ziehen sich aus dem Arbeitsleben zurück, ohne überhaupt jemals gearbeitet zu haben. Diese Jugendlichen haben nichts zu tun und steuern unter diesen Umständen möglicherweise auf eine Psychose oder eine krankhafte Spaltung der Persönlichkeit zu.

2. Mittel bei Asthma und Laryngitis

Für das *Bromium*-Kind ist der Misserfolg unerträglich – er ist nicht zu „atmen". Entweder erlebt er eine Situation der Arbeitslosigkeit über seinen Vater, der in den Ruhestand geht oder entlassen wird, oder es passiert ihm selbst.

Er entwickelt Asthma und Laryngitis mit Symptomen, die sich am Meer bessern. Tatsächlich ist das Meer ein Ausweg für ihn, ein Ort, an dem niemand ihn beobachten und ihm eine Schuld aufladen kann, unter der er leiden muss.

3. Mittel bei Mumps

Diese Krankheit ist größtenteils verschwunden, seitdem die Kombinationsimpfung gegen Masern, Mumps und Röteln (MMR) routinemäßig vorgenommen wird. Mumps war für Kinder ein Ausweg in Situationen, in denen es nicht mehr weiter ging.

Bromium kann dadurch zu einem guten Krankheitsverlauf beitragen, dass die Kinder wieder Lust bekommen, sich zu betätigen und nicht in Depressionen verfallen.

4. Mittel für blonde, feiste Kinder

Dieser Konstitutionstyp ist bei *Bromium* sehr häufig.

Es kommt selten vor, dass ein dunkelhaariges Kind *Bromium* benötigt – diese Tatsache aber sollte kein Hinderungsgrund für die notwendige Verschreibung dieses Mittels bei einer konstitutionellen Behandlung sein.

5. Sie wollen bei ihren Tätigkeiten nicht beobachtet werden

Ein *Bromium*-Kind mag es nicht, wenn es bei der Anfertigung seiner Zeichnung beobachtet wird. Dieses Symptom ist auch in der Materia medica zu finden.

Zusammenfassung

In der Pädiatrie ist **Bromium** ein äußerst hilfreiches Mittel für Kinder, die nicht arbeiten wollen!

Eisenserie • Stadium 18

Krypton

Leitsymptome

Er hat sich die Ruhe nach getaner Arbeit redlich verdient.

In der Literatur ist das seltene Gas *Krypton* nur wenig beschrieben worden. Lediglich Dr. Jan Scholten hat sich mit diesem Element befasst.

Fall: Cyril

Cyril, 17 Jahre alt, wird bereits von mir behandelt, seit er ein kleiner Junge war. Er ist ein sehr kluger junger Mann und arbeitet sehr viel für die Schule.

Am Ende des Schuljahres kommt er wegen eines Erschöpfungszustandes in die Sprechstunde.

Seine Prüfungen hat er glänzend bestanden und in der kommenden Woche will er an einem Pfadfinderlager teilnehmen.

Er ist der Beste in seiner Klasse, er ist aktiv und sportlich, und nur Kunst und Kultur interessieren ihn nicht. Dafür ist er sehr begabt für Mathematik und Physik.

Er ist ein sehr ruhiger und freundlicher Junge, aber nicht besonders gesprächig. Seine Mutter begleitet ihn fast immer in die Sprechstunde und sie ist es, welche die ganze Zeit über redet. In den seltenen Fällen, in

Krypton

denen er ohne sie kommt, könnte man meinen, er wäre stumm – man muss ihm „die Würmer aus der Nase ziehen".

An diesem Tag erfahre ich aus wenigen Worten, dass er erschöpft ist und nichts lieber möchte als in die Ferien zu fahren. Das Camp und die religiöse Ausrichtung der Pfadfinder scheinen ihm zu gefallen.

„Ich verdiene wirklich eine Erholungspause nach all der Arbeit und den Pflichten. Wenn ich nicht am Camp teilnehmen kann, werde ich mich entweder in ein Kloster oder eine Höhle zurückziehen, weit ab vom Trubel der Welt!"

Er erhält *Krypton* C 200.

Kurz vor Beginn seines letzten Schuljahres kehrt er zurück. Er ist wieder in guter Verfassung, aber über die Wirkung, die *Krypton* auf ihn hatte, sagt er nichts!

Materia medica

Es gibt keine Materia medica für dieses Element.

Pharmakologie und Geschichte

Der Name *Krypton* kommt vom Griechischen ‚kryptos', was „verborgen" bedeutet. *Krypton* wurde 1898 entdeckt. Es ist ein Gas, das für Glühbirnen aller Art, wie z.B. fluoreszierendes Licht, Lichtbögen und Laserstrahler, verwendet wird, da es keine korrodierende Wirkung auf die Metalle hat.

Außerdem findet es Verwendung in Geigerzählern.

Vergleich mit anderen Mitteln

Mit den Mitteln der Eisenserie

Bromium

Bromium ist gefangen in seiner Arbeit und seinen Fehlern und kann seine Gedanken nicht davon lösen. *Krypton* dagegen ist nicht an seine Arbeit gebunden. Er lässt sich durch nichts stören, und geht mühelos durch das Leben, ohne von Anderen Notiz zu nehmen und Schuldgefühle zu entwickeln.

Das Bild von *Krypton*
Er hat sich die Pause nach der Arbeit redlich verdient.

Erfahrungen und Beobachtungen
Sie haben ihre Arbeit vollendet und gönnen sich nun eine Erholungspause, ohne sich schuldig zu fühlen.

An Kunst und Wissenschaft sind sie nicht besonders interessiert, und bestimmte Erkenntnisse bleiben ihnen verborgen Auch halten sie ihr Wissen vor anderen gern geheim, wie man es einst in den Klöstern tat. Sie reden nicht und sie hören nicht zu – sie sind schweigsam. Das beginnt bereits bei der Geburt, sie verhalten sich als wären sie taubstumm.

Gemütsausdruck
Sie sind glücklich, gut aufgelegt, fröhlich und lassen sich nicht von negativen äußeren Umständen beeinflussen. Sie sind gedankenlos und vergesslich und haben das Gefühl zu schweben.

Krypton in der Kinderheilkunde

1. Ein Mittel für taubstumme Kinder
In der Kinderheilkunde kann es vorkommen, dass wir Kindern begegnen, die von Geburt an taubstumm sind.

Hier könnte dieses Mittel angezeigt sein.

2. Für Kinder, die viel gearbeitet haben und eine wohlverdiente Ruhepause benötigen
Die Kinder wenden alle Kraft für ihre Arbeit auf und können in den Ferien dann alles loslassen, um ihre alte Form wieder zurückzugewinnen.

3. Sie haben kein Interesse an Kunst und Kultur
Sie sind fleißige und arbeitsame Kinder, aber die Kunst interessiert sie nun einmal überhaupt nicht.

Krypton

4. Mittel für fröhliche und gut gelaunte Kinder

Weil sie sich verweigern, sind sie von einer Sorglosigkeit und Leichtigkeit – genauso wie das Gas, das ihnen in ihrem Leben guttun könnte.

Zusammenfassung

Ein kleines Mittel, das in der Pädiatrie sehr hilfreich sein kann, wahrscheinlich mehr als in der Behandlung von Erwachsenen.

Die fünfte Ebene des Periodensystems
Die Silberserie

An dieser Stelle wollen wir nun die Elemente der fünften Ebene untersuchen – die Elemente der Silberserie.

Alle Autoren, die sich mit den Elementen dieser Serie beschäftigt haben, sind sich darin einig, dass die Themen Leistung und Handlung die gemeinsame Problematik darstellen – und je weiter man in der Ebene voranschreitet, umso komplexer wird die Handlung und umso mehr neue Anforderungen kommen hinzu.

Argentum ist das Metall im Zentrum der fünften Ebene und zusätzlich zu dem zentralen Thema „Handlung" entwickelt sich hier die Vorstellung einer künstlerischen Verwirklichung.

Das gemeinsame Thema der Elemente der Silberserie kann also folgendermaßen beschrieben werden:

Sie befinden sich in einem Handlungsprozess, der durch eine künstlerische Leistung vervollständigt wird und mit der Notwendigkeit verbunden ist, am meisten glänzen zu müssen.

Diese Serie umfasst die folgenden Elemente:

Rubidium (**Rb**), Strontium (**Sr**), Yttrium (**Y**), Zirconium (**Zr**), Niobium (**Nb**), Molybdaenum (**Mo**), Technetium (**Tc**), Ruthenium (**Ru**), Rhodium (**Rh**), Palladium (**Pd**), Argentum (**Ag**), Cadmium (**Cd**), Indium (**In**), Stannum (**Sn**), Antimonium (**Sb**), Tellurium (**Te**), Iodum (**I**), Xenon (**Xe**).

Für die Anwendung in der Kinderheilkunde ergeben sich die folgenden Themen: Diese Mittel sind für sehr selbstbewusste Kinder geeignet, die den starken Wunsch haben, das Geleistete zu zeigen. Sie fordern Bewunderung. Sie sind einfallsreich und sehr kreativ und haben einen Sinn für Schönheit, Ästhetik und Kunst.

Wie bei der Eisenserie gibt es auch hier viele pädiatrische Indikationen, die sich auf die Ebene der schulischen, künstlerischen oder sportlichen Verwirklichung beziehen und von der Vorstellung begleitet sind, glänzend oder überragend sein zu müssen, um Erfolg zu haben.

Die fünfte Ebene des Periodensystems - Die Silberserie

Die Zugehörigkeit zu bestimmten Stadien der vertikalen Ebene bestimmt auch in dieser Serie die Ähnlichkeiten in der Reaktion und Reaktionsfähigkeit eines jeden Elementes.

Nachfolgend ist jedes Element der Silberserie mit seinen psychischen und physischen Leitsymptomen aufgeführt.

Rubidium

Er ist impulsiv in seinem schöpferischen Tun, handelt ohne nachzudenken und ist nur in seiner künstlerischen Arbeit wirklich gut. Er leidet an Schlaflosigkeit mit Verschlimmerung um 5 Uhr morgens.

Strontium

Er ist sich nicht sicher, ob er seine Kunst oder seine Talente zeigen soll. Mittel bei Stottern, wiederholten Verstauchungen und nach chirurgischen Eingriffen.

Yttrium

Er erprobt seine künstlerischen Fähigkeiten, aber ohne viel Selbstvertrauen.

Er leidet an Stimmverlust und rezidivierender Angina.

Zirconium

Er beginnt, sein schöpferisches Werk öffentlich zu zeigen, wird aber gleich am Anfang seiner Karriere gehemmt. Mittel bei Entzündung der Ovarien und entzündlichen Gelenkerkrankungen.

Niobium

Er zögert und zweifelt, ob er seine Kreativität zeigen soll. Mittel bei Laryngitis und Bronchitis.

Molybdaenum

Seine Kreativität ist eine Herausforderung für ihn. Vor dieser steht er allein. Angezeigt bei Kopfschmerzen und Problemen mit den Augen.

Die fünfte Ebene des Periodensystems - Die Silberserie

Technetium

Er setzt seine künstlerischen Talente in die Praxis um, indem er sich auf eine bestimmte Technik stützt. Er braucht einen „Coach".

Ruthenium

Er fühlt sich gezwungen, seine Ideen vorzustellen. Er steht unter starkem Druck.

Das Mittel ist angezeigt nach einer eingeleiteten Geburt, bei Schleudertrauma und Stottern.

Rhodium

Es ist die letzte Etappe, bevor er sein Werk zeigt. Er ist der ewige Zweite. Mittel bei Kopfschmerzen und Sehstörungen.

Palladium

Er zeigt sein Werk mit Erfolg, er braucht viel Anerkennung. Mittel bei Problemen mit den Ovarien.

Argentum

Er ist mit seinem Werk erfolgreich und muss diese Stellung behaupten. Mittel für Kinder, die bereits in Erwartung einer Situation Lampenfieber entwickeln, an Laryngitis leiden und ein Verlangen nach großen Mengen von schnell verwertbarem Zucker haben. Mittel für Säuglingsdiarrhö.

Cadmium

Er war sehr erfolgreich in seinem Schaffen, aber jetzt beginnt der Niedergang. Er kann sich nur noch wiederholen. Mittel bei Harnwegsbeschwerden, Depressionen, Erschöpfung und schweren Krankheiten.

Indium

Sein Werk ist vollbracht, aber es ist überholt und veraltet. Doch er klammert sich daran und macht weiter. Mittel bei Kopfschmerzen, Obstipation und Schwierigkeiten mit der sexuellen Identität.

Die fünfte Ebene des Periodensystems - Die Silberserie

Stannum

Er verzichtet auf seine Ideen und sein künstlerisches Werk. Mittel bei Husten, Obstipation, für unruhige Kinder und Kinder mit Leukodermie, welche die Brust verweigert haben.

Antimonium

Er hat seine Kreativität verloren, er hat aufgegeben. Mittel bei Asthma, Unruhe und für Kinder, die den Arzt nicht ertragen können.

Tellurium

Er vernachlässigt seine Kreativität. Mittel für hochnäsige Jugendliche, die gerne improvisieren und an Akne und starker Transpiration leiden.

Iodum

Er verzichtet auf seine Kreativität. Mittel für hitzige, magere, gefräßige Kinder mit Drüsenentzündungen.

Xenon

Ruhe und Erholung nach einem Leben als Künstler.

Silberserie • Stadium 1

Rubidium

Leitsymptome

Er ist impulsiv in seinem schöpferischen Tun, handelt ohne nachzudenken und ist nur in seiner künstlerischen Arbeit wirklich gut.

Mittel bei Schlaflosigkeit, besonders gegen 5 Uhr morgens.

Rubidium ist ein nur wenig bekanntes Element, das bislang offenbar nur von Dr. Jan Scholten untersucht wurde.

Man könnte dieses Metall als „Hahnemann's Mittel" bezeichnen, denn Hahnemann führte die Homöopathie ein, eine damals unbekannte Wissenschaft, die er mit Enthusiasmus und impulsiver Spontanität – vollkommen unbeirrbar von der Meinung anderer – nach außen vertrat.

Fall: Ludivine

Im Mai 2001 wird die 17-jährige Ludivine, ein sehr interessantes und intelligentes junges Mädchen, in der Praxis vorgestellt.

Sie leidet jetzt seit mehr als einem Jahr an Depressionen. Diese schreibt sie den Antidepressiva zu, die sie wegen Schlafstörungen eingenommen hat. Traurige, düstere Gedanken hielten sie damals vom Schlafen ab und nach 5 Uhr morgens konnte sie gar nicht wieder einschlafen.

Sie ist künstlerisch sehr begabt. Ihre Mutter, bei der sie lebt, ist Bildhauerin und von ihren Ausstellungen und ihrer künstlerischen Arbeit völlig eingenommen.

Rubidium

Die Mutter macht kein Hehl daraus, dass Künstler in unserer Gesellschaft nicht anerkannt sind, und dass ein Künstler weder Reichtum noch ein leichtes Leben zu erwarten hat.

Der Vater ist Maler und hat die Mutter während der Schwangerschaft verlassen. Ludivine wurde daher von ihrer Mutter allein aufgezogen.

Sie will unbedingt Schauspielerin werden, aber ihre Mutter ist entschieden dagegen. Ihrer Meinung nach „muss man Abitur machen und studieren" – da ihre Tochter ansonsten nur den finanziellen und sozialen Misserfolg wiederholen würde, in dem sie sich jetzt schon befinden.

Ludivine hat keinerlei Interesse am Lernen und im letzten Jahr ist sie im Abitur durchgefallen. Sie hat zu nichts Lust und ist nur glücklich, wenn sie auf den Bühnenbrettern steht und ihr Lehrer, der sie als sehr talentiert ansieht, ihr eine Rolle gibt, soweit die schulische Arbeit es erlaubt.

Sie ist sehr gesellig und hat viele Freunde. In gewisser Weise ist sie auch verantwortungslos und macht sich darüber lustig, dass sie das Abitur nicht geschafft hat. Alles was für sie zählt, ist die Bühne!

Ihre Rollen lernt sie problemlos auswendig und gibt sie fehlerfrei wieder.

An diesem Tag bekommt sie *Rubidium metallicum* C 200 als einmalige Gabe.

Reaktion

Nach dieser Mittelgabe treten verschiedene alte Symptome, wie Asthma, heftiger Husten und Bauchschmerzen, wieder auf, unter denen sie während ihrer Kindheit und frühen Jugend gelitten hatte. Ihr Zustand bessert sich allmählich.

Ludivine kommt im September 2001 wieder. Die Mutter hat ihre Zustimmung gegeben, dass sie sich an der Schauspielschule einschreibt. Seit neuestem schläft sie gut und auch ihre düsteren Gedanken sind verschwunden.

Kommentar

Es ist ganz offensichtlich, dass es ihr größter Wunsch ist, sich am Theater künstlerisch zu verwirklichen, und dass die Tatsache, dass sie daran gehindert wird, zu ihren Depressionen führt.

Das ist charakteristisch für die Silberserie.

Ihr impulsives und freches Verhalten dagegen, und auch die Besserung durch die Erlaubnis, Schauspielerin werden zu dürfen, ist recht typisch für das erste Stadium.

Materia medica[20]

Pharmakologie und Geschichte

Der Name *Rubidium* kommt vom lateinischen Wort „rubidius", was „dunkelrot" bedeutet. Die Salze von *Rubidium* brennen mit einer leuchtenden roten Flamme.

Das Element ist leicht radioaktiv. Es wird in elektrischen Scannern und Vakuumröhren verwendet, weil es während des Oxidationsprozesses zu einer sehr schnellen Absorption von Sauerstoff kommt.

Aufgrund seiner Eigenschaft, sich in Hirntumoren anzureichern, wird *Rubidium* auch in der medizinischen Diagnostik verwendet.

Allgemeinsymptome

Es ist ein Mittel bei Krebs, Epilepsie, Schwäche, Schmerzen wie zerschlagen, Juckreiz, und Kopfschmerzen in Stirn, in Schläfen und am Scheitel.

Augenbeschwerden, Entzündungen, Sehstörungen.

Erkältungen mit wässrigen Absonderungen.

Probleme mit der Stimme, Heiserkeit, Stimmverlust, Stottern.

Beschwerden von Lunge, Herz und Leber.

Probleme mit Ovarien, Hoden, Geschlechtsorganen allgemein.

Vergleich mit anderen Mitteln

Krypton

Krypton-Patienten haben noch nicht das Gefühl, dass sie eine schöpferische Leistung erbringen sollten, für sie ist alles gut so wie es ist. Sie machen ihre Arbeit, frei von jeder Verpflichtung, aber mehr nicht.

Rubidium hingegen möchte etwas erschaffen, etwas ganz Besonderes!

---

[20] Dr. Jan Scholten

Rubidium in der Kinderheilkunde

1. Mittel für künstlerisch veranlagte Kinder und Jugendliche, die sich nicht entfalten dürfen

Diese Kinder haben ein angeborenes, spontanes, schöpferisches Potential. Wenn ihre Umgebung sie unterstützt und ermutigt, haben diese Kinder normalerweise das Bedürfnis, sich durch Musik, Malen oder Theaterspiel künstlerisch auszudrücken. Es ist wichtig, ihnen diese Ausdrucksmöglichkeiten zu schaffen, da sie sonst in einen Kreislauf von Versagen und Depression geraten.

2. Kinder, die viel Aufmerksamkeit benötigen

Diese Kinder haben schon in jungen Jahren Spaß daran, Vorführungen und Theaterstücke für die Erwachsenen zu organisieren. Sie lassen dann ihren kindlichen, oft naiven Ideen freien Lauf, und die Aufmerksamkeit der Erwachsenen ist sehr wichtig für sie.

3. Weltgewandte Kinder, die viele Freunde haben, gern „Hof halten" und die öffentliche Aufmerksamkeit genießen

Diese Kinder sind sehr beliebt in der Schule und bei ihren sonstigen diversen Aktivitäten.

Wenn sie gehänselt oder nicht beachtet werden, sind sie traurig und mürrisch.

4. Sie fürchten sich vor Feuchtigkeit und Kälte

Wenn sie sich nicht beachtet fühlen, drücken diese Kinder ihre Gefühle durch Schnupfen, Husten und besonders Bauchschmerzen aus.

Im September geht es ihnen schlechter, weil dann nach den Sommerferien die Schule wieder beginnt, und ihre Auftritte und die Gelegenheiten, bei denen sie ihrer Kreativität Ausdruck verleihen können, mit dem streng strukturierten Schulalltag oft beendet sind.

Zusammenfassung

Rubidium ist indiziert ist bei Kindern, die potentielle Künstler, Redner oder Schauspieler sind. Ihre vielseitige, wenn auch naive Kreativität will sich ausdrücken und von der Welt der Erwachsenen – ihren Eltern als auch ihren zahlreichen Freunden – wahrgenommen werden.

Silberserie • Stadium 2

Strontium

Leitsymptome

Er ist sich nicht sicher, ob er seine Kunst oder seine Talente zeigen soll.

Mittel bei Stottern, wiederholten Verstauchungen und nach chirurgischen Eingriffen.

Strontium ist ein Mittel bei Verletzungen und Brüchen. *Strontium carbonicum* ist das bekanntere Mittel, da die klinischen Symptome in der Materia medica aufgeführt sind. Es ist nach Operationen angezeigt und hat seine Wirksamkeit bei großem Blutverlust, Kälte und Erschöpfung nach operativen Eingriffen bewiesen. Auch über *Strontium bromatum*, *Strontium nitricum* und *Strontium iodatum* gibt es einige, wenn auch nicht besonders zahlreiche Informationen.

Fall: Amaury

Der junge Amaury, der sich zum x-ten Mal das seitliche Außenband des rechten Knöchels gezerrt hat, wird vorgestellt. Zwei Jahre zuvor ist er bereits an diesem Knöchel operiert worden, aber die Schwäche bleibt und er hatte bereits zahlreiche Rückfälle. Verstauchungen und Zerrungen treten bei ihm häufig auf und er leidet sehr darunter.

Er ist ein hervorragender Sportler, groß und schlank und eher von trockener Wesensart.

Strontium

Amaury ist 14 Jahre alt und besucht eine Schule mit einem speziellen Sportzweig, an dem Fußball neben den anderen Fächern als Hauptfach betrieben wird.

Er ist ein begabter Spieler und seine Fortschritte werden von dem Fußballverein der Stadt, in der er lebt, mit Interesse verfolgt. Er dagegen ist sich nicht sicher, ob er eine professionelle Laufbahn in der Welt des Fußballs einschlagen wird.

Die Lehrer beklagen sich darüber, dass er sich zurücknimmt und nicht die Leistungen bringt, zu denen er fähig wäre – kurz gesagt, dass er seine Kapazitäten nicht nutzt.

Er ist ein recht verantwortungsbewusster Junge, aber zerstreut und vergesslich, und seit seiner Verletzung ist es noch schlimmer geworden. Offenbar wird diese vergessliche Seite jedes Mal, wenn es ihm schlecht geht, noch betont.

Er gesteht, dass es ihm an Selbstvertrauen fehlt. Er ist sich kein bisschen sicher, ob er tatsächlich für den Fußball geschaffen ist.

Sein fußballbegeisterter Vater ermutigt ihn und treibt ihn an, aber je mehr er gedrängt wird, desto mehr zieht er sich zurück.

Amaury ist seinen Kameraden gegenüber sehr kritisch, was zweifellos zum einen daran liegt, dass er sich seiner selbst nicht sicher ist, aber zum anderen auch dadurch bedingt ist, dass er sich im Fußballspielen sehr gut auskennt. Dennoch hat er beim Sprechen Mühe, die richtigen Wörter für das zu finden, was er ausdrücken will.

Seine bevorzugten Speisen sind Käse, Schokolade und heiße Milch. Dagegen hat er eine starke Abneigung gegen Pommes frites und saures Obst.

Er erhält eine Dosis *Strontium* C 200.

Repertorium

» Geist, Gemüt: Vergesslich: Verletzung, nach
» Sprechen; Sprache: Sprechen, Abneigung gegen, schweigt.
» Extremitäten: Verrenkung: chronisch, Knöchel, Fußgelenk

Ergebnis der Repertorisation: *Strontium carbonicum*

In vielen Fällen von *Strontium*-Verschreibungen verwenden wir *Strontium carbonicum*, dessen Symptome bekannt und im Repertorium und der

Materia medica zu finden sind, da sich die Essenzen von *Strontium metallicum* und *Strontium carbonicum* überschneiden.

Reaktion

Er kommt ein Jahr später wieder, und es geht ihm viel besser.

Er hat sich entschieden, den Sportzweig der Schule zu verlassen und spielt nur noch zum Vergnügen Fußball. Mit seinem Knöchel hat er seit dem letzten Besuch keine Probleme mehr gehabt.

Kommentar

Der Junge praktiziert Fußball als Spitzensport und gehört zu den Besten. Dies hat mich darin bestärkt, ein Metall aus der Silberserie zu wählen.

Er ist sehr kritisch und wenig selbstsicher in Bezug auf das, was er in seinem Sport praktisch leistet. Da er sich darüber hinaus ständig den Knöchel verletzt, ist das zweite Stadium indiziert. Aus diesem Grund entscheide ich mich für die Verordnung von *Strontium metallicum*.

Materia medica[21]

Pharmakologie

Strontium steht *Ruta* sehr nahe, einem Mittel, das bei Verstauchungen von Hand- und Fußgelenken und den Folgen dieser Verletzungen hilfreich ist.

Die wichtigste Indikation von *Strontium* ist die Erschöpfung nach einem chirurgischen Eingriff, z. B. einer Meniskusoperation.

Die Schmerzen von *Strontium* werden durch heiße Anwendungen gebessert.

Außerdem ist es bei Patienten angezeigt, bei denen die Gefahr einer Hirnblutung infolge von Bluthochdruck besteht.

Geschichte

Der Name ist abgeleitet von „Strontian", einer Stadt auf der Ardnamurchan Peninsula an der Westküste von Schottland. Dort wurde es 1790 in den Bleiminen in Form von Strontiumkarbonat entdeckt.

---

[21] Dr. Jan Scholten

Strontium

Strontium ist ein ziemlich weiches, verformbares, silberfarbenes Metall, das dunkelgelb wird, wenn es der Luft ausgesetzt wird. Es wird bei der Herstellung von Vakuumröhren, Spezialglas für Fernseh- und Computer-Bildschirme, Autobatterien und pyrotechnisches Material (rotes Feuerwerk und Leuchtsignale) verwendet.

Außerdem wird es genutzt, um Zucker aus der Zuckerrübenmelasse zu extrahieren. Es ist in der Lage, statische Elektrizität abzuleiten und wird für die Fabrikation von Instrumenten gebraucht, welche die Dicke und Dichte verschiedener Materialien messen.

Allgemeinsymptome

Krebs, Epilepsie, Schwäche, Schmerzen wie zerschlagen, Juckreiz.

Kongestion, bei der in Kopf, Herz und Lunge Fülle, Schwellung und Pochen auftreten, die oft durch Aufregung hervorgerufen werden.

Kopfschmerzen beginnen im Nacken, breiten sich zum Kopf hin aus und werden durch heiße Umschläge gebessert.

Pochende Schmerzen mit dem Verlangen, den Kopf gegen die Wand zu schlagen.

Augenbeschwerden, Entzündungen und Sehstörungen.

Das Gesicht ist rot, fahl, mit Blutandrang, hervorgerufen durch Anstrengung und Bewegung.

Erkältungen mit dünnflüssigen, klaren Absonderungen und Verlust des Geruchssinns.

Probleme mit der Stimme, Heiserkeit, Stimmverlust, Stottern.

Atembeschwerden mit Erstickungsgefühl in der Brust.

Bluthochdruck, zerebrale Blutungen, Herzbeschwerden, Angina pectoris.

Das Herz fühlt sich an, als wird es von einem Gewicht erstickt. Krampfadern.

Drückende Magenschmerzen, besser beim Essen, schlechter beim Gehen.

Diarrhö mit andauerndem Drang, auch in der Nacht, er sitzt die ganze Zeit auf der Toilette. Ausscheidungen sind gelb und wässrig.

Obstipation mit großen Stühlen, die nur unter Schwierigkeiten entleert werden können, was wiederum zu Schmerzen am After führt, besser im Liegen. Das Abdomen ist voll und gebläht.

Probleme mit Ovarien, Hoden, Geschlechtsorganen allgemein. Weiße, geruchlose und nicht juckende Leukorrhö.

Schmerzen im unteren linken Bereich des Abdomens, die bis ins Bein ausstrahlen, schlimmer morgens, besser in Ruhe, ziehen das Bein hinauf, mit Leukorrhö.

Nackenprobleme, Steifheit, Schmerzen in den Armen. Verstauchung des Knöchels mit Schwellung. Gicht.

Osteoporose in den Beinen und besonders den Oberschenkeln. Nekrose und Schwellung, Ischialgie.

Nasses, juckendes und brennendes Ekzem im Gesicht.

Vergleich mit anderen Mitteln

Crocus, Amylenum nitrosum, Arnica, Belladonna, Dulcamara, Glonoinum, Hepar sulphuris, Magnesium muriaticum, Mezereum, Nux vomica, Ratanhia, Rhododendron, Rhus toxicodendron, Ruta, Silicea, Sulphur, Thuja, Veratrum viride.

Rubidium

Rubidium ist impulsiv in seinen schöpferischen Handlungen. Er beobachtet nicht, was er tut und lässt sich nicht stören, wenn Andere ihn beobachten oder Kommentare über ihn abgeben. *Strontium* ist viel empfindlicher gegenüber Kritik, er beobachtet sich und fühlt sich schnell herabgesetzt.

Rhus toxicodendron

Rhus toxicodendron enthält größere Mengen von *Strontium*. Zwischen den beiden Mitteln bestehen Gemeinsamkeiten: Verschlimmerung durch Kälte und Feuchtigkeit, unterdrückt sein, Verstauchung der Knöchel, Gelenkerkrankungen. *Rhus toxicodendron* fühlt sich durch andere Personen in ihrer Umgebung missbraucht.

Strontium in der Kinderheilkunde

1. Kinder mit großem künstlerischen oder sportlichen Potential, die an ihren Fähigkeiten zweifeln

Diese Kinder sind nicht besonders selbstsicher, sie ziehen sich zurück und sind zurückhaltend.

Sie haben mit Sicherheit große Begabungen, zeigen diese aber nicht.

Dadurch werden sie von ihren Lehrern oft in etwas hineingedrängt, was ihnen keinen Spaß macht.

2. Sie ziehen sich zurück und kommen nicht richtig voran

Sie sind immer zurückhaltend, es sei denn sie äußern Kritik in einem Bereich, in dem sie Hervorragendes leisten.

Diese Zurückhaltung ist eine Art Selbstschutz und erlaubt ihnen, die Anderen zu beobachten, hemmt und behindert allerdings auch ihre Entwicklung.

3. Sie sind sehr kritisch mit anderen

Wenn sie Sportler sind, beurteilen sie ihre Kameraden hart und herablassend. Sie kritisieren ihre Mentalität, ihre Gespräche, ihren beschränkten Geist und halten sich für etwas Besseres – damit allerdings riskieren sie Kritik an ihrer eigenen Person.

4. Sie haben Sprachschwierigkeiten

Sie finden nicht die richtigen Wörter oder stottern, was durch das mangelnde Selbstvertrauen begründet ist.

Manchmal sind es Kinder, die das Stottern erst ziemlich spät in ihrer Kindheit entwickeln.

5. Sie haben Knöchelverletzungen

Strontium carbonicum ist als Heilmittel bei den chronischen Folgen von Verstauchungen des Knöchels bekannt. Dieses Metall ist auch indiziert bei wiederholt auftretenden Traumata der Knöchel mit Verstauchung und Schwellung.

6. Mittel für die Folgen schwerer Operationen

Wenn sich die Verletzungen häufig wiederholen, wird bei den Kindern bisweilen auch operativ eingegriffen. Diese Eingriffe sind im Allgemeinen schwerwiegend und verbessern den Allgemeinzustand nicht unbedingt.

Strontium schafft dann als tief greifendes Mittel einen günstigeren Heilungsverlauf.

Zusammenfassung

Strontium ist ein Mittel für die Folgen von Verstauchungen der Knöchel und orthopädischen Operationen bei sportlich oder künstlerisch begabten Kindern.

Silberserie • Stadium 3

Yttrium

Leitsymptome

Er erprobt seine kreativen Fähigkeiten, aber ohne viel Selbstvertrauen.

Mittel für Stimmverlust und chronisch rezidivierende Angina.

In der Pädiatrie kann *Yttrium* bei Kindern von Nutzen sein, die ihre kreativen Fähigkeiten ausprobieren.

Fall: Capucine

Die 10-jährige Capucine wird im Dezember 2004 wegen immer wieder auftretender Angina in der Praxis vorgestellt.

Sie ist ein niedliches und hübsches kleines Mädchen, das auf den ersten Blick wie ein *Sepia*-Typ wirkt: Ein langes, schmales Gesicht, die Haare ein wenig zu straff nach hinten gebunden, der Blick traurig.

Sie hat eine kristallklare Stimme und singt am Konservatorium. Bei den Chorproben und -aufführungen singt sie normalerweise die Solopartien. Ihr Lehrer beklagt sich allerdings über regelmäßig auftretende Tonsillitiden, die mit einem totalen Stimmverlust einhergehen und mehrere Male dazu geführt haben, dass Konzerte abgesagt werden mussten.

Capucine wird von ihrer Mutter zur Konsultation begleitet. Der Vater arbeitet in Paris und der Familie stehen nur geringe finanzielle Mittel zur Verfügung. Das Kind ist bei der Sozialkrankenkasse versichert, was ein Hinweis darauf ist, dass die Familie in der Tat ein niedriges Einkommen hat und in einem sehr bescheidenen Umfeld lebt.

Yttrium

Sie erzählt mir, dass sie jedes Mal, wenn sie singen soll, große Angst hat.

„Andere sind genauso gut wie ich", sagt sie. Sie hat viel mehr Spaß dabei, zuhause zu einer Musik-CD zu singen als öffentlich auftreten zu müssen.

Sie liebt das Singen sehr, aber sie ist sich nicht sicher, ob sie es professionell und vor allem vor einem Publikum machen möchte. Andererseits singt sie wirklich gern und sie freut sich, dass ihre schöne Stimme vor einigen Monaten „entdeckt" wurde. In den Jahren davor hatte sie das Tanzen und die Rhythmische Gymnastik ausprobiert, aber das hat sie auch nicht viel weiter gebracht.

Ihre Rachensymptome verschlimmern sich ganz offensichtlich durch Kälte und Nässe.

Sie hat eine auffällige Vorliebe für Käse und Oliven und verabscheut Kürbis und Zucchini.

Die Mutter berichtet, dass der Vater sehr autoritär und anspruchsvoll ist und mit ihr besonders streng umgeht.

„Es gibt sicherlich viele andere Chorsänger, die genauso gut singen wie du", hat er kürzlich zu ihr gesagt und das hat ihr Selbstvertrauen nicht gerade gestärkt.

Da *Yttrium metallicum* nicht verfügbar war, erhält sie *Yttrium oxidatum* C 1000.

Reaktion

Sie kommt vier Monate später wieder, im Mai 2005. Sie hat seit der Verschreibung keine Angina und keinen Stimmverlust mehr gehabt. Vor ihren Soloauftritten hat sie jetzt bedeutend weniger Angst und wirkt viel selbstsicherer als beim letzten Mal.

Kommentar

Mein erster Gedanke bei diesem Kind war *Sepia*, und dann *Calcium* und *Barium carbonicum*. Die Hauptgründe dafür waren ihr Aussehen und ihr Auftreten, ihre Tonsillitis und die Problematik mit dem strengen Vater, der gewöhnlich abwesend ist. Aber das Thema des künstlerischen, für das Singen begabten Kindes gibt einen klaren Hinweis auf die Silberserie. Das wird durch die Tatsache bestätigt, dass sie sich in einem künstlerischen Bereich verwirklichen möchte.

Yttrium

Das dritte Stadium ist naheliegend, weil dieses Kind so offensichtlich seinen Weg (und seine Stimme) sucht und nicht wirklich von sich überzeugt ist.

Materia medica[22]

Pharmakologie und Geschichte

Der Name dieses Metalls kommt von „Ytterby", einem schwedischen Dorf in der Nähe von Stockholm. „Ytter" bedeutet „draußen" und „by" bedeutet „Dorf". Seit den 1780er Jahren wurden in dieser Gegend Mineralien gefunden, die seltene, später als Yttrium, Ytterbium, Erbium und Terbium bezeichnete Elemente enthielten.

Yttrium wurde 1828 zum ersten Mal isoliert. Es ist ein weiches, silbrig weißes Metall. Sein wichtigster Nutzen liegt im Bereich der Elektronik, z.B. für LEDs, Elektroden, Laser und Mikrowellengeräte. Es wird außerdem in der Krebstherapie verwendet und um Metalllegierungen zu verbessern.

Allgemeinsymptome

Schwäche, Schmerzen wie zerschlagen, Juckreiz, Nervosität, Zittern.

Kopfschmerzen in Stirn, Schläfen und am Scheitel.

Augenprobleme mit Entzündungen und Sehstörungen.

Erkältungen mit dünnflüssigem Schnupfen.

Probleme mit der Stimme: Heiserkeit, Stimmverlust. Stottern.

Atemwegsprobleme. Lungenreizung.

Probleme mit den Genitalorganen, Ovarien und Hoden.

Nackenprobleme, Steifheit. Schmerzen in den Armen.

Vergleich mit anderen Mitteln

Strontium

Strontium ist passiver, lässt die Dinge geschehen.

Yttrium sucht nach Möglichkeiten, seine Kreativität auszudrücken.

---

[22] Dr. Jan Scholten

Yttrium in der Kinderheilkunde

1. Künstlerisch veranlagte Kinder, Sänger, Musiker oder Sportler

Diese Kinder wollen sich in einem künstlerischen Bereich verwirklichen. Sie sind anders, weil sie bei sich nach einem Talent, einer einzigartigen Fähigkeit suchen, die sie von anderen unterscheidet.

Es ist spürbar, dass diese Kinder auf der Suche nach sich selbst sind. Sie sind oft sehr zurückhaltend und verschlossen und drängen sich nicht vor.

2. Sie sind nicht sehr selbstsicher

Im Gegenteil, sie wissen oft nicht, was sie suchen auch wenn sie ihren Weg gefunden haben, sind sie sich ihrer selbst niemals sicher. Ihr Lieblingssatz heißt: „Die Anderen können das genauso gut wie ich!"

Am liebsten tun sie alles im Verborgenen, damit niemand sie sieht. Sie verbringen Stunden mit einem Mikrofon in ihrem Zimmer und singen Lieder aus Filmen oder von Aufnahmen ihrer Lieblingssänger.

3. Mittel bei Angina und Stimmverlust

Um einer Aufführung oder einem Auftritt in der Öffentlichkeit zu entkommen, schaffen sie sich ein körperliches Problem, das es unmöglich macht, vor Publikum zu sprechen oder zu singen. Es kommt zu kompletten Stimmausfällen und fiebriger, rezidivierender Angina – und das ganz besonders vor dem Aufführungstermin!

4. Kinder aus einem einfachen Milieu

Sie haben oft ein Gefühl der Unterlegenheit, das ihnen im Allgemeinen von ihren Eltern vermittelt wird.

5. Sie halten sich abseits

Der Ursprung des Namens *Yttrium* ist in diesem Zusammenhang wichtig – ein schwedisches Dorf, das abseits der großen Stadt liegt.

Yttrium

Zusammenfassung

Yttrium ist bei angehenden jungen Künstlern indiziert, die ihr Talent ausdrücken möchten, aber Zweifel an ihrem Durchhaltevermögen haben oder nicht sicher sind, ob sie die richtige Kunstrichtung gewählt haben.

Silberserie • Stadium 4

Zirconium

Leitsymptome

Er beginnt, sein schöpferisches Werk öffentlich zu zeigen, wird aber bereits am Anfang seiner Karriere gehemmt.

Mittel bei Entzündung der Ovarien und entzündlichen Gelenkerkrankungen.

Zirconium ist kein bekanntes Mittel. Lediglich Dr. Jan Scholten hat es untersucht, und es existiert eine Arzneimittelprüfung, die einige Informationen über dieses Mittel gibt.

Fall: Dominique

Die 14-jährige Dominique ist Harfenistin und leidet seit vier Jahren an der polyartikulären Form einer juvenilen chronischen Arthritis. Sie ist derzeit in konventioneller Behandlung, die zu einer Stabilisierung der Probleme an den großen Gelenken geführt hat. An den Fingern, besonders den Daumen, und den Ellbogen treten dagegen seit einigen Monaten schmerzhafte Anfälle auf, die sie beim Harfenspiel furchtbar behindern.

Sie wollte professionelle Harfenistin werden, aber diese Erkrankung hat sie wieder davon abgebracht. Sie sagt, dass die Musik ihre Leidenschaft bleibt und jeder andere Weg für sie unvorstellbar ist. Obwohl der Harfe ihre Liebe gehört, denkt sie darüber nach, das Instrument aufzugeben. Vielleicht sollte sie lieber Chorsängerin werden? Leider sind aber auch hin und wieder ihre Kiefer von der Erkrankung betroffen und so ist diese Möglichkeit für sie auch mehr als ungewiss.

Zirconium

In der Schule arbeitet sie ernsthaft und fleißig und ist sehr sorgfältig. Allerdings langweilt die Schule sie auch sehr und an der schulischen Arbeit zeigt sie überhaupt kein Interesse. Es ist die Musik, welche die Freude in ihrem Leben ausmacht.

Dominique ist ein hübsches Mädchen mit goldblonden Haaren. Während der Konsultation zeigt sie Fotos von ihrem letzten Konzert, auf denen sie zu bewundern ist. Mit ihrem graziösen Harfenspiel und ihren schönen blonden Haar ein Bild wie aus der Renaissance!

Ihre Gelenkschmerzen verschlimmern sich bei Feuchtigkeit und im Herbst leidet sie besonders stark. Die ersten Schmerzanfälle traten im Alter von 11 Jahren an Knie und Ellbogen auf. Diese störten sie zwar beim Bedienen der Pedale und beim Wechsel der Saiten, jedoch nicht bei den feineren Bewegungen des Harfenspiels. Jetzt aber gibt es viele Tage, an denen sie durch die schmerzenden Daumen am Spielen gehindert wird.

Ihre Familie ist sehr musikalisch – die Mutter singt und spielt Flöte, der Vater ist Organist.

Sie ist sehr angenehm im Umgang, hat ein freundliches Lächeln und ist gutgelaunt. Es gefällt ihr, etwas Besonderes zu sein und sie gibt auch zu, dass sie ihre Umgebung ganz gern herumkommandiert. Sie will nichts so machen wie es jeder macht und möchte ihre Kreativität besonders durch die Musik ausdrücken.

Sie hat außerdem gynäkologische Probleme und beklagt sich über Schmerzen in den Ovarien, die zum Zeitpunkt der Ovulation um 6 Uhr abends plötzlich auftreten.

Die Symptome verschlimmern sich durch Milch, Fleisch und Zitronen, und sie hat ein starkes Verlangen nach Schokolade.

Sie bekommt *Zirconium metallicum* C 1000.

Reaktion

Sie kommt ein Jahr später wieder und befindet sich inzwischen im ersten Zyklus des Konservatoriums. Sie ist sehr glücklich mit allem und hat keine Schmerzen in den kleinen Gelenken mehr. Ein- oder zweimal im Jahr hat sie noch Probleme mit den Knien, wie zu Beginn ihrer Krankheit.

Auch zwei Jahre später setzt sie ihre Heilgymnastik fort, hat ihre Harfe nicht aufgegeben und spielt regelmäßig in Konzerten. *Zirconium* scheint ihr wirklich gut getan zu haben.

Kommentar

Es ist typisch für das vierte Stadium, dass die Gelenkschmerzen genau zu dem Zeitpunkt auftreten, als sie eine Karriere als Harfenistin beginnen will. Und sie wird gleich am Anfang daran gehindert – viertes Stadium! Da sie sich in einer künstlerischen Entwicklung befindet, ist die Verschreibung eines Mittels aus der Silberserie gerechtfertigt.

Bestätigt wird *Zirconium* durch die Probleme der Eierstöcke und die Tatsache, dass sie etwas Neues anfangen will, auf das sie blindlings losstürmt (das Chorsingen) und sie dann damit aufhören muss, weil ein körperliches Problem auftritt, das sie an der Durchführung hindert.

Materia medica[23]

Pharmakologie und Geschichte

Der Name des Elementes *Zirconium* und des Zirkoniumsilikat enthaltenden Halbedelsteins „Zirkon" ist auf das persische Wort „zar-gun" zurückzuführen, was „goldfarben" bedeutet.

Schon seit biblischen Zeiten war Zirkon in verschiedenen Formen bekannt, einschließlich der orangeroten Erscheinungsform „Hyazinth", den blasseren Zirkonen, „Jargon" genannt, und der blaugrünen „Starlite". *Zirconium* wurde 1789 entdeckt.

Dieses Metall hat eine sehr hohe Beständigkeit gegen Korrosion und Hitze. Es kann mechanischer Zerstörung durch Neutronenbeschuss widerstehen. Daher findet es Verwendung in der Atomindustrie. Man benutzt es außerdem für die Fabrikation von Scheinwerfern, Vakuumröhren, Raketen und Düsenflugzeugen sowie Zahnimplantaten.

Zirkonnitrat in Verbindung mit Blei ist ein Keramikmaterial mit piezoelektrischen Eigenschaften.

Allgemeinsymptome

Es ist ein Mittel bei Krebs, Schwäche, Schmerzen wie zerschlagen und Juckreiz.

Mittel bei Kopfschmerzen in Stirn, Schläfen und am Scheitel.

---

[23] Dr. Jan Scholten

Zirconium

Schwindel ist schlimmer morgens.

Augenbeschwerden, Entzündungen, Sehstörungen.

Erkältung mit wässrigem Schnupfen.

Probleme mit der Stimme, Heiserkeit, Stimmverlust, Stottern.

Lungenbeschwerden, Infektion, Fibrose. Bronchitis, Husten ist schlimmer nachts, schlimmer im Liegen, mit einem Kitzelgefühl im Rachen, Heiserkeit und dem Gefühl, dass er durch Husten seinen Rachen nicht freibekommen kann.

Probleme mit Ovarien und Hoden.

Klumpige Leukorrhö, Entzündung der Zervix mit Entartung der Zellen.

Diarrhö, die mit Gewalt ausgestoßen wird, hellbraun, mit saurem Geruch, analem Juckreiz, Krämpfen und plötzlichem Stuhldrang, schlimmer durch Kaffee und nach dem Essen. Gefühl, als ob sich Massen von weichem Lehm in den Eingeweiden befinden.

Rückenschmerzen, Nackenschmerzen und Schmerzen und Steifheit in den Armen.

Vergleich mit anderen Mitteln

Yttrium

Für *Yttrium* ist alles noch unverbindlich, er legt sich auf keine besondere Form der Kunst oder der Wissenschaft fest.

Zirkonium beginnt auf künstlerischem Gebiet tatsächlich ganz offiziell, indem er eine Stelle annimmt oder selbst ein Projekt anfängt.

Zirconium in der Kinderheilkunde

1. **Künstlerisch begabte Kinder, die mit einer Tätigkeit oder einem Sport beginnen und gleich am Anfang wieder aufgeben müssen, weil sie am Weitermachen gehindert werden**

Diese Patienten scheinen ein großes Potential mit viel Enthusiasmus und einer Fülle von Ideen zu haben. Aber dann erscheinen plötzlich die Mauern, die sie um sich herum aufbauen, wie wiederholte Verstauchungen der Finger bei einem Geiger oder ein verstauchtes Handgelenk bei einem Kind, das ein begeisterter Tennisspieler ist.

2. Deshalb zweifeln sie an sich selbst

Da sie in ihren Unternehmungen so oft gebremst wurden, haben sie ihr Selbstvertrauen verloren.

Nun sind sie zu vorsichtig, um noch etwas in Angriff zu nehmen.

3. Sie leiden an Laryngitis und Rachenbeschwerden

Heiserkeit ist sehr bezeichnend für Personen, die ihren Weg und ihre Stimme verloren haben.

(Anmerkung: Das Wortspiel zwischen dem Französischen „voie" – Weg und „voix" – Stimme ist offensichtlich der Schlüssel zum Verständnis dieses Kommentars.")

4. Verschlimmerung im Herbst

Zum einen ist es die feuchte Jahreszeit, zum anderen aber auch der Beginn eines neuen Schuljahres und somit oft auch die Zeit möglicher neuer Initiativen, die eine Rolle spielen.

Zusammenfassung

Zirconium ist indiziert bei Kindern, die sich mit Begeisterung für eine bestimmte Sache entschieden haben, aber dann feststellen müssen, dass sie in ihrem Schwung aufgehalten werden.

Silberserie • Stadium 5

Niobium

Leitsymptome
Er zögert und zweifelt, ob er seine Kreativität zeigen soll.

Mittel bei Laryngitis und Bronchitis.

Niobium findet seine Anwendung im künstlerischen Bereich und bei denen, die Zweifel und nur eine geringe Ausdauer haben.

Fall: Nicolas

Der 11-jährige Nicolas wird in der Praxis wegen rezidivierender Laryngitis und Bronchitis vorgestellt. Er ist ein verhältnismäßig schüchternes Kind, das in der Schule nur durchschnittliche Leistungen erbringt. Vor allem am Anfang des Winters und ganz besonders zum Schulbeginn leidet er an einem Verlust der Stimme, der mit einem rauen, später schleimigen und zähen Husten einhergeht und sich dann zu einer Bronchitis entwickelt.

Seine Mutter ist Psychiaterin und richtet ihr Augenmerk besonders auf die Psychoanalyse. Sein Vater ist Geschäftsführer einer Firma und scheinbar oft nicht zuhause.

Nicolas hat früh begonnen Cello zu spielen, was ihm sehr viel Spaß macht. Dann entdeckte er seine Leidenschaft für den Fußball, und da er nicht beide Aktivitäten gleichzeitig betreiben konnte, gab er das Cellospielen auf.

Niobium

Seine Mutter sagt, dass er musikalisch begabt ist, im Übrigen mit Vergnügen Cello spielte und die letzten Stücke übte, die er mit seinem Lehrer durchgenommen hatte.

Die Mutter wirkt mit ihrem eigenartigen Verhalten ein wenig befremdlich. Sie erscheint hart und ausgesprochen analytisch und ihr Verhältnis zu Nicolas ist anscheinend recht distanziert.

Sie analysiert die Psyche ihres Sohnes perfekt. „Er ist für Vieles begabt", sagt sie, „aber er gibt schnell auf, er wird der Sache überdrüssig. Sicherlich hat er zu wenig Selbstvertrauen?"

Was sein Organisationstalent betrifft, so sagt sie, ist er durchaus in der Lage, Ordnung in sein Zimmer zu bringen, damit er arbeiten kann, und dieses Aufräumen macht er tadellos. Wenn er dann zum Ende kommt und eine schon fast unnormale Ordnung geschaffen hat, erklärt er, dass er müde ist und verschiebt nun seine eigentliche Arbeit auf den nächsten Tag.

Die Nahrungsmittel, die er verabscheut, sind Milch und Eier, dagegen liebt er Haselnüsse und Walnüsse.

Ich verordne *Niobium* C 1000.

Reaktion

Er hat wieder mit dem Cellospielen begonnen und spielt jetzt auch zweimal in der Woche Fußball – ohne Probleme.

Die Bronchitis und die Laryngitis sind nicht wieder aufgetreten.

Kommentar

Nicolas befindet sich in einem Zwiespalt zwischen künstlerischer Kreativität und sportlicher Leistung (Violoncello, Fußball). Die Tatsache, dass er seine Arbeit bis zum nächsten Tag aufschiebt, weist auf das fünfte Stadium.

Diese beiden Symptome führen zur Verschreibung von *Niobium metallicum*.

Niobium

Materia medica[24]

Pharmakologie und Geschichte

In der Geschichte von Niobe, der Königin von Theben, sind viele der Themen beschrieben, die sich bei *Niobium* wiederfinden.

Niobe ist überheblich und will sich mit den Göttinnen messen, was an sich schon eine unmögliche Aufgabe ist.

Sie ist völlig unrealistisch in Hinblick auf ihre Begabungen und sehr stolz auf ihre Weisheit und ihre spirituellen Erkenntnisse, die beide Qualitäten der Silberserie sind.

Besonders stolz ist sie auf ihre sieben Söhne und sieben Töchter – dieser Ausdruck von Sexualität und Kreativität ist ebenfalls in der Silberserie zu finden. Niobe aber ist stolz darauf, ihre Kinder ganz allein „erzeugt" zu haben, und vergisst dabei, dass die Natur in diesem Prozess eine ebenso wichtige Rolle spielt. Auch ein Künstler sollte sich der Frage stets bewusst sein: Woher kommt seine Inspiration?

Ein anderes Thema, das wir in Niobe's Geschichte wiederfinden, ist die Erkenntnis, dass sie erst weiß, wie glücklich sie wirklich ist, als ihr alles genommen wird. Daraufhin verwandelt sie sich in einen weinenden Stein und kann bis an das Ende ihrer Tage nicht mit dem Weinen aufhören. Sie trauert um ihre Kinder, die gestorben sind, ihre Gaben, die nie entwickelt werden konnten und ihren Stolz, der zu groß war.

Allgemeinsymptome

Niobium ist ein Mittel bei Krebs, Schwäche, Schmerzen wie zerschlagen und Juckreiz.

Kopfschmerzen in Stirn, Schläfen und auf dem Scheitel.

Augenprobleme, Sehstörungen und Augenentzündungen.

Otitis, Ohrgeräusche und Taubheit.

Erkältung mit wässrigem Schnupfen und Halsschmerzen.

Probleme mit der Stimme: Heiserkeit, Stottern, schlimmer durch Anspannung, besser durch Ruhe, Singen und Schreien, besser während der

---

24 Dr. Jan Scholten

Niobium

Befragung, aber schlechter danach, schlimmer durch Diskussionen und Besprechungen, Schwierigkeiten im Ausdruck, schlimmer durch eine dicke Zunge.

Lungenbeschwerden, Bronchitis, Husten. Schmerzen in der Brust, auf der linken Seite des Brustbeins, schlimmer durch Husten.

Schmerzen im Abdomen mit Diarrhö, schlimmer vor Prüfungen.

Probleme mit Geschlechtsorganen, Hoden und Ovarien.

Nackenschmerzen, Spannung, Steifheit, schlimmer durch Anspannung und Prüfungen, schlimmer durch Kälte und Zugluft, besser durch Reiben. Lage und Wärme haben keinen Einfluss.

Gefühl, als ob er gezogen wird.

Probleme mit den Armen.

Rückenschmerzen, in Höhe des Ileosakralgelenks. Die Beine schwingen beim Gehen nach außen, schlimmer im Stehen, beim langsamen Gehen, besser beim Gehen und Liegen auf dem Rücken mit Unterstützung im unteren Rücken.

Ekzeme auf dem Hand- und Fußrücken und an den Finger- bzw. Zehengrundgelenken.

Vergleich mit anderen Mitteln

Zirconium

Zirconium zögert nicht auf seinem neuen künstlerischen Weg, er will einfach nur beginnen. *Niobium* hat zwar seinen Weg gewählt, aber er weiß nicht, wie er vorgehen und auf welchen Teil er sich konzentrieren soll.

Yttrium

Yttrium weiß nicht, ob er auf künstlerischem Gebiet weitermachen will. Einen Moment lang ist er dafür und im nächsten Moment meint er, dass er etwas vollkommen anderes tun wird.

Niobium kann auch sehr wechselhaft sein, aber mehr in dem Sinne, dass er sich nicht entscheiden kann, wie er bei dem, was er machen will, vorgehen soll. Er hat Stapel von Bildern und Texten zu bearbeiten, die nie fertig werden – ein Berg, der ständig nur größer wird.

Niobium in der Kinderheilkunde

1. **Kinder mit einem großen kreativen Potential, die mit etwas beginnen und wieder damit aufhören, um etwas Anderes in Angriff zu nehmen.**

Sie haben Zweifel an dem, was sie tun und bleiben nicht bei dem, was sie begonnen haben.

Sie haben viele Ideen für die verschiedensten Aktivitäten, aber dann zweifeln sie an ihren Fähigkeiten und hören schnell wieder auf.

2. **Kinder mit wenig Selbstvertrauen**

Sie können ihre Fähigkeiten nicht richtig einschätzen und sind sich überhaupt nicht im Klaren über ihr Potential auf einem bestimmten Gebiet.

3. **Sie haben einen gewissen Ehrgeiz**

Sie sind sehr ehrgeizig und präsentieren gern ihre Ideen. Sie fangen zwar etwas an, führen es jedoch nicht zu Ende.

4. **Sie organisieren alles perfekt um zu arbeiten, aber verschieben dann die Arbeit auf den folgenden Tag.**

Der beschriebene Fall ist ein hervorragendes Beispiel für diese Art von Verhalten.

5. **Sie leiden an Problemen mit der Stimme und Bronchitis.**

Die Stimmprobleme sind ein Ausdruck für ihre Schwierigkeiten, sich zu positionieren. Heiserkeit und Laryngitis treten jedes Jahr im Herbst gehäuft auf, denn dann kehren die Kinder in die Schule zurück und beginnen ein neues Schuljahr und neue Aktivitäten.

Zusammenfassung

Niobium gehört zu den Mitteln für potentielle Künstler, die für ihr schöpferisches Werk zwar alles in die Wege leiten, aber nie zur Vollendung gelangen.

Silberserie • Stadium 6

Molybdaenum

Leitsymptome

Seine Kreativität ist eine Herausforderung für ihn. Vor dieser steht er allein.

Mittel bei Kopfschmerzen und Problemen mit den Augen.

Molybdaenum ist ein Mittel für künstlerisch und kreativ begabte Kinder, die ihren Weg suchen. Sie sind oft geheimnisvoll und schweigsam. Über dieses Mittel ist nur wenig bekannt, es wurden jedoch bereits einige Arzneimittelprüfungen durchgeführt (Julian und Tumminello).

Fall: Anais

Anais, ein 16-jähriges junges Mädchen, kommt wegen immer wiederkehrender Kopfschmerzen zur Beratung. Die Kopfschmerzen gehen vom Nacken aus und werden durch heiße Anwendungen besser.

Diese Migräneanfälle halten zwei Tage an und treten insbesondere vor der Menstruation auf. Sie beklagt sich, dass sie danach weitere zwei Tage völlig erschöpft ist und „kleine schwarze Punkte vor ihren Augen hin und her tanzen". Ihre Kopfschmerzen verschlimmern sich durch Wind und Kälte. Sie werden besser, wenn sie kaltes Wasser trinkt.

Sie ist ein selbstsicheres junges Mädchen, das einen entschlossenen Eindruck macht. Dennoch sagt sie, dass sie keinerlei Selbstvertrauen besitzt. Außerdem findet sie sich und auch ihre Brüste viel zu klein. Sie lässt es

Molybdaenum

nicht zu, dass sie während der Konsultation fotografiert wird. In Gesellschaft ist sie besonders reserviert und schweigsam.

Sie hasst es, wenn man ihr Komplimente macht, man ihr z. B. sagt, dass sie sehr hübsch sei, auch wenn sie ein bisschen klein ist. Sie ist in höchstem Maß perfektionistisch und verlangt für alles einen Beweis.

Sie ist sehr angespannt und sitzt die ganze Zeit auf der Stuhlkante.

Künstlerisch ist sie sehr begabt. Sie ist eine leidenschaftliche Porzellanmalerin und entwirft Tassen, die sie bemalt, und die so zu wertvollen Einzelstücken werden. Sie singt gern, aber sie möchte nicht, dass jemand zuhört.

Es geht ihr schlechter bei Wind und Kälte und ihre Beschwerden verschlimmern sich am Meer. Sie schwitzt wenig.

Die Kopfschmerzen verschlimmern sich abends um 21 Uhr.

Sie hat eine ausgesprochene Vorliebe für Äpfel, Gemüse, Karotten und Zwiebeln.

Sie erhält *Molybdaenum* C 1000.

Repertorium

» Allgemeines: Abmagerung: Allgemeine Arzneien
» Geist, Gemüt: Sprechen, Abneigung zu; Verlangen still zu sein, schweigsam
» Allgemeines: Speisen und Getränke: kalte: Getränke: amel.

Reaktion

Einem Monat nach der Gabe von *Molybdaenum* C 1000 hat sie keine Kopfschmerzen mehr. Sie ist besser in Form, etwas lockerer in ihren Bewegungen und lässt sich von mir fotografieren.

Kommentar

Anaïs ist ein künstlerisch begabtes junges Mädchen, das Tassen bemalt und singt. Diese Tatsache spricht für ein Mittel der Silberserie.

Molybdaenum

Aber sie will nicht, dass man ihr zuhört und sie will nicht zeigen, was sie tut. Sie scheint selbstsicher zu sein, ist es aber nicht. Das bestätigt die Verschreibung von *Molybdaenum*.

Materia medica[25]

Pharmakologie und Geschichte

Der Name *Molybdaenum* kommt vom griechischen Wort „molybdos" und dem Lateinischen „molybdus", was „Blei" bedeutet. Es wurde 1778 in einem Erz entdeckt, von dem man glaubte, dass es Blei enthielt und drei Jahre später zum ersten Male isoliert.

Molybdaenum ist fetthaltig und seine Verbindungen dienen als Hochdruck-Schmiermittel. Es hat einen hohen Schmelzpunkt und kann extremen Temperaturen widerstehen, ohne sich nennenswert auszudehnen oder weicher zu werden. Das macht es sehr nützlich für die Raumfahrt und andere Anwendungen, die extreme Hitzeeinwirkungen erfahren. Es wird außerdem in anderen Legierungen wie z.B. Stahl verwendet, in denen es die Korrosionsbeständigkeit und die Schweißbarkeit steigert. Durch seine hohe Festigkeit eignet es sich auch zur Herstellung von Schneidwerkzeugen.

Das Metall wurde zweimal geprüft, die erste Prüfung wurde 1984 von Julian beschrieben und die andere 1995 von Tumminello durchgeführt.

Allgemeinsymptome

Molybdaenum ist ein Mittel bei Krebs, Schwäche, Schmerzen wie zerschlagen und Juckreiz.

Multiple Sklerose. Unsicherer Gang.

Stirnkopfschmerzen, Schmerzen über dem rechten Auge, in den Schläfen, kongestiver Kopfschmerz, wie von einem Hammer oder Dolch, mit Übelkeit.

Augenprobleme, Sehstörungen, Entzündungen. Kongestiver Schmerz, rechts, mit Röte, Schwierigkeiten beim Lesen, Buchstaben verschwimmen vor den Augen, Zittern, und Punkte vor den Augen, die bei Migräne schlimmer sind.

---

25 Dr. Jan Scholten

Molybdaenum

Ohrenprobleme, Ohren sind plötzlich verstopft, danach Druck im Kopf, Ohrgeräusche, Ohrensausen und Taubheit.

Zahnkaries. Aphthen auf der Zunge, schlimmer durch Essen und durch Salz, besser durch kalte Getränke.

Erkältungen mit wässrigem Schnupfen. Dicker, gelber, stinkender Schleim. Verlust des Geruchssinns.

Unangenehmer Geruch des Speichels.

Probleme mit der Stimme: Heiserkeit, Stottern, Spannungen im Kiefer mit erschwertem Sprechen. Ösophaguskarzinom. Kratzen im Rachen.

Aphthen am Zungenrand, Schmerzen in der Zunge, schlimmer während der Menstruation.

Halsschmerzen mit Kloßgefühl.

Lungenprobleme. Bronchitis, Rasseln wegen zähem Schleim, der schwierig zu entfernen ist. Das Pfeifen ist schlimmer beim Einatmen, bei Anstrengung und schlimmer am Abend.

Herzschmerzen, die zur linken Seite des Halses ausstrahlen. Herzklopfen. Anämie. Hoher Blutdruck.

Krämpfe in der Herzgegend, verursacht durch Druck. Engegefühl in der Brust, schlimmer durch Anspannung, Bücken, Essen und Erwartungsspannung. Beim Essen Ausstrahlen der Schmerzen in Schultern und Arme. Das Herz steht plötzlich still, setzt einen Herzschlag lang aus, besser durch Bewegung und schlechter beim Hinsetzen am Abend.

Magenbeschwerden, Übelkeit mit Schwäche. Die Magenschmerzen bessern sich beim Kreuzen der Arme über der Brust.

Leber- und Nierenerkrankungen, nervöse Beschwerden.

Abdominale Koliken, Obstipation mit trockenen, harten Stühlen.

Brennende Schmerzen beim Wasserlassen, der Urin ist dunkelgelb.

Probleme mit den Geschlechtsorganen, Ovarien und Hoden. Impotenz. Die Prostata ist vergrößert, empfindlich bei Druck. Schmerzen in der Leistengegend, die bis in die Oberschenkel ausstrahlen. Nächtliche Enuresis. Hodenentzündung. Die Vorhaut ist gerötet und eingerissen.

Nackenschmerzen, Verspannung und Steifheit. Probleme mit den Armen, die Hände zittern.

Schmerzen in den Gliedmaßen, die in Wellen auftreten und fünf bis zehn Sekunden andauern, ein Gefühl wie ausgewrungen, mit Ausstrahlung zur distalen Seite, er muss sich bewegen, die Füße sind ruhelos.

Knacken im Nacken beim Drehen des Kopfes.

Prickeln in Daumen und Zeigefinger, das später in Arme und Schultern ausstrahlt, mit schrecklichen Schmerzen, wie elektrisiert. Die Beschwerden verschlimmern sich durch Hochschauen und Hängenlassen der Schultern, durch Aufstützen auf den Tisch oder beim Sitzen auf einem niedrigen Stuhl mit den Ellbogen auf den Knien. Beschwerden im Knie, schlimmer beim Niederknien.

Mittel bei trockenem Ekzem mit Abschuppung, wie Psoriasis; lang andauerndes Jucken, breitet sich aus. Vitiligo.

Molybdaenum in der Kinderheilkunde

1. Künstlerisch begabte Kinder, die ihre Fähigkeiten verbergen

Sie sind begabt im Singen, aber sie singen heimlich, in ihrem Zimmer, damit niemand sie hört. Zeichnungen fertigen sie in ihren Heften an, um sie vor den Blicken der Anderen zu verbergen.

2. Schweigsame Kinder

Sie sprechen während der Konsultation kein Wort, es ist schwer, von ihnen Informationen zu bekommen. Sie sind verschwiegen und erzählen nichts über das, was sie tun.

3. Vorsichtige Kinder

Sie verbergen ihre Talente und bevor sie zeigen, was sie vollbringen, überlegen sie genau, denn sie haben Angst, kritisiert und gedemütigt zu werden.

4. Sie erscheinen selbstsicher und sogar dominant, weil sie zeigen wollen, dass sie die Kontrolle haben

Diese Arroganz allerdings verwandelt sich schnell in Schweigen und Rückzug.

5. Mittel für Kopfschmerzen, Augen- und Ohrenprobleme

Zusammenfassung

Molybdaenum ist bei künstlerisch veranlagten Kindern angezeigt, die kein Vertrauen in ihre kreativen Fähigkeiten haben. Sie engagieren sich zwar, aber nur im Verborgenen, denn sie sind verschwiegen und vorsichtig mit dem, was sie vollbracht haben. Sie sind auf der Suche nach einer Möglichkeit, ihr künstlerisches Talent zu beweisen, bevor sie es einem Publikum vorstellen.

Silberserie • Stadium 7

Technetium

Leitsymptome

Er setzt seine künstlerischen Talente in die Praxis um, indem er sich auf eine bestimmte Technik stützt. Er braucht einen „Coach".

Technetium ist ein noch verkanntes Mittel und wurde bisher nicht in homöopathischer Potenz hergestellt. Die vorliegenden Informationen stammen von Dr. Scholten, der es bislang als Einziger untersucht hat.

Fall: Morgane

Am Ende des Schuljahres 2003 werde ich von Morgane, einer 14 Jahre alten Tänzerin, wegen eines Erschöpfungszustandes und schwacher Leistungen in der Schule aufgesucht. Sie ist hochtalentiert und besucht eine Schule mit einem besonderen Sportzweig. Sie hat die perfekte Figur einer „Ballettratte" und bereits zwei Jahre an der Pariser Oper trainiert. Diese hat sie dann aber verlassen, weil sie die Atmosphäre dort „echt verdorben" findet.

Tatsächlich hat sie während ihres Aufenthalts in Paris einen bekannten Tänzer kennengelernt, der eine Tanzschule in unserer Stadt betreibt und sie dazu gebracht hat, Paris zu verlassen. Sie vertraut mir an, dass sie diesen Mann als ihren spirituellen Führer betrachtet und dass sie sich ihre Karriere als Tänzerin nicht getrennt von ihm vorstellen kann.

Man hat tatsächlich den Eindruck, dass dieser Mann für sie die Rolle eines Gurus spielt. Ihre Mutter, die mich am Ende der Konsultation noch allein

Technetium

sprechen will, ist über den Einfluss, den dieser Mann auf ihre Tochter hat, sehr besorgt.

Morgane erzählt dann vom Tanzen und ihrer Motivation und erwähnt dabei mehrfach ihre Tanztechnik, was eher überraschend ist. Anscheinend ist es nicht die Kreativität ihrer Kunst, die für ihre Motivation im Vordergrund steht. Alles was für sie zählt, sind die Anwesenheit und die Ratschläge ihres vergötterten Ballettlehrers, der in ihren Augen die Technik des Tanzens meisterhaft beherrscht.

Sie erhält *Technetium metallicum* C 1000.

Reaktion

Sie kommt im Oktober 2003 wieder und scheint in guter Form zu sein. Das Tanzen macht ihr noch immer Spaß, obwohl ihr Lehrer nach Paris zurückgekehrt ist, und sie beschlossen hat, ihm nicht zu folgen.

Sie gesteht ein, dass seine Technik sie doch zu sehr einengt. Im Moment plant sie, ihre Kunst vor Publikum vorzuführen, und während sie erzählt, zeigt sie sogar einen Anflug von Emotionalität.

Kommentar

Dieses junge Mädchen befindet sich in der Phase der künstlerischen Verwirklichung, was charakteristisch für die Silberserie ist.

Die Tatsache, dass es einen Guru gibt, der sie außerdem in der Tanztechnik berät, lässt direkt auf *Technetium metallicum* und das siebte Stadium schließen.

Materia medica[26]

Pharmakologie und Geschichte

Der Name *Technetium* ist von dem griechischen Wort „technetos" abgeleitet, was „künstlich" bedeutet, denn es war das erste Element das künstlich erzeugt wurde. Im Jahr 1937 wurde es zum ersten Male durch Neutronenbeschuss von Molybdän hergestellt. Es ist das leichteste Element ohne stabile Isotope, was bedeutet, dass es auf der Erde nicht in natürlicher Form vorkommt.

---

[26] Dr. Jan Scholten

Die Wurzel des Wortes 'tekhne' oder Können/Kunstfertigkeit bringt uns auf das Wort Technik. Die Tatsache, dass es sich um ein künstliches Element handelt und in der Natur nicht vorkommt, ist zweifellos in Verbindung damit zu sehen, dass das homöopathische Thema an sich unmöglich ist: Kreativität (Silberserie) zu praktizieren (Stadium 7).

Das Metall ist silbergrau, leicht paramagnetisch und extrem leitfähig unter 11° Kelvin.

Allgemeinsymptome

Technetium ist ein Mittel bei Krebs, Schmerz wie zerschlagen und Juckreiz.

Kopfschmerzen in Stirn und Schläfen, Sehstörungen und Augenentzündungen.

Erkältung mit wässrigem Schnupfen.

Probleme mit der Stimme: Heiserkeit, Stottern, Stimmverlust.

Lungenbeschwerden.

Probleme mit den Geschlechtsorganen, Hoden und Ovarien.

Nackenbeschwerden, Steifheit und Schmerzen in den Armen.

Vergleich mit anderen Mitteln

Molybdaenum

Molybdaenum hat noch mehr Angst, seine Ideen und Gefühle zu zeigen und wagt es auch nicht, sich selbst zu zeigen, weil alles für ihn neu ist, er hat Angst, verspottet zu werden.

Technetium hat seine anfänglichen Ängste überwunden, er ist viel ruhiger, hat den Mut, sein Werk zu zeigen und erwartet eine Rückmeldung.

Technetium in der Kinderheilkunde

1. Kinder, die ihre Begabungen in die Tat umsetzen wollen

Sie begeben sich an die Arbeit und setzen sich leidenschaftlich für ihre Kunst ein. Sie lieben ihre Kunst oder ihren Sport und arbeiten daran.

Technetium

2. **Sie schätzen Kommentare und Kritik**

Die Kommentare der Anderen helfen ihnen, sich zu verbessern und sie sind sehr empfänglich dafür.

Sie freuen sich über technische Ratschläge, besuchen aber auch gern Kurse oder haben einen „Coach" oder Mentor. Aus diesem Grund können sie leicht unter die Herrschaft und den Einfluss eines Anderen geraten.

3. **Sie sind sehr empfänglich für Technik**

Techniken faszinieren sie, und sie eignen sich gern ihre Feinheiten an.

Andererseits können sie dadurch auch so beeinträchtigt werden, dass ihre Kreativität in den Hintergrund gedrängt wird.

Zusammenfassung

Technetium ist bei sportlich oder künstlerisch begabten Kindern indiziert, die an der technischen Ausführung ihrer Begabung arbeiten, und nicht auf Ratschläge oder einen „Coach" verzichten können, um etwas zu erreichen.

Silberserie • Stadium 8

Ruthenium

Leitsymptome

Er fühlt sich gezwungen, seine Ideen vorzustellen. Er steht unter starkem Druck.

Mittel nach einer eingeleiteten Geburt, bei Schleudertrauma und Stottern.

Ruthenium ist ein wenig bekanntes Mittel.

Fall: Adèle

Die kleine Adèle, 6 Jahre alt, wird zur Beratung in die Praxis gebracht. Sie leidet seit ihrer Geburt an Schlafstörungen und an rezidivierender Laryngitis.

Das Kind hatte eine sorglose Kindheit in einem künstlerischen Umfeld – ihre Mutter ist Schauspielerin, ihr Vater Dichter. Die Schwangerschaft verlief problemlos, bis zur Geburt selbst, die aus Gründen der Zweckmäßigkeit eingeleitet wurde und sehr schwierig war. Die Halswirbelsäule war einem kräftigen Zug ausgesetzt und Adèle kam mit einem Tortikollis auf die Welt, der eine längere osteopathische Behandlung nach sich zog.

Das kleine Mädchen ist sehr begabt für den Zirkus, der seit einem Jahr ihre große Leidenschaft ist.

Ruthenium

Sie verbringt ihre Zeit mit Radschlagen und Spagat, und sogar im Sprechzimmer gibt sie uns eine Kostprobe ihrer Kunst! Sie muss diese beherrschen, sagt sie, um eine große Trapezkünstlerin zu werden und zu bleiben.

Ihre Laryngitis tritt immer im September zu Beginn des Schuljahres auf und ist meist nur von kurzer Dauer, allerdings bringt sie dann keinen Ton mehr heraus, weil sie ihre Stimme verloren hat.

Adèles Sprechweise ist auffällig: Von Zeit zu Zeit stottert sie und manchmal unterbricht sie ihre Sätze ganz abrupt. Um dies zu korrigieren besucht sie einen Sprachheilkurs.

Bei feuchter, kühler Witterung und auch morgens um 11 Uhr geht es ihr schlechter.

Sie liebt salzige Speisen und Fertiggerichte.

Sie erhält *Ruthenium metallicum* C 1000.

Reaktion

Sechs Monate nach der Einnahme von *Ruthenium* sind die Laryngitis und das nächtliche Erwachen völlig verschwunden.

Ihre Eltern haben ihr ein Trapez geschenkt, an dem sie mit Begeisterung in ihrem Zimmer übt. Der Zirkus bleibt ihr Element und sie gibt jährlich mehrere Vorstellungen, in denen sie der Star ist. Sie arbeitet weiterhin mit dem Sprachtherapeuten, da sie das Stottern zwar in den Griff bekommen hat, aber ihr Sprachtempo immer noch etwas ungleichmäßig ist.

Kommentar

Dieses Kind befindet sich in der künstlerischen Thematik der Silberserie: Probleme mit der Stimme und Schwierigkeiten bei der Umsetzung ihrer Begabung.

Von Geburt an war sie Zwängen unterworfen: Sie war eine Zangengeburt, die Geburt wurde eingeleitet und war offensichtlich erzwungen.

Die Zerrung des Nackens und der Tortikollis als Folge der Geburt sind ein Grund, mit *Ruthenium* ein Mittel des achten Stadiums zu wählen. Darüber hinaus wird *Ruthenium* durch die Probleme mit der Sprachfertigkeit bestätigt.

Materia medica[27]
Pharmakologie und Geschichte

Der Name *Ruthenium* ist vom lateinischen Wort „Ruthania"' abgeleitet, der historischen Region, die Teile Rußlands sowie Ost-Europas mit einschließt, in denen es 1844 entdeckt wurde. Es ist ein sehr hartes Metall, das korrosionsbeständig und langlebig ist. In Platin- oder Palladiumverbindungen gibt es die nötige Härte und wird daher zur Herstellung verschleißarmer Elektrokontakte verwendet. Wie Palladium hat es eine starke Affinität zu *Wasserstoff*.

Allgemeinsymptome

Ruthenium ist ein Mittel bei Krebs, Schwäche, Schmerzen wie zerschlagen und Juckreiz.

Kopfschmerzen in Stirn, Schläfen und am Scheitel.

Augenbeschwerden und Sehstörungen. Ohrenbeschwerden mit Drüsenschwellung vor und hinter den Ohren. Gefühl, als ob die Kiefergelenke betroffen und als ob sie ausgerenkt sind, links, schlimmer durch Druck.

Erkältung mit wässrigem Schnupfen. Halsschmerzen.

Probleme mit der Stimme, Heiserkeit und Stimmverlust, Stottern.

Probleme mit den Geschlechtsorganen, Hoden und Ovarien, Harnverhaltung.

Nackenprobleme, Schleudertrauma (geschlagen werden, Stadium 8, in den Nacken, Silberserie), schlimmer beim Drehen des Kopfes. Probleme mit den Armen, Steifheit. Arthritis der distalen Fingergelenke.

Schmerzen und Ausrenken der Kiefergelenke, beim Gähnen oder Essen. Gefühl, als ob der Fuß herunterhängt und das Band am Knöchel gerissen ist.

Vergleich mit anderen Mitteln

Technetium

Technetium hat mehr Raum, Dinge in die Praxis umzusetzen, er kann mit seinen Werken arbeiten und verträgt Kritik. *Ruthenium* hat das Gefühl, ein Werk erschaffen zu müssen und steht unter starkem Leistungsdruck. Er hat keine Zeit, sich mit etwas Anderem zu beschäftigen. Kritik empfindet er als Widerstand gegen seine Pläne und das ärgert ihn sehr.

---

[27] Dr. Jan Scholten

Ruthenium in der Kinderheilkunde

1. Mittel nach einer eingeleiteten Geburt

Unglücklicherweise kommen viele Kinder, allein aus Gründen der Zweckmäßigkeit, auf diese erzwungene Weise auf die Welt.

Ruthenium kann sie gleich zu Anfang unterstützen, ihr kreatives Potential zu entfalten, und ihnen helfen, die Idee „gezwungen zu werden", die sie seit ihrer Geburt begleitet, zu überwinden.

2. Mittel für Kinder, die ihre Begabung und das, was sie tun, zur Schau stellen wollen

Sie sind sehr ausdauernd und arbeiten hart für das, was sie begeistert, selbst wenn sie ihr inneres Gleichgewicht verlieren.

Sie möchten anderen zeigen, was sie machen, vertragen aber keine Kritik.

3. Mittel nach Traumen von Hals und Nacken, besonders nach Schleudertrauma

Ein Schleudertrauma beeinträchtigt die Kinder in ihren Bemühungen und kann sie deutlich in ihrer Entwicklung hemmen.

4. Kinder, die eher die Tendenz haben zu viel zu tun, um sich zu zeigen und zu verwirklichen

Es ist wichtig, sie zu zügeln ohne sie zu kritisieren.

5. Mittel für Kinder, die stottern und sich beim Sprechen immer wieder selbst unterbrechen

Zusammenfassung

Ruthenium ist ein Mittel für die Folgen von starker Überlastung bei begabten und leistungsfähigen Kindern, welche die Tendenz haben zu viel zu tun, um sich zu beweisen.

Silberserie • Stadium 9

Rhodium

Leitsymptome

Die letzte Etappe, bevor er sein Werk zeigt. Er ist der ewige Zweite.

Mittel bei Kopfschmerzen und Sehstörungen.

Rhodium ist ein kleines, aber sehr nützliches Mittel für Kinder, die immer nur die Zweiten sind.

Fall: Jules

Der 6-jährige Jules kommt zur Behandlung, da er an immer wiederkehrenden Kopfschmerzen leidet, seitdem er das erste Schuljahr der Grundschule besucht. Schon vor dem Besuch in der Praxis hatte ich seiner Mutter telefonisch geraten, mit ihm einen Augenarzt aufzusuchen, was sie dann auch tat.

Jules hat eine Hypermetropie und trägt bereits eine lustige rote Brille.

Er kommt etwas zu spät, denn trotz der Brille beklagt er sich ständig über seinen Kopf und seine Mutter macht sich Sorgen darüber. Als er klein war, litt er sehr unter der Refluxkrankheit und auch heute noch treten öfter Schluckauf und Sodbrennen auf.

Jules ist noch ein kleiner Junge und sehr aktiv und fröhlich. Er betreibt Judo, seit er drei ist und offensichtlich ist er begabt dafür. Er hat schon

Rhodium

einige Gürtel, und seine Mutter erklärt, dass er wirklich gut sein und gewinnen will, aber jedes Mal erreicht er nur den zweiten Platz.

Beim letzten Wettbewerb hat er die Silbermedaille errungen, die Goldmedaille wurde ihm vor der Nase weggeschnappt. Dazu hatte er noch am Abend vor dem Wettbewerb eine Gastroenteritis und die ganze Familie hatte mit ihm gelitten und befürchtet, dass er nicht am Wettbewerb teilnehmen könnte. Er selbst sagte, er sei sicher gewesen, dass alles scheitern würde.

Seine bevorzugten Nahrungsmittel sind Fleisch, Gewürze und Käse.

Er neigt zu Laryngitis, besonders im Herbst.

In der Schule hat er das gleiche Problem – er strengt sich sehr an, hat es aber nie geschafft, Klassenbester zu werden, sondern ist immer nur Zweiter. Er ist ungewöhnlich lärmempfindlich und verabscheut Lärm, denn er bekommt Zahnschmerzen davon.

Er ist ein sehr strebsames Kind, ordentlich und methodisch, und er möchte etwas zustande bringen.

Ich gebe ihm *Rhodium metallicum* C 200.

Repertorium

» Geist, Gemüt: Fröhlich, ausgelassen, vergnügt, lebhaft
» Kopf: Schmerz, Kopfschmerz
» Zähne: Empfindliche Zähne: Geräusch agg.

Reaktion

Nach der Mittelgabe verschwinden seine Kopfschmerzen.

Kommentar

Hier scheint ein Metall notwendig zu sein, und die Silbermedaille lenkt die Aufmerksamkeit auf die Silberserie.

Der Gedanke, dass in letzter Minute noch alles schief gehen wird, weist auf *Rhodium* und das neunte Stadium hin.

Materia medica[28]

Pharmakologie

Rhodium metallicum. Rhodium. Metall und Element. Klassische Dosierung: Alle Potenzen. Planeten: Mond/Merkur.

Die Arzneimittelprüfung wurde von Mac Farlan mit der C 200 durchgeführt.

Geschichte

Der Name kommt von dem griechischen Wort „Rhodon", die „Rose", und das Metall wird wegen der roten Farbe seiner Salzlösungen so benannt. *Rhodium* wurde 1803 entdeckt.

Es ist korrosionsbeständig und wird oft in Schutzummantelungen anderer Metalle verwendet. Es wird außerdem als elektrische Kontakte, in Zündkerzen von Flugzeugen und Füllfedern benutzt. Dünn mit *Rhodium* beschichtetes Glas ist ein hervorragender Spiegel, daher wird es für Reflektoren von Fahrzeugscheinwerfern genutzt. Wie *Platinum* ist *Rhodium* ein Bestandteil von Abgaskatalysatoren.

Allgemeinsymptome

Nervosität und Weinerlichkeit. Stirnkopfschmerzen und Stöße durch den Kopf.

Flüchtige neuralgische Schmerzen im Kopf, über den Augen und in den Ohren, in beiden Nasenflügeln und an den Zähnen. Trockene Lippen. Übelkeit besonders nach Zuckergenuss. Er leidet an dumpfen Kopfschmerzen, der Nacken ist steif und er hat rheumatische Schmerzen die linke Schulter und den linken Arm hinab. Juckreiz an Armen, Handflächen und im Gesicht.

Dünner, weicher Stuhl mit Schmerzen im Abdomen. Hyperaktive Peristaltik und Tenesmus nach dem Stuhlgang. Entleerung größerer Harnmengen. Kratzender und pfeifender Husten. Dicker, gelber Schleim in der Brust. Er fühlt sich schwach, schwindlig und müde.

---

[28] Robin Murphy und Dr. Jan Scholten

Rhodium

Es ist ein Mittel bei Husten, Kopfschmerzen, Übelkeit und Rheumatismus und indiziert bei bestimmten Krebsarten und Leishmaniose.

Mittel bei Schwäche, Schmerzen wie zerschlagen und Juckreiz.

Kopfschmerzen hinter den Augen, den Schläfen und am Scheitel, mit Druck nach außen, er hat das Gefühl einer Beule, besser durch Reiben, schlimmer beim Erwachen, aber dann besser beim Aufstehen.

Sehstörungen, Zwicken und Ziehen über dem linken Auge, in der Nähe der Schläfe.

Der Nasenrachenraum fühlt sich trocken an.

Erkältungen mit wässrigem Schnupfen und Halsschmerzen.

Probleme mit der Stimme, Heiserkeit, Stimmverlust, Stottern.

Schleimklumpen im Rachen mit Kratzen, das nicht lindert.

Lungenbeschwerden, der Husten ist trocken, er pfeift und kratzt, mit Schmerzen hinter dem Brustbein und zähem und gelbem Schleim.

Hoher Blutdruck. Herzschläge setzen aus, das Gefühl, als ob das Herz plötzlich herunterrutscht, schlimmer durch tiefes Atmen, besser durch Bewegung.

Sodbrennen bessert sich durch einen Schluck Wasser.

Probleme mit Ovarien und Hoden. Gebärmutterkrebs.

Nackenprobleme, Steifheit, Blockade des dritten Halswirbels (C 3). Probleme mit den Armen.

Schmerzen im Muskel zwischen Schienbein und Wadenbein. Kompressionssyndrom. Achillessehne.

Ekzem. Juckreiz ohne Ausschlag, an den Seiten des Körpers.

Vergleich mit anderen Mitteln

Ruthenium

Ruthenium fühlt sich stärker unter Druck, hat keine Zeit nervös zu sein und ist noch reizbarer. *Rhodium* ist nervöser und ständig auf der Suche nach Einzelheiten, die verbessert werden könnten.

Rhodium in der Kinderheilkunde

1. Kind, das immer Zweiter ist, nie Klassenbester

Er tut sein Bestes um Erfolg zu haben, aber er ist der ewige Zweite und es gibt immer einen, der besser ist als er.

2. Mittel bei Laryngitis und Stimmverlust

Dieses Symptom finden wir in allen Metallserien.

3. Mittel bei Refluxkrankheit

An *Rhodium* sollte man bei fleißigen Kindern denken, die ein Scheitern in letzter Minute befürchten und die unter Schluckauf leiden.

4. Mittel bei Kopfschmerzen und Sehstörungen

Zusammenfassung

Rhodium ist ein Mittel für Kinder, die immer an zweiter Stelle stehen.

Silberserie • Stadium 10

Palladium

Leitsymptome

Er zeigt sein Werk mit Erfolg. Er braucht viel Anerkennung.

Mittel bei Problemen mit den Ovarien.

Palladium ist bei sehr kreativen und begabten Jugendlichen indiziert, die ständig Bestätigung brauchen.

Fall: Margaux

Die junge Margaux, 12 Jahre alt, wird vorgestellt. Sie ist ein sehr nettes, anziehendes Mädchen, brünett, gut gebaut und hat ein unwiderstehliches Lächeln.

Vor zwei Jahren begann ihre Periode und seit einem Jahr leidet sie an gutartigen Zysten am rechten Eierstock. Es wurde jetzt bereits dreimal, und zwar in jedem Zyklus, ein chirurgischer Eingriff vorgenommen, bei dem eine Bauchendoskopie durchgeführt und die großen, mit Flüssigkeit gefüllten Zysten punktiert wurden. Eine Erklärung für das Wiederauftreten und besonders für die enorme Größe gibt es nicht.

Margaux erklärt, dass sie genug davon hat und wenn die Schmerzen wiederkommen, wird sie gereizt und deprimiert und hat ein tiefes Gefühl von Verlassenheit. „Aber mehr können die Ärzte nicht für mich tun", meint sie.

Sie ist ein vielseitig begabtes Mädchen, die Beste ihrer Klasse und eine ausgezeichnete Handballspielerin. Andererseits ist auch sehr gesellig

Palladium

und immer sehr empfänglich für Komplimente, die sie herausfordert und nach denen sie sucht.

Wenn sie keine Komplimente bekommt, hat sie das Gefühl, nicht wertgeschätzt zu werden.

Ihre Kindheit ist geprägt von der Trennung ihrer Eltern. Sie lebt bei ihrer Mutter und ihr Vater hat sich seit zehn Jahren nicht mehr um sie gekümmert.

Ihre Mutter bestätigt, dass Margaux sehr begabt ist, sagt aber auch, dass sie Komplimente und Aufmerksamkeit benötigt, um ihre Fähigkeiten überhaupt erst zur Geltung bringen zu können. Sie will immer und immer wieder hören, dass sie gut ist, und das spornt sie an.

Sie nimmt es ihrem Vater übel, dass er fortgegangen ist und sie bei ihrer Mutter gelassen hat. Für sie ist dieser Einschnitt in der Beziehung zu ihrem Vater schwer zu verkraften und in ihren Augen hat er sie abgelehnt.

Was ihre Nahrungsmittelvorlieben betrifft, so hat sie ein Verlangen nach Fleisch und ist allergisch gegen sämtliche Milchprodukte.

Margaux erhält eine Gabe *Palladium metallicum* C 200.

Repertorium

» Geist, Gemüt: Wahnideen (Einbildungen, Halluzinationen, Sinnestäuschungen): gewürdigt, sie werde nicht gebührend
» Geist, Gemüt: Schmeicheleien: Verlangen
» Genitalien, weibliche: Vergrößerung: allgemeine Arzneien: Ovarien: rechts
» Genitalien, weibliche: Schmerz: Ovarien: Menses: während
» Genitalien, weibliche: Tumoren, Gewächse: Ovarien: rechts

Reaktion

Seit sechs Monaten sind ihre ovariellen Probleme trotz immer noch unregelmäßiger Menses nicht wieder aufgetreten.

Zwei Jahre später geht es Margaux sehr gut. Sie hat ihren Vater gesucht und wiedergefunden und ist ihm nicht mehr böse, dass er so viele Jahre nichts von ihr wissen wollte.

Palladium

Kommentar

Dieses junge Mädchen „glänzt" in allem, was sie tut (Silberserie) und sucht ständig nach Anerkennung (zehntes Stadium).

Materia medica[29]

Pharmakologie

Pall. *Palladium metallicum*. Trituration. Klassische Dosierung:

Urtinktur und alle Potenzen.

Geschichte

Palladium, eines der seltenen Metalle, wurde das erste Mal im Jahr 1803 durch Wollaston von Platin abgespalten. Es wurde wie der Asteroid Pallas, der kurz zuvor von Olbers entdeckt worden war, nach Pallas Athene, der griechischen Göttin der Weisheit, benannt (Silberserie). Dieses Metall ist sehr eng mit Platin und Gold verwandt.

Es wird für die Herstellung von elektrischen Kontakten und chirurgischen Instrumenten verwendet, weil es nicht rostet. Durch seine Festigkeit und Härte eignet es sich für Zahnersatz, Brücken und Kronen. Für Wasserstofffilter werden feine *Palladium*-Membranen benötigt.

Hering führte 1850 die erste Arzneimittelprüfung durch und stellte fest, dass *Platinum* und *Palladium,* die beide in Pulverform geprüft wurden, sehr ähnliche Wirkungen zeigten, so dass sich die Frage stellt, ob sie überhaupt zu unterscheiden sind. Mögliche Unterschiede können tatsächlich nur durch die häufige Verschreibung von *Palladium* in der Praxis festgestellt werden.

So haben klinische Erfahrungen bereits viel zur Differenzierung dieser beiden Metalle und ihrer Indikationen beigetragen, die sich in ihrer Wirkung auf den menschlichen Organismus genauso nahe stehen wie als Element.

Palladium ist bei gynäkologischen Problemen indiziert, bei denen die Erkrankung im rechten Ovar beginnt, und Prolaps und Retroversion des Uterus sowie Pelveoperitonitis und ihre Begleiterscheinungen zweitrangig sind (F. Aguilar).

---

[29] Robin Murphy

Palladium

Allgemeinsymptome

Palladium beeinflusst die Ovarien, besonders das rechte Ovar, den Uterus, die Psyche und die Haut.

Es ist ein Mittel für chronische Eierstockentzündung.

Motorische Schwäche und Abneigung gegen jede körperliche Anstrengung, muss sich hinlegen. Kurze, vorübergehende Schmerzen.

Hauptcharakteristik von *Palladium* sind Beschwerden des rechten Ovars mit Schmerzen, die sich durch Druck bessern.

Skinner heilte eine junge Frau, die heftige Schmerzen im rechten Ovar während ihrer Menses hatte, mit *Palladium*. Sie fand nur Erleichterung dadurch, dass ihre Schwester auf dieser betroffenen Region saß. Dieses „besser durch Druck" differenziert den Schmerz von *Palladium* von dem ähnlichen Ovarialschmerz von *Platinum*.

Wundheitsgefühl, wie zerschlagen. Stiche und rheumatische Schmerzen, die sich plötzlich verändern und oft nur kurz andauern. Schmerzen wie von einer Quetschung oder einem Bluterguss.

Entkleiden führt zu einem Juckreiz am ganzen Körper. Jeder Schritt ruft Schmerzen in der Leiste hervor.

Klinisches Bild

Hysterie. Ischialgie. Kopfschmerzen. Leukorrhö. Lidern, Lidrändern, Bläschen an den. Obstipation. Ovarien, Erkrankungen der. Schwäche, sexuelle. Uterus, Erkrankungen des. Warzen.

Modalitäten

Schlimmer durch körperliche Anstrengung, Kummer, im Stehen, durch gesellschaftliche Aufgaben und gesellschaftlicher Erregung, Konzerte usw.

Wärme bessert die Ischialgie und die Koliken (heiße Tücher). Besserung durch Berührung, Druck, Ablenkung, Reiben, nach dem Schlafen, Ausruhen und Stuhlgang.

Ursachen

Folgen schlechter Nachrichten.

Gemütssymptome

Er fühlt sich durch die kleinste Kränkung angegriffen, ob sie nun real oder eingebildet ist. Geltungsbedürfnis. Verlangen nach Zustimmung, sucht die Anerkennung anderer und misst dieser große Bedeutung bei. Er ist leicht in seinem Stolz verletzt und fühlt sich schnell vernachlässigt. Weinerliche Stimmung. Neigung, heftige Ausdrücke zu gebrauchen. Zeit vergeht zu langsam. In Gesellschaft macht er eine glänzende Figur, aber anschließend ist er erschöpft und die Schmerzen werden schlimmer. Befürchtung, dass etwas Schreckliches passiert. Alle Symptome verschlimmern sich durch schlechte Nachrichten. Gefühl, verrückt zu werden.

Körperliche Symptome

Abdomen

Blähungen, stechende Schmerzen am Nabel, die bis zu den Brüsten oder zum Becken ziehen, besser nach dem Stuhlgang. Gefühl von Hohlheit in der Leiste. Husten und Niesen verschlimmern die Schmerzen im Abdomen.

Gefühl, als ob die Eingeweide abgebissen werden. Die Eingeweide sind wie abgeschnürt. Wundheitsgefühl im Abdomen und Schwellung in der rechten Leiste. Nach der Menstruation ist das ganze Abdomen schmerzhaft.

Augen

Blaue Halbkreise unter den Augen. Dumpfer Schmerz in und hinter dem linken Auge. Pustel unter dem rechten Augenlid, schlimmer durch Berührung. Schmerzen im rechten Auge, in der Schläfe und im Ohr. Schmerzen rund um das linke Auge, die sich über die rechte Augenbraue ausdehnen. Trockenheitsgefühl an den Lidrändern. Kleine wässrige Bläschen an den Rändern der unteren Augenlider. Trockenheit der Augen und Juckreiz am Abend, der durch Reiben nicht besser wird.

Brust

Stechende Schmerzen in der rechten Brustseite, die bis in den Rücken ziehen, schlimmer durch tiefe Atemzüge, besser durch Gehen an der frischen Luft.

Palladium

Brustdrüsen

Scharfer, stechender Schmerz in der rechten Brust im Bereich der Brustwarze, schlimmer durch tiefes Einatmen.

Empfindungen

Als ob er größer geworden wäre. Als ob sie nichts berühren könnte. Als ob sein Kopf von hinten nach vorne geschwungen wird. Als ob das Gehirn geschüttelt wird. Als ob die Hoden zerquetscht werden. Als ob Teile der Leiste zerrissen werden.

Als ob der Hals steif wird. Als ob die Hand zerschmettert sei. Als ob die Oberschenkelköpfe aus ihren Gelenken gerissen würden und sich vergrößern.

Extremitäten

Flüchtige neuralgische Schmerzen in verschiedenen Körperteilen. Juckreiz. Erschöpfungsgefühl im unteren Rücken. Neuralgische Schmerzen in den Gliedmaßen. Gliedmaßen sind schwer und müde. Schießende Schmerzen von den Zehen bis zur Hüfte. Rheumatische Schmerzen in der rechten Schulter und in der rechten Hüfte. Ischialgie.

Gesicht

Das Gesicht ist fahl und blau. Juckende Pickel im Gesicht, auf der Nase, hinter den Ohren und im Schnurrbart. Langsamer Bartwuchs. Schmerzen und Empfindlichkeit des rechten Mundwinkels. Schmerz im rechten und linken Unterkiefer.

Hals

Dicker Schleim im Hals, schleimiger Geschmack. Häufiges Aufräuspern kleiner, fester Klumpen, die er schlucken muss. Zäher Schleim, der aus dem Rachen kommt. Trockenheit von Hals und Zunge ohne Durst. Kitzelgefühl, als ob ein Brotkrümel im Hals steckengeblieben ist. Beim Schlucken hat er das Gefühl, als ob etwas in der Nähe des Zungenbeins hängt.

Palladium

Haut

Juckreiz am ganzen Körper nach dem Ausziehen der Kleidung. Es juckt und krabbelt an verschiedenen Körperteilen, als ob er Flöhe hätte, am Rücken, an den Armen, am Bauch, an den Schenkeln und Fußknöcheln. Fingerknöchel gerötet und mit Warzen.

Herz

Schmerzen in der Herzregion. Periodisch wiederkehrender Druck in der linken Brustseite, als wäre es im Herzen. Herzschmerzen mit Lähmung des linken Arms.

Kopf

Kopfschmerzen, die Reizbarkeit und Ungeduld hervorrufen. Besserung der Kopfschmerzen durch die Konzentration auf die Schmerzen. Kopfschmerzen am Morgen mit Schwäche im Rücken. Gefühl, als ob der Kopf von hinten nach vorn schaukelt, als ob das Gehirn geschüttelt wird. Temporoparietale Neuralgie mit Schmerzen in der Schulter. Schmerz, der quer über den Kopf von einem Ohr zum anderen zieht, schlimmer nach abendlichen Vergnügungen, mit Reizbarkeit und saurem Aufstoßen. Juckreiz an den Seiten des Kopfes.

Lunge

Häufiges Aufräuspern kleiner, fester Klumpen, die er herunterschlucken muss. Beim Abhusten hat er das Gefühl, als ob etwas in seinen Kopf gestoßen wird. Wenn er tief Atem holt, hat er Stiche in der Brust. Husten und Niesen verschlimmern die Schmerzen im Abdomen.

Magen

Übelkeit, geschmackloses Aufstoßen, das keine Besserung bringt.

Männlich

Einzelne Stiche in der Harnröhre, die sich bis zur Corona glandis erstrecken. Gefühl, als ob die Hoden geprellt sind, mit Schmerzen im Abdomen. Abends und nachts bekommt er keine richtige Erektion.

Mund

Morgens ist die Zunge in der Mitte rot. Brennendes Gefühl auf der Zunge, nahe der Zungenspitze. Dickflüssiger und zäher Schleim. Gefühl, als ob die oberen Schneidezähne vorstehen. Der linke obere und äußere Schneidezahn ist empfindlich und fühlt sich wie ein Fremdkörper an.

Nahrungsmittel

Kein Verlangen nach Bier. Kopfschmerzen beim Abendessen und Kaffee.

Nase

Brennen in der Nase und Schnupfen, abends. Beim Niesen oder Husten Schmerzen im Abdomen. Blutige Pusteln auf der rechten Wange in der Nähe des Nasenflügels. Schmerzhafter Pickel auf der Nasenspitze, der nach dem Ausdrücken lange blutet.

Nieren

Schneidender Schmerz in der Harnblase, besser beim Stuhlgang. Die Blase scheint voll zu sein, aber es kommt nur wenig Urin. Druck in der Blase, als ob sie sehr voll ist. Dunkler Urin mit Sediment wie Ziegelmehl. Der Urin ist schlammig, nicht dunkel, wie mit Blut vermischtes Wasser.

Rektum

Obstipation, der Stuhl ist hart, oft weiß (wie Kreide). Die Stühle sind häufig weich. Wenig schmerzhafte Diarrhö, bei Tag und bei Nacht. Dumpfer Schmerz im Rektum, als ob der Stuhl zu lange zurückgehalten wurde, ohne Stuhldrang.

Rücken

Gefühl von Müdigkeit im unteren Rücken. Häufige und schmerzhafte Muskelkrämpfe der rechten Halsseite, besonders morgens. Schmerzen, die in den Hals, in die Schultern und in den linken Arm ziehen. Schmerz in Rücken und Hüfte mit Kälte der Gliedmaßen.

Schlaf

Starke Schläfrigkeit am Nachmittag (15 Uhr) und früh am Abend, wach bis 2 Uhr morgens. Auffahren im Schlaf, nachmittags. Er träumt jede Nacht

Palladium

von Gebäuden, breiten Treppen und vielen Zimmern. Die Symptome bessern sich durch Schlaf.

Schwindel

Er ist so müde, dass er beim Eintreten in ein Zimmer schwankt.

Temperatur

Kältegefühl mit kalten Händen, kalten Füßen und Koliken. Kälte der Gliedmaßen mit Rückenschmerzen.

Weiblich

Subakute Pelveoperitonitis mit rechtsseitigem Schmerz und Rückenschmerzen, Menorrhagie. Das Becken fühlt sich an wie Blei, schlimmer im Stehen. Schmerz und Schwellung im Bereich des rechten Ovars. Ovarialtumore, besser durch Druck. Uterusprolaps mit Retroversion. Schneidende Schmerzen im Uterus, besser durch Stuhlgang. Stechender und brennender Schmerz im Becken. Herabdrängende Schmerzen, besser durch Reiben. Gefühl von Wundheit und stechende Schmerzen vom Nabel bis zur Brust. Eiweißartige, gelbe Leukorrhö vor und nach der Menstruation. Menstruationsartige Absonderungen beim Stillen. Die Menstruation kommt bei Vollmond.

Kommentare

Lippe war der Erste, der sich die Arzneimittelprüfungen zunutze gemacht hat, und die Gemütssymptome stellten sich als besonders wegweisend heraus.

Das Hauptcharakteristikum von *Palladium* ist sein starkes Verlangen nach Zustimmung, und das lässt ihn leicht zu einem Opfer von geringschätziger Behandlung werden, ob sie nun eingebildet ist oder real. Daraus entsteht schnell ein Zustand von „verletztem Stolz und eingebildeter Vernachlässigung", mit einer Reizbarkeit, die sich mit Kraftausdrücken Luft macht.

Diesen Patienten geht es in Gesellschaft besser und sie fühlen sich schlechter nach nächtlichen Vergnügungen.

Vergleich mit anderen Mitteln

Iridium, Osmium, Platinum.

Rechtes Ovar: *Apis, Graphites, Podophyllum, Platinum.*

Linkes Ovar: *Argentum muriaticum* – Gefühl, als ob das linke Ovar sich stark vergrößert, *Lachesis* – schlimmer durch Druck, *Lilium tigrinum, Cimicifuga, Sulphur.*

Gefühl einer schmerzhaften Müdigkeit im Rücken: *Helonias.*

Hysterie, Introvertiertheit: *Tarantula.*

Gefühl eines Krümels im Hals: *Hepar sulphuris.*

Schmerzen in der Milz: *Ceanothus* (*Palladium* bei der Menses).

Antidotiert durch: *China* (Diarrhö), *Glonoinum* und *Belladonna* (Kopfschmerzen).

Komplementär: *Argentum nitricum, Helonias, Lilium tigrinum, Apis, Platinum.*

Palladium in der Kinderheilkunde

1. Kinder, die Klassenbeste sind und ein hohes Niveau im Sport oder in einer Kunst erreichen

Diese Kinder sind auf allen Gebieten begabt und in den Bereichen, in denen sie sich einsetzten, sind sie die Anführer.

Sie sind sehr selbstsicher und wollen von ihren Freunden, Eltern und Lehrern bewundert werden.

Sie sind untadelig und ziehen Komplimente auf sich.

Sie sind auf der Höhe ihres Könnens, sind hervorragend in der Schule, aber auch im Künstlerischen oder in ihrer sportlichen Disziplin.

2. Egoistische und sehr selbstsichere Kinder

Sie kündigen an, dass sie ihre Medaille im Konservatorium gewinnen werden und sie gewinnen sie. Es ist fast eine Art Technik, um die Konkurrenz abzuschrecken.

Tatsächlich sind sie sehr selbstsicher und erwarten ständig Schmeicheleien und Komplimente, obwohl sie diese gar nicht nötig haben, weil sie stets glänzende Erfolge vorweisen.

Palladium

3. Sie haben Beschwerden mit Ovarien und Hoden

Insbesondere die jungen Mädchen leiden häufig an Eierstockzysten oder Tumoren. Das rechte Ovar ist besonders betroffen und die Beschwerden sind chronisch.

4. Kinder, die nie Lampenfieber oder Angst haben

Sie fürchten sich weder vor Prüfungen, noch vor Wettbewerben oder Leistungen, die sie erbringen müssen.

Im Gegenteil, diese Prüfungssituationen sind für sie eine Gelegenheit, ihre Kenntnisse und Fähigkeiten zu zeigen, die ihnen das Lob einbringen, das sie so dringend benötigen.

5. Mittel bei Ekzemen und Psoriasis

Diese Kinder weisen häufig Hauterkrankungen auf.

6. Wenn sie nicht genügend bewundert werden, suchen sie Zuflucht in Versagen und Einsamkeit

Diese depressive Seite von *Palladium* tritt zu Tage, wenn die Bewunderung, die sie suchen, ausbleibt.

Das ist oft der Fall bei Kindern, die in sehr jungen Jahren von ihren Eltern herabgewürdigt oder lächerlich gemacht werden.

„Du bist ein Versager und zu nichts zu gebrauchen!" Ein solcher Satz kann für ein *Palladium*-Kind eine Verletzung darstellen, die es sein Leben lang nicht vergisst!

Zusammenfassung

***Palladium** ist* auf dem Gipfel seines Erfolges – dank der rückhaltlosen Bewunderung seines „Publikums", nach der er unaufhörlich strebt, um seine Energie zu erhalten.

Silberserie • Stadium 11

Argentum

Leitsymptome

Er ist mit seinem Werk erfolgreich und muss diese Stellung behaupten.

Mittel für Kinder, die bereits in Erwartung einer Situation Lampenfieber entwickeln, an Laryngitis leiden, ein Verlangen nach großen Mengen von schnell verwertbarem Zucker haben und bei Säuglingsdiarrhö.

Argentum ist ein Mittel für diejenigen, die ihr Werk vollendet haben und das Geschaffene erhalten wollen.

Fall: Baptiste

Der junge Baptiste kommt bereits seit seinem dritten Lebensjahr in die Praxis. Inzwischen ist er 9 Jahre alt, hat die letzte Grundschulklasse fast beendet und ist sehr begabt bei allem, was er tut. Er war schon von klein auf der Beste in seiner Klasse und ist ein hervorragender Judoka, der in seinem Alter bereits den braunen Gürtel besitzt, der eine Auszeichnung für Fortgeschrittene darstellt. Mit allem, was er anfängt, hat er Erfolg.

Seit drei Monaten aber wacht er nachts mehrmals auf und ist sehr erschöpft.

Er hat abgenommen und ist unruhig und müde.

Argentum

Baptiste ist ein vergleichsweise ernstes Kind, sehr freundlich und zuvorkommend, er kann sich gut ausdrücken und erklärt verständlich, warum er gekommen ist.

Er erzählt, dass es in seiner Klasse seit kurzem einen Jungen gibt, der genauso begabt ist wie er. Seit drei Monaten kann er seine bislang unangefochtene Position als Klassenbester nur noch schwer halten. Er muss mehr arbeiten, sich durchkämpfen und in der Klasse Fragen beantworten Darüber macht er sich wirklich große Sorgen, denn er will seine Position nicht verlieren.

Deshalb ist er unruhig, und bedrückt und erledigt seine Arbeit nur noch ungenügend. In seinem Zeugnis, das bisher immer untadelig war, hat es jetzt einige kritische Bemerkungen gegeben.

Er ist so aufgewühlt, dass er sich manchmal auch zu verbal aggressivem Verhalten hinreißen lässt. Die Mutter sagt, dass sie ihn, der immer so sanftmütig und freundlich war, kaum wieder erkennt.

Nach seinen Träumen befragt, berichtet er, dass er regelmäßig träumt, er werde von Feinden angegriffen. Er erwacht davon und schreit vor Angst.

Baptiste isst seit dieser Zeit am liebsten Süßigkeiten, die ihn übersäuern, ihm schlecht bekommen und Aufstoßen mit ekligem Geschmack hervorrufen.

Ich verschreibe *Argentum metallicum* in aufsteigender Potenz (C 9, C 12, C 15 und C 30).

Repertorium

» Allgemeines: Speisen und Getränke: Süßigkeiten: Verlangen
» Geist, Gemüt: Träume: Feinde
» Geist, Gemüt: Schreien, Kreischen, Brüllen: Schlaf: während: Träumen, bei ängstlichen
» Magen: Aufstoßen: Geschmack, mit schlechtem

Reaktion

Drei Monate später kommt er wieder. Er schläft besser, ist viel zuversichtlicher und ist immer noch Klassenbester.

Kommentar

Dieses Kind befindet sich im Prozess der Selbstverwirklichung. Es muss seine Leistungen und das Erreichte festhalten und seinen Platz verteidigen. Das ist die Dynamik der Silberserie.

Die Tatsache, dass er sein Niveau halten und verteidigen muss, ist typisch für das elfte Stadium.

Materia medica[30]

Pharmakologie

Argentum metallicum. Silber. Blattsilber. Präzipitiertes Silber. Trituration. Historische Dosierung: alle Potenzen, D 6. bis C 30.

Geschichte

Silber ist der Mond der Alchimisten. *Argentum* passt zu schweren Krankheiten, die sich tief und schleichend eingenistet haben und beeinflusst im Gemütsbereich vor allem die intellektuelle Ebene.

Kopfschmerzen bei Geschäftsleuten. Kopfschmerzen auf der linken Seite, als ob das Gehirn betroffen wäre. Kopfschmerzen und Dyspepsie werden durch geistige Erregung hervorgerufen. Je tiefsitzender die Erkrankungen sind, umso weniger Schmerzen treten auf.

Der lateinische Name ist vom griechischen Wort „arguros" abgeleitet, was „glänzendes Weiß" bedeutet, also das Metall dieser Farbe. Der Ursprung des englischen Wortes „silver" liegt im altenglischen „siolfor" oder im altsächsischen „silubar" und wurde im Deutschen schließlich zu „Silber".

Als festes Metall ist es seit mehr als 3000 Jahren bekannt. Wegen seines Wertes wurden Münzen und auch Zierstücke und Schmuck aus ihm gefertigt.

In der Fotografie wird es in Form von Bromsilber verwendet, um ein Bild (Silberserie) mit bildbewahrenden Eigenschaften (Stadium 11) herzustellen.

---

[30] Robin Murphy und Dr. Jan Scholten

Argentum

Fotochrome Sonnenbrillen haben häufig Beschichtungen aus Silberchlorid, das durch das UV-Licht chemisch reversibel aufgespalten wird. Das Licht wird dann von dem Silber reflektiert.

Silber ist unter den Elementen der beste Leiter von Hitze und Elektrizität, noch viel besser als Kupfer.

Allgemeinsymptome

Argentum greift die Knorpel an und infolgedessen auch die Gelenke und Knochen, es treten reißende Schmerzen und Zerschlagenheitsschmerzen auf. Empfindlichkeit und Schwäche, Schmerzen, die als „hysterische" Gelenkschmerzen bezeichnet werden, Gelenkrheuma ohne Schwellung, Schmerzen in den Rippenknorpeln, besonders auf der linken Seite. Exostosen des Schädelknochens. Es befällt die Nerven und verursacht Krämpfe und Konvulsionen. Den epileptischen Anfällen folgen wahnsinnige Wutausbrüche, mit Umherspringen und Schlagen der umstehenden Personen.

Dysfunktion der Hypophyse, des Thalamus opticus, der Ovarien und der Hoden. Infektiöse Enzephalomyelitis als Folge einer Influenza. Parkinson-Syndrom. Gefühl von elektrischen Schlägen und Nervenzittern im ganzen Körper. Ständige Übelkeit und Schläfrigkeit. Zuckungen und Kontraktionen mit Zittern der Glieder, er muss aufstehen und umhergehen.

Argentum wirkt auf Knochen und Gelenke, Gelenkköpfe, Knorpel und Bänder.

Es kommt zu einer Verdickung des Gewebes und vor allem der Knorpel. Abmagerung und langsames Austrocknung, Verlangen nach frischer Luft, Dyspnö, ein Gefühl von Ausdehnung und Schmerzen auf der linken Seite sind charakteristisch. Der Kehlkopf ist ebenfalls ein spezieller Angriffspunkt für dieses Mittel. Die Symptome kommen schleichend und langsam, schreiten aber fort und dringen tief ein. Karies, Zerfall.

Die Schleimhautabsonderungen sind dickflüssig, grau und zäh wie gekochte Stärke. Er legt sich hin auf Grund von Müdigkeit und Erschöpfung. Die Schmerzen werden allmählich stärker, schließlich heftig und vergehen dann wieder, sie sind schlimmer durch Berührung. Schmerzloses Zucken, wie elektrische Schläge. Die Schmerzen sind von einer Polyurie begleitet. Muskelkrämpfe, mit Gefühl der Kraftlosigkeit in den Gliedmaßen. Die Knochen sind schmerzhaft und empfindlich. Gefühl wie wund und roh.

Klinisches Bild

Abmagerung. Bleichsucht. Blepharitis. Diabetes. Enuresis. Epilepsie. Epithels, Störungen des. Exostose. Gelenkbeschwerden. Gelenke, hysterische. Herzprobleme. Hüfterkrankungen. Husten. Knorpelerkrankungen. Laryngitis. Osteomyelitis. Osteoporose. Ovarien, Beschwerden der. Rheumatismus. Spondylitis, ankylosierende. Stimmverlust. Tuberkulose. Uterus, Krebs, Prolaps.

Ursache

Onanie. Sonnenbrand.

Konstitution

Es passt zu dünnen Patienten mit hohlen Augen, blasser Haut und einer Neigung zu Tuberkeln, Karies und Zerfall, Krebs, tiefen Geschwüren und Imbezilität sowie zu hochgewachsenen, reizbaren Personen.

Modalitäten

Besser an frischer Luft. Nachts hustet er, sobald er sich hinlegt (im Gegensatz zu *Hyoscyamus*). Besser durch Bewegung, Kaffee und Einhüllen.

Es geht ihm schlechter durch Berührung, gegen Mittag, zwischen 15 und 18 Uhr, durch Sprechen, Singen, geistige Anstrengung, feuchte Kälte und beim Fahren im Auto. Schlimmer auch beim Liegen auf dem Rücken, Sitzen, Bücken und in der Sonne.

Gemütsymptome

Sehr vergesslich. Verlust der Kontrolle über seinen Geist und seinen Körper und Verlust der Geisteskräfte. Herabgesetzte Gedächtnisleistung und Konzentrationsschwierigkeiten. Hypochondrie. Melancholie. Er hat Angst um seine Gesundheit. Seine Ängstlichkeit beunruhigt ihn und treibt ihn von einem Ort zum anderen. Gefühl von Eile, die Zeit vergeht zu langsam, er ist melancholisch.

Neurose durch Sorgen. Er ist besorgt, fiebrig und mehr oder weniger in Eile. Geschwätzig oder aber Abneigung gegen Reden in Gesellschaft, wechselt ständig das Thema. Eilig, hinterhältig. Unterbindet sämtliche Sympathien für Freunde. Er hat alle möglichen Launen und tut oft merk-

Argentum

würdige und unerklärliche Dinge. Er weint lange Zeit wegen Kleinigkeiten, ist schlapp, traurig und in einem jämmerlichen Zustand.

Weinen wegen nervöser Verärgerung mit Erregung, geistiger Anspannung und Redseligkeit. Andauerndes Gefühl betrunken zu sein. Depressive Psychose. Manisch-depressiver Zustand. Präsenile und senile Demenz. Nächtliche Ängste bei Kindern. Zerebrale Hemmung nach psychischem Stress.

Körperliche Symptome

Abdomen

Starkes Rumoren und Hungergefühl im Abdomen. Bauchschmerzen, schlimmer im Auto. Auftreibung des Bauches. Lautes Grollen im Abdomen, wie das Quaken von Fröschen mit schneidenden Schmerzen. Gefühl, als ob ein lebender Wurm aus dem Anus herauskriecht.

Augen

Juckreiz der Augenlider und Canthi. Reichliche eitrige Absonderungen. Die Augenlider werden dick. Undeutliches Sehen. Heftiger Juckreiz in den Augenwinkeln. Blepharitis mit geschlossenen Augen. Eitrige, katarrhalische Konjunktivitis. Follikuläre Konjunktivitis. Keratitis ulcerosa. Iritis.

Brust

Rohes, wundes Gefühl beim Husten. Große Schwäche in der Brust auf der linken Seite. Stiche in der Brust, besonders beim Atmen, beim lauten Lesen oder Sprechen. Gefühl einer rohen Stelle nahe der Fossa suprasternalis. Furunkel im Bereich der letzten Rippe, neuralgische Schmerzen entlang der gesamten unteren linken Rippe. Schießende Schmerzen in der rechten Seite der Brust und des Brustbeins. Prickelnde Schmerzen in verschiedenen Stellen der Brust.

Extremitäten

Rheumatische Beschwerden der Gelenke, besonders an Ellbogen und Knie. Unwillkürliche Kontraktionen der Finger, partielle Lähmung des Unterarms.

Argentum

Die Arme fühlen sich kraftlos an, die Beine sind schwach und zittern, schlimmer beim Hinabsteigen einer Treppe. Schwellung der Knöchel bei Diabetes. Die Gliedmaßen fühlen sich taub oder steif an.

Gesicht

Blass und fahl mit Schwäche. Rot, plötzliche Hitze mit Herzklopfen. Schmerzen in den Gesichtsknochen.

Hals

Heiserkeit und Aphonie, schlimmer beim Sprechen. Schmerzen und rohes Gefühl des Kehlkopfs. Völliger Stimmverlust bei professionellen Sängern.

Schlimmer beim Gebrauch der Stimme. Hochwürgen eines viskösen, grauen, geleeartigen Schleims und Halsschmerzen beim Husten. Chronische Pharyngitis. Reichliche Expektoration, lässt sich leicht abhusten. Spannung im Hals wird stärker beim Gähnen. Tonsillarabszess.

Haut

Nervöser Juckreiz, es juckt und kitzelt überall. Gefühl von Jucken und Brennen auf der gesamten Hautoberfläche, ohne das Bedürfnis sich zu kratzen. Gefühl von Prickeln, als ob ein Insekt über die Haut kriecht. Pityriasis rosea. Prurigo. Seniler Juckreiz.

Herz

Manchmal setzt der Herzschlag aus, mit Zittern und Pochen, besser durch Einatmen. Herzklopfen mit Herzunruhe, besser durch Liegen auf der linken Seite. Herzklopfen in der Schwangerschaft, besser durch tiefes Atmen. Während des Herzklopfens ist der Puls intermittierend und sehr unregelmäßig.

Kopf

Anfallsweise auftretende, dumpfe Neuralgie auf der linken Seite, die allmählich schlimmer wird und dann plötzlich aufhört. Der Kopf fühlt sich leer und hohl an. Schmerzen zwischen linkem Auge und Stirnhöcker.

Argentum

Exostosen am Schädel. Gefühl der Leere im Kopf. Die Kopfhaut ist sehr berührungsempfindlich. Durchdringende und bohrende Kopfschmerzen.

Lunge

Leichter Auswurf von gallert- oder stärkeartigem Schleim. Lachen löst Husten aus. Hektisches Fieber am Mittag. Beim lauten Lesen muss er stottern. Der Klang seiner Stimme verändert sich. Hustenanfälle mit heftigem Auswurf von Schleim, der wie gekochtes Mehl aussieht.

Magen

Gefühl von Leere im Magen und Hunger morgens. Brennen im Magen, das bis in die Brust aufsteigt. Angstgefühl und Druck in der Magengrube. Vermehrter Appetit oder Ekel vor dem Essen. Schluckauf beim Rauchen, Übelkeit in den Träumen.

Männlich

Schmerz wie von einer Quetschung in den Hoden (rechts). Beim Gehen verschlimmert die Kleidung seine Schmerzen. Samenergüsse ohne sexuelle Erregung und ohne Erektion. Häufiges Urinieren mit Brennen. Schmerz im linken Hoden, als ob er gequetscht ist. Impotenz und nächtliche Pollutionen. Sterilität. Libidoverlust. Entzündung von Eichel und Vorhaut. Orchitis. Hodentumoren. Chronische Entzündung der Prostata.

Mund

Trockenheitsgefühl im Mund, obwohl die Zunge feucht ist. Stomatitis und Gingivitis. Morgens Hochwürgen von dickflüssigem, gallertartigem Schleim.

Nahrungsmittel

Fehlender Durst, sogar bei hohem Fieber. Verlangen nach Wein. Abneigung schon allein gegen den Gedanken an Nahrungsmittel. Stark vermehrter Appetit, Hunger nach einer vollständigen Mahlzeit, großer Hunger. Hunger morgens, kann Übelkeit erzeugen. Der Appetit ist gut, manchmal allerdings besteht Appetitlosigkeit verbunden mit einer Abneigung gegen Rauchen.

Nase

Reichliche Absonderung von Nasenschleim. Heftiger Schnupfen mit häufigem Niesen und anschließender Erschöpfung. Die Nase kitzelt und blutet, schlimmer beim Naseschnäuzen. Die Nasenlöcher sind verstopft, mit oder ohne Niesen. Furunkel auf der Nase. Adenoide Wucherungen, chronische Rhinitis. Nasenpolypen. Lupus der Nase.

Nieren

Häufiges Urinieren, Polyurie. Diurese. Reichlicher und trüber Urin. Diabetes mit Schwellung der Knöchel. Der Urin ist wie süßriechende Molke. Chronische Urethritis. Häufiger Harndrang mit reichlichem Urinabgang. Gelbgrüner Harn. Chronische Zystitis. Hydronephrose. Pyelonephrose. Pyelitis. Proteinurie und Glykosurie.

Ohren

Juckreiz an den Ohrläppchen, er kratzt, bis es blutet. Schießender Schmerz im linken Ohr, der sich bis zum Gehirn ausdehnt. Gefühl, als ob das rechte Ohr verstopft ist. Subakute Infektion. Nachlassen des Gehörs. Summen im Ohr.

Rektum

Erbrechen während des Stuhlgangs. Der Stuhl ist weich und wird mehrmals am Tag entleert.

Rücken

Starke Rückenschmerzen, er muss gebeugt umhergehen und spürt eine Beklemmung in der Brust. Eiskaltes Gefühl in der Nähe des Kreuzbeins.

Schlaf

Beim Einschlafen hat er das Gefühl von elektrischen Schlägen. Übelkeit im Traum. Der Schlaf wird durch schreckliche Träume gestört, über die er sich beim Erwachen Sorgen macht. Schlafkrankheit.

Argentum

Schwindel

Beim Blick auf fließendes Wasser wird ihm schwindlig. Er taumelt hin und her, wie betrunken, und ihm ist schwindelig, wenn er nach einem Spaziergang in ein Zimmer zurückkehrt. Schlimmer beim Eintreten in ein warmes Zimmer. Schwindel mit dem Gefühl betrunken zu sein.

Temperatur

Hektisches Fieber am Mittag. Er schwitzt nur an der Brust und am Bauch. Kältegefühl und Frösteln bei Tag und Nacht. Sehr hohe Temperatur zwischen 11 und 13 Uhr.

Weiblich

Die Ovarien scheinen zu groß zu sein. Schmerzen im linken Ovar. Ovarialzysten und -tumore. Gefühl des Herabdrängens. Uterusprolaps mit Schmerzen im linken Ovar und im unteren Rücken, die sich nach vorne und nach unten ausbreiten. Die Zervix ist schwammig und erodiert. Hämorrhagie im Klimakterium. Die Schmerzen durchziehen das ganze Abdomen.

Übelriechende Leukorrhö, wundmachend, wie blutiges Wasser. Herzklopfen während der Schwangerschaft.

Kommentar

Das Muskelsystem ist auch betroffen – mit Krämpfen in den Gliedmaßen, die Waden fühlen sich beim Hinuntergehen einer Treppe zu kurz an. Gefühl von Steifheit, Taubheit, elektrischen Schlägen in den Gelenken und Gliedmaßen. Schmerzlose Zuckungen.

Besonders das Herz ist beeinträchtigt mit häufigen, krampfartigen, schmerzlosen Zuckungen im Herzmuskel, schlimmer beim Liegen auf dem Rücken. Furcht vor Apoplexie.

Gefühl, als ob das Herz stehenbleibt, mit nachfolgendem Zittern und anschließendem heftigem und unregelmäßigem Pochen. Nächtliches Herzklopfen während der Schwangerschaft.

In Gesellschaft mag er nicht sprechen, er ist entmutigt. (Reaktion darauf ist eine starke Abneigung gegen das Reden, der Geist ist klar). Stirnkopfschmerzen bei Geschäftsleuten. Die Kopfschmerzen nehmen langsam zu und vergehen plötzlich. An ihrem Höhepunkt besteht das Gefühl, als ob ein Nerv zerrissen wird, gewöhnlich auf der linken Seite.

Der Speichel ist klebrig, lässt sich aber leicht abhusten. Die Absonderungen sind wie gekochtes Mehl oder dünn- und zur gleichen Zeit dickflüssig, gelb oder grünlich.

Starker Hunger, sogar nach einer vollständigen Mahlzeit. Der Mund ist trocken und die Zunge klebt am Gaumen. Dieses Symptom weist in Verbindung mit einer Polyurie auf Diabetes hin, und *Argentum* passt immer dann besonders gut, wenn die Fußknöchel geschwollen sind. Krampfartige nächtliche Enuresis.

Wirkungen von Masturbation: Impotenz, Penisatrophie, Schmerzen in den Hoden.

Schmerzen im linken Ovar, das sich enorm geschwollen anfühlt.

Uterusprolaps. Menorrhagie, große Klumpen mit Schmerzen, schlimmer durch jede Bewegung.

Argentum wirkt mehr auf der linken als auf der rechten Seite, das linke Ovar ist betroffen.

Störungen des Knochenwachstums. Fraktur der Spitze des zweiten Metatarsalknochens.

Navikular- und Fußwurzelknochenfraktur.

Fraktur des vorderen Schienbeins. Arthritis deformans der Hüfte, vertebrale Arthritis.

Argentum zeigt eine ausgeprägte Empfindlichkeit. Reißender Druck und Schmerzen in den Knochen. Gelenkrheumatismus ohne Schwellung. Heiserkeit bei Sängern und Rednern. Lachen ruft Husten hervor. Unruhiger Schlaf, elektrische Schläge durch den ganzen Körper führen zum Erwachen.

Vergleich mit anderen Mitteln

Argentum nitricum: Ängstliche Unruhe und große Eile, Reizung der Schleimhäute, mit nervöser und muskulärer Schwäche, Phobien.

Alumina, Calcium, Platinum, Pulsatilla, Selenium, Sepia, Stannum, Zincum.

Medorrhinum: Amnesie für kürzliche Ereignisse, Eile und Unruhe, Brennen in den Fersen, juckende Absonderungen aus Haut und Schleimhäuten,

Argentum

Geruch nach Salzlake. Die schmerzenden Gelenke bessern sich am Meer. Besserung in Knie-Ellenbogen-Lage.

Psorinum: Entmineralisiert, schwach und fröstelnd. Ängstlichkeit mit periodisch auftretender Migräne und unangenehm riechenden Hautausschlägen.

Ampelopsis: Chronische Heiserkeit bei skrofulösen Patienten.

Teste ordnete *Argentum* mit *Mercurius* und mit *Arsenicum* ein.

Antidote: *Mercurius, Pulsatilla, Zincum, Palladium* (Ovarien: *Palladium* rechts, *Argentum* links), *Stannum* – Husten wird ausgelöst durch Lachen.

Antidotiert durch: *Mercurius, Pulsatilla.* Eine gelegentliche Gabe von *Pulsatilla* fördert die Wirkung von *Argentum nitricum* im Falle einer Ophthalmie.

Folgt gut auf: *Alumina, Platinum.*

Auf Argentum folgen gut: *Calcium, Pulsatilla, Sepia.*

Argentum in der Kinderheilkunde

1. Kinder, die sowohl intellektuelle als auch künstlerische Begabungen besitzen

In unserem Fallbeispiel drängen die Eltern den Jungen, der Beste und Begabteste zu sein. Er empfindet diesen elterlichen Druck als Notwendigkeit und nimmt ihn auf sich, um sich ihnen erkenntlich zu zeigen.

Diese Kinder haben oft intellektuelle Qualitäten und Fähigkeiten auf künstlerischem oder auch sportlichem Gebiet, auf dem sie hervorragende Leistungen erbringen. Sie kommen im Allgemeinen aus einem Umfeld, das förderlich und ermutigend wirkt.

2. Ängstliche und hastige Kinder

Sie sind ununterbrochen in Bewegung, beginnen eine Arbeit, aber beenden sie nicht. Tatsächlich haben sie Angst, das zu verlieren, was sie im Laufe der Jahre erreicht haben. Sie fürchten um ihre Position als „Erster".

Hinter ihrer Unruhe verbirgt sich eine Angst, die – wie alle Ängste bei Kindern – tiefgehend ist, vor allem aber auch eine starke Erwartungsangst,

Argentum

für die *Argentum* bekannt ist. Aus diesem Grund ist es ein gutes Mittel für Kinder, die unter Lampenfieber und ängstlicher Erwartung leiden.

3. Laryngitis und Halsschmerzen

In der Schule ergreifen sie gern das Wort, um ihre Fähigkeiten zu demonstrieren. Andererseits haben sie aber schreckliches Lampenfieber. Die Stimme ist für sie das wichtigste Ausdrucksmittel.

Aus diesem Grund tritt bei Metallen der Silberserie so oft ein Verlust der Stimme auf.

4. Lampenfieber vor einer Aufführung oder einer Prüfung

Sie schreiben dann eine Seite und streichen alles wieder durch, weil sie meinen, dass es falsch ist. Sie spielen ihr Stück viel zu schnell und überstürzt.

Dieses Lampenfieber ist ein anderes als das von *Gelsemium,* welches völlig lähmend wirkt und dazu führt, dass der Patient ein vollkommen leeres Blatt abgibt.

5. Mittel bei Durchfall und starkem Verlangen nach Süßigkeiten, die nicht vertragen werden

Argentum ist ein ausgezeichnetes Mittel bei Durchfall und hilft nachweislich bei Säuglingskoliken mit Unruhe, Brüllen und Schreien, begleitet von grünem und schlecht verdautem Stuhl.

Zusammenfassung

Argentum ist ein sehr nützliches Mittel für begabte, aber ängstliche Kinder, die Lampenfieber haben.

Silberserie • Stadium 12

Cadmium

Leitsymptome

Er war sehr erfolgreich in seinem Schaffen, aber jetzt beginnt der Niedergang. Er kann sich nur noch wiederholen.

Mittel bei Harnwegsbeschwerden, Depressionen, Erschöpfung und schweren Krankheiten.

Cadmium ist angezeigt, wenn der Patient seine Höchstleistung erreicht hat und sich nicht mehr verbessern kann. Nun bleiben als Mittel nur noch die Gefühle von Ohnmacht und Verzweiflung.

Fall: Damian

Damian, der am Konservatorium Trompete spielt, seit er 10 Jahre alt ist, wird in der Praxis vorgestellt. Er ist ein langjähriger Patient und ist normalerweise ein ruhiges, freundliches Kind. Doch jetzt macht er einen matten Eindruck und ist lustlos, als wenn er gerade eine schwere Grippe überstanden hätte.

Er besucht derzeit die siebte Klasse und zeigt seit sechs Monaten Konzentrationsstörungen. Seine Schulnoten sind schlechter geworden und er ist außergewöhnlich erregt und unruhig.

Seine Eltern weisen außerdem darauf hin, dass sich seit kurzem die Häufigkeit seiner Harnausscheidung erhöht hat – in der Nacht muss er alle zwei Stunden aufstehen, um zu urinieren.

Cadmium

Was sein Trompetenspiel betrifft, so war er Jahrgangsbester am Konservatorium, bis ihn ein junges, äußerst talentiertes Mädchen überholte. Seither interessiert er sich für nichts mehr und ist vollkommen demotiviert.

Tatsächlich hat er in seiner letzten Prüfung ein sehr verwunderliches Verhalten an den Tag gelegt. Als er merkte, dass er sein Stück nicht gut genug vorbereitet hatte, brach er das Spiel vor der verblüfften Jury mittendrin ab, stammelte einige Sätze, die nicht besonders lustig waren, verabschiedete sich auf eine ähnliche Art und Weise und knallte die Tür hinter zu. Das ist typisch für sein derzeitiges Verhalten. Er war schon immer sehr halsstarrig und hatte einen Dickkopf. Die Eltern wurden über sein Benehmen in der Prüfung in Kenntnis gesetzt und suchten sofort einen Psychiater auf, der sie mit der Aussage sie beruhigte, dass ein solches Verhalten nicht als ernsthafte Störung anzusehen ist.

Im Gegensatz dazu ist die schulische Situation durchaus besorgniserregend, da Damian überhaupt nichts mehr tun will. Vor allem hat er seit drei Wochen eine „Schulphobie" entwickelt und weigert sich, überhaupt noch zur Schule zu gehen. Wenn man ihn zum Schulbesuch zwingt, zeigt er alle Anzeichen einer Panik – feuchte Hände, Herzklopfen, Unwohlsein, Kopfschmerzen – und es geht ihm ganz schlecht. Lässt man ihn in Ruhe, so bleibt er zuhause, ist aber völlig apathisch und tut nichts.

Was seine Nahrungsmittelvorlieben betrifft, so mag er schon seit jeher Zucker und Schokolade am liebsten.

Während der Konsultation gibt er zu, dass er es zuvor gewohnt war, der Erste und der Beste zu sein. Die gegenwärtige Situation ist für ihn sehr demütigend, aber er sagt auch: „Ich kann nichts mehr. Ich komme nicht weiter, ich werde nie mehr so gut sein wie früher".

Das ist ein Leitsymptom von *Cadmium* – ein echtes Gefühl von Ohnmacht angesichts seines möglichen künstlerischen Untergangs.

Er erhält *Cadmium metallicum* C 200.

Repertorium

- » Allgemeines: Mattigkeit: Grippe, Influenza, wie durch
- » Geist, Gemüt: Teilnahmslosigkeit, Apathie, Gleichgültigkeit: alles, gegen
- » Blase: Urinieren: häufig: 2 Stunden alle

Cadmium

Reaktion

Er kommt vier Monate später erneut in die Praxis. Seine Schulnoten haben sich verbessert und er spielt wieder Trompete, ohne damit anzugeben. Die Schulphobie ist innerhalb einer Woche nach Einnahme des Mittels verschwunden.

Kommentar

Dieses Kind hat Probleme mit seiner Kreativität – es merkt, dass seine künstlerische Fähigkeit nachlässt. Das ist Thema der rechten Seite der Silberserie. Sein Starrsinn im Angesicht des möglichen Misserfolges ist typisch für das zwölfte Stadium.

Er hat es im Rahmen seiner Möglichkeiten bis ganz oben geschafft und scheint seine Leistungsgrenze erreicht zu haben. Er kann nichts mehr verbessern.

Materia medica[31]

Pharmakologie

Cadm-met. *Cadmium metallicum*.

Klassische Dosierung: Trituration und alle Potenzen, C 6 bis C 30.

Geschichte

Cadmium metallicum und andere chemische *Cadmium*-Verbindungen haben eine Heilwirkung in verschiedenen Fällen von Magen- und Darmkrebs gezeigt.

Viele dieser Fälle waren die Folge einer toxischen Wirkung von Aluminium, die nach dem Gebrauch von Küchengeräten aus Aluminium aufgetreten ist.

Seit einigen Jahren wird das Trinkwasser in vielen unserer Städte mit Aluminiumfluorid behandelt, wodurch die Bevölkerung einem potentiellen Karzinogen ausgesetzt ist, das die Fähigkeit hat, die Krankheit bei all den Menschen zu aktivieren, die eine ererbte Anlage dazu besitzen.

Cadmium hat die Ordnungszahl 48 und befindet sich damit zwischen *Zincum* und *Mercurius*. Als Vergiftungssymptome treten Erbrechen, Appetit-

---

31 Robin Murphy

Cadmium

verlust und Abmagerung auf. Es kommt zu Niesen, starkem Husten und reichlicher Absonderung aus den Schleimhäuten von Atemwegen und Augen.

Die erste Arzneimittelprüfungen von *Cadmium sulphuricum* wurden 1827 von Burdach und später von Pedroz durchgeführt. Im Jahr 1947 veranlasste die Internationale Liga für Homöopathie eine Wiederholung der Prüfung, und Gutmann fertigte 1951 einen Bericht darüber an.

An der Arzneimittelprüfung nahmen 38 Prüfer teil, die verwendeten Potenzen waren die C2, C3, D6, D12 und die C30.

Die letzten Potenzierungen zeigten in der Prüfung nur eine sehr geringe pathogene Wirkung. Weitere Arzneimittelprüfungen wurden nacheinander von Mac Farlan, Templeton und Pahud vorgenommen.

Cadmium wird in keinem der alten homöopathischen Lehrbücher erwähnt, dagegen liegt über eine Arzneimittelprüfung ein Bericht von Julian (1979) und Stephenson (1986) vor.

Der Name des Metalls leitet sich vom griechischen Wort „kadmia" ab, welches „Erde" bedeutet, und vom lateinischen „cadmea", dem Wort für Zinkerz. *Cadmium* wurde 1817 entdeckt.

Normalerweise wird es in Verbindung mit Zink gefunden. Es ist in der Lage, in großem Umfang Neutronen einzufangen. Es ist ein Bestandteil von Nickel-Cadmium-Batterien und in Form des hellgelben oder hellroten Cadmiumsulfits in färbenden Substanzen (z.B. in Farbstiften) enthalten. *Cadmium* wird außerdem in Telefonen und Oberleitungen von Straßenbahnen verwendet. Einen hohen *Cadmium*-Gehalt weisen auch *Asterias rubens*, *Cannabis sativa* und *Tabacum* auf.

Allgemeinsymptome

Cadmium metallicum und *Cadmium oxydatum* sind sehr wirkungsvolle Antidote gegen Aluminiumgifte. Müdigkeit und Mattigkeit wie bei einer Influenza, Schmerzen am ganzen Körper, Übelkeit und Erbrechen. Das Blutbild verändert sich, es kommt zu einer Anämie. Auch der Verdauungstrakt ist von der Aluminiumvergiftung betroffen. Wenn *Cadmium* im Darm und von der Lunge aufgenommen wird, ruft es Schädigungen am Epithel hervor.

Gleichgültigkeit und der Wunsch allein zu sein. Besserung durch das Auftreten eines Hautausschlages.

Niesen, Husten, schleimig-eitriger Auswurf und Durchfall mit weichem Stuhl und dem Gefühl eines Fremdkörpers im Rektum.

Cadmium

Niesen bei Grippe und Kitzeln tief unten im Hals. Rhinopharyngitis vom Influenza-Typ.

Klinisches Bild

Abmagerung. Aluminiumvergiftung. Anämie. Bleichsucht. Blutvergiftung. Chemotherapie, Nebenwirkungen von. Depression. Diarrhö. Dysenterie. Erbrechen. Hämorrhoiden. Influenza. Kopfschmerzen. Kolik. Kolitis. Krebs. Leberschwäche. Lupus erythematodes. Migräne. Müdigkeit, chronische. Obstipation. Pharyngitis. Strahlung, Vergiftung durch. Tuberkulose. Übelkeit.

Ursache

Aluminiumvergiftung.

Konstitution

Präkanzerose, chronische Infektion des retikuloendothelialen Systems. Psychosomatischer und postgrippaler Erschöpfungszustand.

Modalitäten

Es geht ihm besser durch Essen, Druck, heiße Anwendungen, Zusammenkrümmen und beim Auftreten eines Hautausschlages. Schlimmer morgens beim Erwachen. Auch geistige und körperliche Anstrengung verschlechtern, schlimmer auf der linken Seite.

Gemütssymptome

Schwierigkeiten sich zu konzentrieren und Gedächtnisschwäche. Überempfindlichkeit, Reizbarkeit. Gleichgültigkeit, will niemanden sehen. Er träumt vom Laufen, ohne jemals irgendwo anzukommen. Depressive Psychose mit Angst vor Krebs (*Carcinosinum*).

Körperliche Symptome

Abdomen

Zwerchfellhernie. Kolitis und Enterokolitis. Bakterienruhr (Shigellose). Abdominale Auftreibung mit Schmerzen im Bereich des Nabels und des Epigastriums. Besser durch Essen und Zusammenkrümmen.

Augen

Lichtempfindlichkeit. Die Augenlider sind empfindlich, schmerzen und brennen. Schlimmer beim Lesen in einem warmen Zimmer.

Blut

Erworbene hämolytische Gelbsucht. Anämie und Bleichsucht bei jungen Mädchen. Infantile und hereditäre Anämie. Anämie.

Brust

Einschnürender Schmerz hinter dem Brustbein, besonders beim Husten.

Extremitäten

Parästhesie der Gliedmaßen. Schwäche. Zittern von Händen und Füßen. Schweregefühl der Gliedmaßen. Brennen der Füße, Ameisenlaufen.

Hals

Morgens ist der Hals trocken, besser durch Essen.

Haut

Hitzegefühl und Brennen an einzelnen Hautstellen. Lokalisierter Juckreiz. Erythem, trockener Hautausschlag, Papeln, Bläschen. Allgemeine Müdigkeit, die durch das Auftreten eines Hautausschlages abnimmt. Lupus erythematodes. Tuberkulose mit Papeln, Knötchen, Bläschen und Hautblutungen.

Lichen sclerosus (isolierte oder gruppenweise angeordnete Papeln, ähnlich aussehend wie Sklerodermie). Chronische pustuläre Dermatitis, die sich vom Zentrum ausbreitet.

Kopf

Hinterkopfschmerzen mit Schwindel, Ohrensausen, Sehstörungen und psychosomatischen Beschwerden. Kopfschmerzen, die Schmerzen kommen und gehen plötzlich. Kopfschmerzen werden schlimmer durch Kopfschütteln, Bewegung, beim Lesen, länger andauernde intellektuelle Anstrengung und morgens beim Aufstehen. Besserung der Kopfschmerzen durch kalte Umschläge, Halten des Kopfes und beim Essen. Übelkeit.

Cadmium

Lunge

Erschwerte Atmung, besonders bei nur geringer Bewegung. Husten mit eitrig-schleimigem Auswurf, der manchmal blutgestreift ist. Akute Erkrankungen von Bronchien und Lunge.

Magen

Dyspepsie durch Übersäuerung. Verdauungsstörung.

Mund

Die Zähne sind gelb, der Mund ist trocken, die Lippen jucken.

Nahrungsmittel

Unstillbarer Hunger mit Übelkeit, schlimmer durch Erschütterung. Appetitverlust.

Nase

Niesen.

Nieren

Häufige Harnentleerungen.

Ohren

Schmerzhafte Empfindlichkeit und Ohrensausen.

Rektum

Obstipation und Hämorrhoiden, die sich durch Stuhlgang verschlimmern. Diarrhö mit dem Gefühl eines Fremdkörpers im Rektum.

Rücken

Rückenschmerzen und Schmerzen in den Schulterblättern.

Temperatur

Frösteln ohne Fieber. Ihm ist kalt, sogar in der Nähe eines Feuers. Drüsenfieber. Mononukleose.

Kommentar

Cadmium ruft eine impulsive Reizbarkeit hervor, die sich in ihrer Heftigkeit an der Grenze zum Wahnsinn befindet und sich mit einer tiefen Niedergeschlagenheit abwechselt. Es kommt zu einem Abscheu vor dem Leben, Hoffnungslosigkeit und Apathie, und alle Freude ist verschwunden. Dieser Gemütszustand ist häufig bei Krebspatienten zu finden. Sie sind nicht in der Lage sich zu konzentrieren, sagen und tun die falschen Dinge – so verwenden sie z. B. Salz anstatt Zucker, wenn sie Zucker benötigen. Sie haben lebhafte Träume von Krankheit, die sie nach dem Erwachen mit Besorgnis erfüllen. Sie spüren eine Abneigung gegen andere Menschen, bestimmte Musik und Lärm.

Gerüche und andere unangenehme Reize rufen Übelkeit hervor – oder bereits der Gedanke daran. Ihnen wird schwindelig, wenn sie Bilder sehen, die sich bewegen, und haben dabei das Gefühl, dass ihnen etwas den Atem nimmt. Gegenstände weichen zurück und kommen wieder näher.

Heftige, anhaltende, neuralgische Kopfschmerzen. Die drückenden Schmerzen machen ihn fast verrückt, sie durchdringen den ganzen Kopf und breiten sich von den Augen bis zu den Ohren aus.

Drückende Schmerzen in Leber und Milz. Erbrechen von Galle und Magensäure. Diarrhö mit schwarzen Stühlen, mit Schmerzen in den Eingeweiden. Obstipation mit lehmfarbenen Stühlen.

Die Brüste scheinen zu groß und wund, einschnürender Schmerz in der Herzgegend, mit einem Gefühl der Schwäche. Harnentleerungen sind häufiger und führen zu einer braunen oder zitronengelben Verfärbung der Toilette, die sich nur schwer entfernen lässt.

Cadmium ruft beim Sitzen ein Taubheitsgefühl an Händen und Füßen hervor. Blutungen aus Harnblase und Rektum wurden häufig von Dr. Grimmer mit *Cadmium* geheilt, besonders wenn es sich um dunkles Blut mit kleinen, schwarzen Klümpchen handelte.

Hellrote Hämorrhagien wurden ebenfalls beobachtet, und auch schwere neuralgische Schmerzen mit Verstopfung der Nasennebenhöhlen, gefolgt von Gesichtslähmung, nach großen Mengen von Chinin oder Aspirin, wurden durch *Cadmium* geheilt (Grimmer).

Cadmium

Vergleich mit anderen Mitteln

Cadmium sulphuricum

Verschlimmerung durch Bewegung, Obstipation, starker Durst: *Bryonia*.

Erregung mit Angst, Brennen besser durch Wärme: *Arsenicum*.

Cadmium in der Kinderheilkunde

1. Unruhige Kinder mit Konzentrationsschwierigkeiten

Diese Kinder waren bis dahin auf künstlerischem, sportlichem oder schulischem Gebiet recht begabt und lassen dann plötzlich in der schulischen Leistung nach. Der Grund kann eine aufgetretene Konkurrenz, aber auch ganz einfach ein allmähliches Abrutschen in der Leistung sein.

2. Kinder, die sagen, dass sie nichts mehr können

Das Gefühl des Unvermögens und der Ohnmacht in einer Situation ist typisch für *Cadmium*.

Sie reden gern über ihre Machtlosigkeit und darüber, dass sie nichts erreichen.

3. Dramatisches Getue, um eine verfahrene Situation zu retten

Wenn sie eine Leistung erbringen müssen, können sie einen ziemlichen Zirkus veranstalten, um ihr Gesicht zu wahren, z. B. in einer Prüfung, für die sie nur unzureichend vorbereitet sind.

4. Mittel für Kinder mit Krebs oder einer schweren Krankheiten

Typisch für diese Kinder ist ein Gefühl der Ohnmacht und der Unterwerfung unter eine ärztliche Behandlung, die sie überdies nicht vertragen.

Cadmium ist bei schweren Krankheiten eine große Hilfe für diese Kinder.

Zusammenfassung

Cadmium ist ein Mittel für Situationen, in denen der Patient überfordert ist und sich machtlos fühlt.

Silberserie • Stadium 13

Indium

Leitsymptome

Sein Werk ist vollbracht, aber es ist überholt und veraltet. Doch er klammert sich daran und macht weiter.

Mittel bei Kopfschmerzen, Obstipation und Schwierigkeiten mit der sexuellen Identität.

Indium ist in der Kinderheilkunde oft indiziert, besonders in Fällen, in denen eine Verwirrung bezüglich der sexuellen Identifikation besteht.

Fall: Vanessa

Die 13-jährige Vanessa wird im November 1997 in der Praxis vorgestellt, weil sie seit sechs Monaten unter Kopfschmerzen leidet. Die Kopfschmerzen sind sehr heftig, hauptsächlich im Stirnbereich lokalisiert und oft kommt noch Erbrechen hinzu. Bei feuchtem Wetter sind sie schlimmer und erreichen ihren Höhepunkt im Allgemeinen gegen 16 Uhr. Zu dieser Zeit ist sie extrem reizbar und fühlt sich gleichzeitig vollkommen abgeschlagen und schläfrig. Vanessa leidet außerdem an schwerer Obstipation, seit sie ganz klein ist und wenn die Verstopfung und die Kopfschmerzen zusammen auftreten, sind sie oftmals von sehr harten Stühlen begleitet.

Sie ist ein ausgesprochen ernsthaftes junges Mädchen, ziemlich ruhig, und mit einer sanften Stimme. Sie hat braunes Haar und feine Gesichtszüge. Doch im Gegensatz dazu überrascht sie mit ihrer maskulinen Art.

Indium

Ihre Mutter bekräftigt diesen Eindruck mit der Bemerkung, dass an ihr ein Junge verloren gegangen ist.

Während der Konsultation begutachtet Vanessa den Praxisraum und die Bücher im Sprechzimmer. Sie sagt, dass in der Schule alles gut läuft, sie beherrscht alles und hat keinerlei Probleme.

„Sie ist fast zu fehlerfrei und perfektionistisch", bestätigt ihre Mutter, die sie begleitet.

Vanessa spielt Geige und liebt alles, was antik ist. Sie kann modernes Mobiliar nicht ausstehen und ihr Zimmer ist sehr hübsch im Stil des 19. Jahrhunderts eingerichtet. Sie hasst moderne Musik und vor allem die Sänger, die gerade aktuell sind, und hört ausschließlich „qualitativ hochwertige" klassische Musik, sagt sie.

Sie spielt in einem Orchester, was ihr viel Freude bereitet, obwohl sie sich ständig über die anderen Orchestermitglieder ärgert, die ihre Partien nicht richtig spielen.

Sie sammelt alte Münzen und findet, dass unsere modernen Geldstücke grässlich sind. Sie hat eine Leidenschaft für die Numismatik und gehört einer Gruppe von jungen Sammlern an.

Zu den Nahrungsmitteln, die sie am liebsten isst, gehören salzige Speisen, Fleisch und Pommes frites. Sie mag kein Brot, weil es zu Blähungen führt, und deswegen isst sie es nicht mehr.

Sie schläft auf dem Bauch.

Bei der ersten Konsultation verschreibe ich *Natrium sulphuricum*, was innerhalb von acht Tagen zu einer Besserung führt. Die Kopfschmerzen treten jedoch nach Absetzen des Mittels wieder auf.

Als sie drei Wochen später wiederkommt, gebe ich ihr *Rhus toxicodendron*, was keinerlei Wirkung zeigt.

Wieder einen Monat später erklärt sie, müde und blass, dass sie diese schreckliche moderne Welt nicht mehr erträgt.

Nun erhält sie *Indium* C 1000.

Repertorium

» Allgemeines: Nachmittags, 13 – 18 Uhr: agg.: 15 Uhr: 18 Uhr bis
» Geist, Gemüt: Reizbarkeit: Schläfrigkeit, mit

- » Kopf: Schmerz: nachmittags: agg.: 15 Uhr
- » Kopf: Schmerz: schießender Schmerz: Stuhlgang, während
- » Rektum: Obstipation: Schwergehender Stuhl, schwierige Stuhlentleerung

Reaktion

Die Müdigkeit und die Kopfschmerzen verschwinden und beim nächsten Termin trägt sie das erste Mal einen Rock, was sehr bemerkenswert ist!

Kommentar

Ihre starke Empfindlichkeit gegen Nässe lässt an *Natrium sulphuricum* oder *Rhus toxicodendron* denken. Beiden fehlt jedoch der Perfektionismus und die Überheblichkeit in Bezug auf ihre Kunst und ihre Kultur, was die nur teilweise auftretende Wirkung dieser Mittel erklärt. Zu bedenken ist auch die Verschlimmerung um 16 Uhr, die bei vielen Metallen der Silberserie vorhanden ist. Zur Verschreibung von *Indium* führte schließlich vor allem Vanessas Vorliebe für Antiquitäten, aber auch die Tatsache, dass an ihr ein Junge verloren gegangen ist.

Materia medica[32]

Pharmakologie

Ind. *Indium metallicum*. Ein Metall. Trituration des reinen Metalls. Klassische Dosierung: Trituration und alle Potenzen, C 6 bis C 200.

Geschichte

Indium erhielt seinen Namen wegen der blauen Spektrallinie, dem „Indigo", durch die es in einer Zinkmischung im Jahr 1863 entdeckt wurde. Es ist ein seltenes Metall, das in seinem Aussehen und seiner Weichheit dem Blei ähnelt. *Indium* wurde von Bell geprüft und die aufgefundenen Symptome weisen in ihrer allgemeinen Wirkung auf eine Ähnlichkeit mit *Selenium* und *Titanium* hin.

Es haftet auf Glas und wird vielfach genutzt, z. B. für Spiegel, in der Fotografie, in Radios und Batterien. In Verbindung mit Arsen wird es wie *Gallium* zu einem Halbleiter und für Infrarot-Dioden verwendet. Legierungen von *Indium* und *Germanium* werden bei der Herstellung von Transistoren gebraucht.

---

32 Robin Murphy

Indium

Allgemeinsymptome

Indium wirkt auf die männlichen Sexualorgane. Es besteht eine verminderte Kraft und Kontrolle, mit häufigen nächtlichen Samenergüssen und perversen sexuellen Träumen. Daher kann dieses Mittel bei sexueller Psychose angezeigt sein. Samenergüsse.

Kopfschmerzen und Migräne.

Kopfschmerzen mit Schläfrigkeit und Übelkeit. Ausgeprägte Halsbeschwerden verschiedener Art, die abends schlimmer sind und sich durch Essen und das Trinken von kaltem Wasser bessern.

Der Urin riecht widerlich, wenn er längere Zeit gestanden hat.

Klinisches Bild

Chronische Müdigkeit. Depression. Fußschweiß. Hals, Geschwüre im. Halsschmerzen. Kopfschmerzen. Nasenbluten. Perversion, sexuelle. Pollutionen. Rückenschmerzen. Sphinkterlähmung.

Konstitution

Tuberkulöser Typ.

Modalitäten

Es geht ihm besser an der frischen Luft, in kalter Luft, wenn er kaltes Wasser trinkt oder sich mit kaltem Wasser wäscht. Schlechter im warmen Zimmer und durch Bewegung. Aber auch Ruhelosigkeit mit dem Gefühl, sich andauernd bewegen zu müssen. Viele Symptome erscheinen morgens zwischen 3 und 4 Uhr und nachmittags zwischen 15 und 18 Uhr, Schwäche um 11 Uhr morgens.

Gemütssymptome

Depression, er ist psychisch erschöpft und kann nicht arbeiten. Schläfrigkeit und Gereiztheit, mit Schmerzen im Hinterkopf. Gleichgültigkeit. Sexuelle Psychose.

Körperliche Symptome

Augen

Unsicheres Sehen am Abend, Personen erscheinen blass oder gelb.

Brust

Brennender Schmerz hinter dem Brustbein.

Schmerz in der linken Brustseite und in Richtung der linken Achselhöhle.

Extremitäten

Schmerzen, besonders im linken Arm. Die Beine sind ruhelos und erscheinen müde.

Jucken der Zehen (*Agaricus*). Zuckungen in den Beinen. Muskelschmerzen, besonders im rechten Knöchel, die dann zum linken Knöchel ziehen und sich über den ganzen Fuß ausbreiten. Muskelzittern.

Schwäche in den Beinen, besonders nach dem Gehen fühlt er sich müde, wird dann unruhig und muss sich erneut bewegen.

Gesicht

Eiterpickel. Die Mundwinkel sind eingerissen und wund (*Cundurango*).

Hals

Vergrößerte und geschwürige Uvula mit dickem Schleim im hinteren Rachenraum. Schlimmer abends.

Kopf

Heftige, klopfende Kopfschmerzen, besonders im rechten Hinterkopf. Juckreiz der behaarten Kopfhaut mit innerlichen Schmerzen im Kopf. Kopfschmerzen beim Pressen zum Stuhlgang. Gefühl, als ob der Kopf während des Stuhlgangs platzen würde. Dumpfe Schmerzen in den Schläfen mit Übelkeit, Schwäche und Schläfrigkeit.

Lunge

Er muss tief atmen.

Magen

Dyspepsie. Übelkeit mit Kopfschmerzen beim Frühstück. Schwächegefühl im Magen gegen 11 Uhr morgens.

Indium

Männlich

Samenergüsse zu häufig. Verminderte Potenz. Empfindliche Hoden. Ziehende Schmerzen entlang des Samenstrangs. Weiche Hoden. Gesteigertes sexuelles Verlangen, nächtliche Ergüsse, gefolgt von ungenügender Erektion. Vorzeitige Ejakulation.

Mund

Schleimige, zähe Absonderungen aus dem Rachen, klebrig und gelb.

Nase

Heftige Niesanfälle.

Nieren

Der Urin riecht widerlich, wenn er eine Weile gestanden hat.

Ohren

Schmerzhafte Pusteln am äußeren Ohr. Die Helix ist gerötet und schmerzt wie von Nadelstichen.

Rektum

Verlust der Kontrolle über den Analsphinkter beim Urinieren. Kopfschmerzen beim Stuhlgang.

Rücken

Rückenschmerzen. Steifheit von Genick, Hals und Schultern.

Schlaf

Halluzinatorische Träume.

Weiblich

Verlängerte Menses. Ziehender Schmerz im Unterbauch mit ausgeprägter Reizbarkeit.

Indium

Kommentar

Der mentale Zustand von *Indium* ist gekennzeichnet durch Niedergeschlagenheit und Depression, seltsamerweise dem seiner Farbe „Indigo", die im Spektrum vorhanden ist, nicht ganz unähnlich.

In der Arzneimittelprüfung waren die Kopfschmerzen sehr ausgeprägt und ein Symptom ist ungewöhnlich: „Heftiger Kopfschmerz, wenn er beim Stuhlgang presst".

Indium wirkt hervorragend bei Kindern, die unter Obstipation leiden. Außerdem ist es ein wirksames Mittel bei Schwierigkeiten mit der sexuellen Identität, wie maskuline Züge bei Frauen oder Unsicherheit bezüglich des eigenen Geschlechts.

Vergleich mit anderen Mitteln

Männliche Sexualorgane: *Selenium* und *Titanium*.

Belladonna – Kopfschmerzen, Menses, *Asparagus* – Urin, *Sanguinaria* – Kopfschmerzen, Rheumatismus.

Schwäche um 11 Uhr morgens: *Phosphorus, Natrium carbonicum, Sulphur, Zincum.*

Kopfschmerzen, Hitzewallungen, Schmerzen in der Schultermuskulatur: *Ferrum.*

Kopfschmerzen mit Schläfrigkeit: *Brucea, Lachesis, Nux moschata, Opium, Stannum, Strychninum. Indium* hat Schläfrigkeit und Übelkeit.

Halsschmerzen, die sich durch kaltes Trinken und durch Essen bessern: *Indium,* ähnelt *Aesculus, Benzoicum acidum, Cistus, Lachesis.*

Adynamischer Typ mit rotem Gesicht und trockener Zunge, kann nicht urinieren, ohne zugleich den Darm zu entleeren: *Muriaticum acidum.*

Bedürfnis, sich ständig zu bewegen. Wechselnde Schmerzen, die von einer Stelle zur anderen ziehen. Er muss sich anstrengen, um während des Stuhlgangs zu urinieren: *Tuberculinum.*

Indium

Indium in der Kinderheilkunde

1. Ein wichtiges Mittel bei Kopfschmerzen

Die Kopfschmerzen, die in Zusammenhang mit den Mitteln der Silberserie auftreten, betreffen künstlerisch begabte, aber wenig erfinderische Kinder. Diese Kinder interessieren sich für sehr alte, antike Dinge oder für die Musik vergangener Zeiten.

2. Mittel gegen Obstipation

Es ist eine sehr genaue Verschreibung, wenn die Obstipation von Kopfschmerzen begleitet wird, die im Moment des Pressens zur Darmentleerung auftreten.

3. Mittel bei Schwierigkeiten mit der sexuellen Identität

An den betroffenen Mädchen sind Jungen verloren gegangen und die Jungen leiden an Identitätsproblemen mit sexueller Verwirrung. Vor allem verkleiden sie sich gern als Mädchen.

4. Mittel für altmodische Kinder, die sich für antike Dinge begeistern

Sie sind mustergültige Kinder, die sich für klassische Musik begeistern oder Antiquitäten sammeln. Die künftigen Konservatoren in einem Museum!

Zusammenfassung

Indium ist angezeigt bei Kopfschmerzen, Obstipation und bei Kindern, die Probleme mit ihrer sexuellen Identität haben.

Silberserie • Stadium 14

Stannum

Leitsymptome

Er verzichtet auf seine Ideen und sein künstlerisches Werk.

Mittel bei Husten, Obstipation, für unruhige Kinder und bei Leukodermie von Kindern, welche die Brust verweigern.

Stannum ist ein wichtiges Mittel und in der Kinderheilkunde sehr nützlich bei hartnäckigem Husten, Obstipation und Hyperaktivität von Kleinkindern.

Fall: Maxime

Der 5-jährige Maxime wird mit einem hartnäckigen Husten in die Sprechstunde gebracht, unter dem er seit vierzehn Tagen leidet. Es ist ein trockener Husten, der morgens verstärkt auftritt, erst gegen Mitternacht aufhört und für den kleinen Jungen sehr ermüdend ist.

Trotz der Tatsache, dass der Husten trocken ist, beklagt er sich über Schleim im Hals und in der Luftröhre, den er meistens hinunterschluckt.

Die Eltern haben die Konsultation etwas hinaus gezögert, weil er die eine Hälfte der Nacht gut schläft, nachdem der Husten aufgehört hat.

Bezeichnend ist, dass die Hustenanfälle stärker werden, wenn er spricht oder lacht. Am Vorabend hat der Husten sogar zweimaliges Erbrechen verursacht.

Maxime ist zwar ein unruhiges, aber schweigsames Kind, und so war er schon in seiner frühen Kindheit. Die Eltern sind beide mit zeitweiliger

Stannum

Unterbrechung beim Theater – sein Vater ist Seiltänzer, seine Mutter Tänzerin.

Er ist Einzelkind und hat nie besondere Probleme bereitet, Schwangerschaft und Geburt waren ohne besondere Vorkommnisse. Es gab nur die eine Unannehmlichkeit, dass Maxime im Alter von zwei Monaten die Brust verweigerte, ohne dass es dafür eine Erklärung oder einen offensichtlichen Grund gegeben hat.

Bei der Untersuchung zeigt sich nichts Auffälliges, außer dass die Finger und besonders die Nagelränder Entzündungen aufweisen, und zwar schon seit er ganz klein ist. Er ist ein mediterraner Typ, aber am Ende des Sommers – es ist die Zeit, in der er vorgestellt wird – sind seine braunen Arme und Hände mit hellen Flecken bedeckt.

Maxime gehört zu den Kindern, die unter Wurmbefall leiden und regelmäßig bei Vollmond in die Praxis kommen, weil sie dann furchtbar unruhig und nervös sind.

Er ist ein wenig mürrisch, zurückhaltend und hält sich gern abseits von Anderen.

Auf die Dinge, die während der Konsultation über ihn gesagt werden, reagiert er sehr empfindlich. Als seine Mutter berichtet, dass die Lehrerin ihn ziemlich zurückhaltend und wenig kooperativ findet, hört er genau zu. Er unterbricht uns, um zu erklären, dass er sowieso nichts Interessantes zu erzählen hat und dass ihn die Schule nicht interessiert.

Er hat ein Verlangen nach Zucker und Schokolade.

Die Auskultation scheint normal, da jedoch auf der linken Seite verschiedene Geräusche auftreten, die nicht recht einzuordnen sind, empfehle ich eine Röntgenaufnahme des Thorax, die aber ohne Befund ist.

Er erhält *Stannum metallicum* in der C 9, C 12, C 15 und C 30, und sein Husten verschwindet.

Repertorium

» Allgemeines: Speisen und Getränke: Milch, Milchprodukte: Abneigung: Muttermilch
» Allgemeines: Vormittags, 9 Uhr – 12 Uhr: agg.: 9 Uhr: 11 Uhr, bis
» Allgemeines: Absonderungen: vermehrt
» Allgemeines: Lachen, nach

- » Allgemeines: Liegen: amel.: Bett, im
- » Geist, Gemüt: Erregung, Erregbarkeit: Wurmbeschwerden, bei
- » Geist, Gemüt: Faulheit, Trägheit, Abneigung gegen Arbeit
- » Entfärbung: Flecken: obere Extremitäten: Hände

Reaktion

Maximes Nägel entzünden sich nicht mehr, der Husten ist nicht wieder aufgetreten, er ist nicht mehr so unruhig und beteiligt sich am Unterricht. Er nimmt weiterhin *Stannum*, das seine Vitiligo nach jedem Sommer bessert.

Kommentar

Dieser Junge befindet sich in einem Prozess der Selbstverwirklichung, ist aber jetzt im Begriff, seine Pläne aufzugeben (Silberserie). Aus diesem Grund zieht er sich zurück und ist schweigsam. Eine Bestätigung dafür ist seine Aussage, dass er nichts Interessantes zu erzählen hat.

Der Husten ist typisch für *Stannum*, ebenso wie die Hautsymptome an seinen Fingern.

Materia medica[33]

Pharmakologie

Stann. *Stannum metallicum*. Trituration des reinen Metalls. Klassische Dosierung: Alle Potenzen, 3. bis 30. Stufe.

Geschichte

Stannum ist der Jupiter der Alchimisten. Hahnemann spricht davon, dass bereits unseren Vorfahren die starke Heilwirkung von Zinn bei schweren Erkrankungen bekannt war. Zu Hahnemann's Zeiten jedoch wurde dieses Mittel hauptsächlich als Wurmmittel verwendet. Alston führt den Fall einer Schottin an, bei der durch die Anwendung von *Stannum* ein Bandwurm beseitigt wurde, und erwähnt außerdem die Heilung einer Hämatemesis.

Der Name stammt aus dem Lateinischen und bedeutet „Zinn". *Stannum* ist eines der Metalle, die bereits in alten Zeiten bekannt waren. In der Astrologie wird es mit dem Planeten Jupiter in Verbindung gebracht.

---

[33] Robin Murphy

Stannum

Ehemals wurden aus Zinn Krüge, Bierseidel und Geschirr hergestellt, was aber nicht immer unproblematisch war. So konnte die sogenannte „Zinnkrankheit" (Zinnfraß) auftreten, die zu einem Beschlagen des Materials führt und ein Zinnobjekt durch Auflösung der Struktur ganz plötzlich zu Pulver zerfallen lässt.

Bronze, die zur Herstellung von Glocken und Statuen verwendet wird, wird aus Kupfer und Zinn (7%) hergestellt. Es ist das Zinn, das den Glocken ihren schönen Schall und Ton gibt.

Dieses Metall wird hauptsächlich für die Herstellung von Konservendosen benutzt, da es nicht rostet. Es wird für Lötmittel, Legierungen zur Herstellung von Kugellagern, und in organischen Zinnverbindungen wie Fungiziden und Pestiziden gebraucht. Bei der Herstellung von PVC wirkt es als Katalysator. Zinn war früher auch Bestandteil von Metallfolien, wurde hier aber inzwischen durch kostengünstigeres Aluminium ersetzt.

Allgemeinsymptome

Die Hauptwirkung von *Stannum* richtet sich auf das Nervensystem, die Atemorgane und die Leber. Es kommt zu einer fortschreitenden Schwäche in Brust, Hals, Magen, Oberarmen und Oberschenkeln.

Der Patient ist nicht einmal mehr fähig zu sprechen, fällt auf den Stuhl anstatt sich hinzusetzen und zittert bei Bewegung. Er fühlt sich schwächer, wenn er eine Treppe hinabgeht, als wenn er sie hinaufsteigt.

Die Patienten weisen eine große Kraftlosigkeit auf. Sprechen ruft ein großes Schwächegefühl im Hals und in der Brust hervor. Die Schwäche bei chronischen Bronchial- und Lungenerkrankungen ist durch eine reichliche, schleimig-eitrige Absonderung auf der Basis von Tuberkulose gekennzeichnet.

Paralytisches Schweregefühl oder Schwäche. Die Schmerzen von *Stannum* sind gekennzeichnet durch ein allmähliches Kommen und Gehen. Lähmende Schwäche, Spasmen, Lähmung.

Spasmen mit Schmerzen in Abdomen und Zwerchfell, Epilepsie mit Umherwerfen der Gliedmaßen, Daumen sind eingeklappt, Opisthotonus, sexuelle Komplikationen.

Die Beschwerden der Schleimhäute führen zu schleimig-eitrigen Absonderungen. Schmerzen verstärken sich allmählich und vergehen auch allmählich. Ziehender und drückender Schmerz. Neuralgie des Zwerchfells, unterdrückt. Krämpfe, Hysterie, Abmagerung, Gefühl der Einengung beim Gähnen. Kinder wollen quer über den Schultern getragen werden. Zittern stärker nach langsamer Bewegung und nach Anstrengung. Lähmung nach Wurmbefall, Krämpfen, Erregung und Masturbation. Hemiplegie.

Die Ausscheidungen von *Stannum* sind trübe.

Klinisches Bild

Anämie. Asthma. Bandwürmer. Bronchitis. Dyspepsie. Epilepsie. Epistaxis. Fieber. Frostbeulen. Gerstenkörner. Hämatemesis. Hämoptyse. Hemiplegie. Hypochondrie. Hysterie. Kolik. Konvulsionen. Kopfschmerzen. Krämpfe. Magenschmerzen. Milch, veränderte. Nägel, splitternde. Neuralgie. Neurasthenie. Ohren, Geschwüre der. Opisthotonus. Paralyse. Prolaps, Uterus des. Prolaps, Vagina der. Ptosis. Schlaflosigkeit. Schwäche. Stimme, schwache. Tracheitis. Tränengangsfistel, eitrige. Tuberkulose. Würmer. Zahnung. Zwerchfell, Schmerzen im.

Ursache

Folgen von Gemütsbewegungen, Angst, Masturbation, Zahnung, Gebrauch der Stimme.

Konstitution

Tuberkulöse Konstitution.

Modalitäten

Besserung der Schmerzen beim Gehen, aber er muss sich bald wieder ausruhen. Besser durch Druck, frische Luft, Liegen quer über einer harten Unterlage, Expektoration, Husten, schnelle Bewegung und Zusammenkrümmen. Verschlimmerung durch Gebrauch der Stimme, Lachen, Sprechen, Singen, Kälte, um 10 Uhr, nach leichter Bewegung. Schlechter durch Liegen auf der rechten Seite. Verschlimmerung durch heiße Getränke, während des Stuhlgangs, beim Steigen und Hinuntergehen von Treppen, durch Berührung.

Stannum

Gemütssymptome

Der Patient ist traurig und entmutigt. Er fürchtet sich, andere Menschen zu sehen und ist sehr empfindlich gegenüber dem, was andere über ihn sagen. Er ist ängstlich, nervös und Frauen sind traurig vor der Menstruation. Fühlt sich erbärmlich und entmutigt und kann Gedanken, die sich einmal in seinem Kopf festgesetzt haben, nicht wieder loswerden.

Schweigsamkeit und Abneigung gegen Gesellschaft. Plötzliche Wutanfälle.

Er ist vergesslich und geistesabwesend, fühlt sich unbehaglich, weiß nichts mit sich anzufangen, ist hoffnungslos und ohne Mut. Ihm ist die ganze Zeit nach Weinen zumute, aber Weinen verschlimmert seinen Zustand.

Körperliche Symptome

Abdomen

Nicht abgehende Blähungen. Das Abdomen ist schmerzhaft gespannt und berührungsempfindlich. Krampfartige Koliken um den Nabel mit Leeregefühl. Besserung der Koliken durch festen Druck. Koliken von Säuglingen werden besser, wenn man sie quer über den Schultern trägt.

Stechende Koliken mit Hunger und Diarrhö, besser durch festen Druck. Spasmodische Schmerzen im Abdomen, Hysterie.

Augen

Sie sind eingesunken, trübe und schmerzen. Ptosis. Stechende und brennende Schmerzen in den Augenlidern. Jucken und brennendes Gefühl in den Augen. Nachts verkleben die Augenlider. Gerstenkörner. Die Augen sind trübe und verschleiert, sie zucken und zittern.

Brust

Die Brust fühlt sich schwach an, er kann kaum sprechen. Stechende Schmerzen in der linken Seite beim Atmen oder beim Liegen auf dieser Seite. Messerartige Schmerzen unter der linken Achselhöhle. Zwerchfellneuralgie, Hysterie.

Stannum

Brustdrüsen

Der Säugling verweigert die Brust und will nicht gestillt werden (*Silicea*).

Empfindungen

Als ob alle Dinge zu weit entfernt sind. Als ob die Stirn zerschmettert ist, als ob sie nach innen gedrückt wird. Als ob die Brust ausgehöhlt ist oder innerlich zusammengedrückt wird.

Die Oberbauchregion ist wie zerschlagen. Kitzeln wie ein Schmerz in der Brust.

Neigung sich zu räuspern, als ob sich Schleim in der Brust befindet. Als ob die Glieder zerschlagen sind, und wie vom Tragen einer schweren Last im Arm oder in der Seite der Brust. Als ob er einen Schweißausbruch hat.

Extremitäten

Paralytische Schwäche, er lässt Dinge fallen. Schwellung der Hände und Knöchel.

Krampfartige Zuckungen der Muskeln von Unterarm und Hand. Krämpfe in der Hand, er kann den Besen nicht loslassen. Die Finger zucken, wenn er einen Stift hält. Paralyse bei Sekretärinnen, die Maschine schreiben. Kontraktion der Finger mit eingezogenen Daumen. Neuritis. Schmerzen im Deltamuskel beim Lesen. Plötzliches Versagen der Gliedmaßen bei dem Versuch sich hinzusetzen. Zittrige Knie und geschwollene Knöchel.

Gesicht

Das Gesicht ist blass. Neuralgie der Wangen während der Menstruation. Schwellung der Wangen und des Oberkiefers. Krämpfe im Kiefer. Schmerzhafte Schwellung der Unterkieferdrüsen.

Hals

Die Stimme ist tief, hohl und heiser, besser durch Aufräuspern von Schleim. Schneidende Schmerzen beim Schlucken. Übelkeit im Hals. Der Schleim ist zäh, und löst sich nur schwer. Versuche ihn abzulösen führen zu Übelkeit. Der Hals ist trocken und gereizt. Halsschmerzen, wie von einer innerlichen Schwellung. Schneidende Schmerzen im Kehlkopf und in der Speiseröhre beim Schlucken.

Stannum

Haut

Das Brennen und Jucken breitet sich über den ganzen Körper aus. Die Pickel im Gesicht jucken und schmerzen bei Berührung und beim Waschen. Frostbeulen. Risse in den Nägeln.

Herz

Schmerz in der Präkordialregion und Schluckauf.

Kopf

Heftige, schmerzhafte Einschnürung in Stirn und Schläfen. Schmerzen in Schläfen und Stirn. Hartnäckiger Schnupfen und Influenza mit Husten. Die Schmerzen verschlimmern sich durch Bewegung und nehmen allmählich zu und wieder ab. Drückende Kopfschmerzen, die einen Zustand von Betäubung verursachen. Erschütterungen des Gehens erzeugen schmerzhaften Widerhall im Kopf. Ziehende Schmerzen in Wangenknochen und Augenhöhlen. Geschwürige Entzündungen der Löcher für Ohrringe im Ohrläppchen. Migräne zerebralen Ursprungs, besser durch Erbrechen. Heftige, glühende und klopfende Schmerzen, als ob der Kopf durch innerliche Schläge platzen würde.

Leber

Brennendes Gefühl in der Leber. Schwäche von Leber und Verdauung. Bitterer und saurer Geschmack im Mund. Gefühl von Druck und Brennen in der Lebergegend.

Lunge

Kurzatmigkeit bei Anstrengung, er muss die Kleidung lockern. Tiefes Atmen. Heiserkeit, der Schleim wird mit einem heftigen Hustenanfall ausgeworfen. Der Husten ist trocken und besonders heftig am Abend bis Mitternacht, er verschlimmert sich durch Lachen, Singen, Sprechen und Liegen auf der rechten Seite.

Husten bei Influenza tritt plötzlich auf und hält von mittags bis Mitternacht an, mit nur wenig Auswurf. Viel Schleim in der Luftröhre.

Während des Tages werden Mengen von süßlichem, grünem Schleim produziert. Kurzatmigkeit und beklemmende Atmung. Stechende Schmerzen in der linken Seite beim Atmen und beim Liegen auf der gleichen Seite. Leichter Auswurf mit Mengen von süßen, salzigen, sauren, eitrigen oder hellgelben Schleimkugeln. Hämoptyse mit reichlichem Auswurf. Katarrhalische Tuberkulose. Bronchiektase. Erbrechen und Husten. Er kann kaum gehen und kann nichts tun ohne zu husten.

Magen

Bitterer Geschmack. Schmerzen bessern sich durch Druck, aber empfindlich bei Berührung. Leeregefühl im Magen. Der Geruch kochender Speisen ruft Übelkeit und Erbrechen hervor. Heftiges Erbrechen mit Blut und Galle vermischt, früh am Morgen, mit dem Geruch von verdauter Nahrung. Unwohlsein.

Männlich

Vermehrtes sexuelles Verlangen. Wollüstige Empfindung in den Genitalorganen endet mit einem Samenerguss, der erschöpfend ist. Häufige Pollutionen mit übermäßiger Erschöpfung.

Mund

Bitterer oder saurer Geschmack. Kitzeln an der Zungenwurzel. Alle Nahrungsmittel außer Wasser haben einen sauren, bitteren oder süßen Geschmack. Stinkender Mundgeruch. Saurer Speichelfluss. Reden ist erschwert und schwach und wird durch Schwäche hervorgerufen. Die Zunge ist mit gelbem Schleim bedeckt und gelb oder rot.

Nahrungsmittel

Unstillbarer Hunger, vermehrter Durst. Geruch von kochenden Speisen ruft Erbrechen hervor. Bitterer Geschmack sämtlicher Speisen. Bier schmeckt bitter und nach Gras. Übelkeit und Erbrechen nach der Mahlzeit. Große Schwäche der Verdauung.

Nase

Überempfindlichkeit gegen Gerüche. Gefühl von Verstopfung und Schwere, Brennen in der Nase. Nasenbluten bei Bewegung oder beim Aufstehen aus dem Bett. Trockener Schnupfen nur auf einer Seite.

Stannum

Nieren

Stechende Schmerzen in der Nierenregion. Unempfindlichkeit der Blase, nur ein Völlegefühl zeigt den Harndrang an. Blasenatonie und Harnretention.

Bläschen an der Harnröhrenmündung.

Ohren

Knackendes Geräusch in den Ohren beim Putzen der Nase. Ohrenschmerzen mit stechendem Ohrenreißen. Klingeln im linken Ohr. Knirschen in den Ohren beim Naseschnäuzen. Ulzeration der Ohrringlöcher. Klimpern in den Ohren.

Rektum

Brennen im Anus und ständiger Juckreiz. Obstipation. Die Stühle sind hart, trocken, knotig und grünlich und werden nur selten ausgeschieden. Häufiger erfolgloser Stuhldrang. Verstopfung an jedem Montag, sie tritt nach den Arbeitstagen auf. Der Stühle sind grün, mit Kolik.

Rücken

Stechende Schmerzen im unteren Rücken und in den Beinen. Opisthotonus.

Muskelschwäche im Nacken.

Schlaf

Nächtliche Unruhe mit zahlreichen lebhaften Träumen, die beängstigend oder wollüstig sind. Stöhnen, Weinen und Jammern im Schlaf. Im Schlaf ist ein Bein angezogen, und das andere ausgestreckt.

Schwindel

Schwindel und Schwäche bei Abwärtsbewegung. Schwindel, alle Gegenstände erscheinen weit entfernt. Schwindel beim Hinsetzen mit Verlust der Gedanken.

Temperatur

Frösteln um 10 Uhr morgens mit tauben Fingerspitzen. Brennen der Handflächen und Fußsohlen. Hektisches Fieber. Erschöpfender Schweiß und feucht von Schweiß gegen 4 Uhr morgens. Hitze am Abend, erschöpfende Nachtschweiße, gegen Morgen. Schwächendes Schwitzen besonders an der Stirn und im Nacken, der Schweiß riecht kräftig und muffig.

Weiblich

Starker Körpergeruch während der Menstruation. Die Menses kommen früh und reichlich. Herabdrängendes Gefühl im Unterleib. Prolaps von Uterus und Vagina, schlimmer beim Stuhlgang. Der Prolaps geht mit einem schwachen Gefühl im Magen einher, und dem Gefühl, als ob sich dieser nach unten senkt (*Sepia*).

Uterussymptome mit Schwächegefühl und Gefühl wie eingezogen in der Brust.

Schmerzen in der Vagina, die nach oben und bis in die Wirbelsäule ausstrahlen. Leukorrhö mit starker Schwäche und gelbweißem, transparentem Schleim. Kratzen an entfernten Körperteilen (Armen) mit unerträglichen Lustgefühlen in den Genitalien, die einen Orgasmus hervorrufen. Vermehrtes sexuelles Verlangen, früher Orgasmus.

Zähne

Zahnschmerzen nach der Mahlzeit, mit zuckenden Schmerzen und Hitze im Gesicht. Gefühl, als ob die Zähne verlängert sind und sich bewegen. Zahnfleischgeschwüre mit Schwellung der Wangen.

Vergleich mit anderen Mitteln

Stannum iodatum, Causticum, Calcium, Silicea, Tuberculinum, Bacillinum.

Chronische Bronchitis, tuberkulöser Husten, Emphysem mit Magenkatarrh und gelbem Auswurf, der sich nur schwer entleeren lässt. Alte Leute, die zu schwach zum Abhusten sind: *Myrtus chekan*.

Saures Gefühl im Magen: *Chelidonium, Phosphorus, Sepia*.

Er weint die ganze Zeit, aber Weinen verschlimmert: *Natrium muriaticum, Pulsatilla, Sepia*.

Stannum

Schlechter bei Abwärtsbewegung als beim Hochsteigen: *Borax*.

Schmerzen nehmen allmählich zu und ab: *Platinum, Strontium*.

Übelkeit durch Geruch kochender Speisen: *Arsenicum, Colchicum*.

Schwäche durch Sprechen: *Cocculus, Veratrum, Sulphur, Calcium*.

Katarrhalische Tuberkulose: *Silicea, Phosphorus, Senega, Eriodictyon californicum, Teucrium scorodonia, Anisum stellatum, Pix liquida, Myosotis*.

Lähmung durch Emotionen: *Staphisagria, Natrium muriaticum*.

Antidotiert durch: *Pulsatilla, Phosphorus*.

Komplementär: *Pulsatilla*.

Folgt gut nach: *Causticum, Cina*.

Gute Folgemittel: *Calcium, Phosphorus, Selenium, Sulphur*.

Stannum in der Kinderheilkunde

1. Mittel für Säuglinge, welche die Brust verweigern

Die Eltern geraten oft völlig aus der Fassung, wenn ein Säugling ganz unvorbereitet die Brust verweigert.

Dieses Symptom findet man insbesondere bei *Silicea*-Babies.

2. Mittel für trockenen und hartnäckigen Husten

Es ist ein quälender, nicht enden wollender, trockener Husten, der um die Mittagszeit und um Mitternacht schlimmer wird. Er kann Erbrechen hervorrufen und wird durch Lachen und Reden verschlimmert. Obwohl der Husten trocken ist, beklagt sich der Patient über viel Schleim in der Luftröhre. Das Husten nimmt ihm den Atem und er muss tief Luft holen. Hier muss oftmals eine Lungenerkrankung diagnostisch ausgeschlossen werden.

3. Mittel bei Obstipation

Stannum hat selten Stuhlgang, die Stühle sind grün und knotig, und die Verstopfung ist sehr hartnäckig. Bei der Entleerung kommt es häufig zu einem starken analen Juckreiz.

Es ist außerdem festzustellen, dass die Verstopfung am Montag auftritt, wenn nach der Pause am Wochenende die Schule wieder beginnt.

4. **Mittel bei Leukodermie**

Stannum kann bei Weißfleckenkrankheiten, besonders bei der sommerlichen Vitiligo, von Nutzen sein.

5. **Schweigsame Kinder, die sich zurückziehen, weil sie sich beiseite geschoben fühlen**

Hier wird die Idee von J. Scholten in einem Kind ausgedrückt, das seine Kreativität aufgibt, weil es alles getan hat, was es konnte und doch von seinen Konkurrenten beiseite geschoben wurde.

Entsprechendes ist in dem Fallbeispiel zu sehen: „Ich habe auf alle Fälle gar nichts zu sagen!"

Zusammenfassung

Stannum ist sehr hilfreich bei Husten, Obstipation und bei Kindern, die sich ihrer Kreativität beraubt fühlen.

Silberserie • Stadium 15

Antimonium

Leitsymptome

Er hat seine Kreativität verloren, er hat aufgegeben.

Mittel bei Asthma, Unruhe und für Kinder, die den Arzt nicht ertragen können.

Fall: Bruno

Der kleine Bruno, der in der Praxis vorgestellt wird, ist 9 Jahre alt und leidet seit frühester Kindheit an Asthma. Er kommt das erste Mal zu einer homöopathischen Behandlung. Jeden Morgen erwacht er bereits gegen 6 Uhr und atmet dann kurz und pfeifend. Normalerweise beginnt die Episode mit einem Schnupfen, der aber schnell wieder vergeht.

Alle vierzehn Tage nimmt er Antibiotika und er inhaliert täglich. Wetterwechsel und Feuchtigkeit verschlimmern sein Befinden.

Bruno ist ein unruhiges, hastiges und reizbares Kind und außerdem sehr ängstlich. Seit er ganz klein ist, kaut er an den Nägeln, bis es blutet.

Ich mache einen Versuch, ihn zu untersuchen, verzichte aber darauf, als die Mutter mich darüber unterrichtet, dass er Untersuchungen schon immer abgelehnt hat. Sie erzählt, dass Arztbesuche, als er klein war, immer mit Gebrüll und Geschrei verbunden waren, das erst aufhörte, als der Arzt ihn in Ruhe ließ und ihn weder berührte noch ansah. Der Junge sieht nach meiner Entscheidung tatsächlich sehr erleichtert aus.

Antimonium

Dieser Junge hat eine sehr schöne Stimme und singt in dem Kinderchor „Les petits chanteurs de l'Esperance" (Die kleinen Sänger der Hoffnung). Er liebt Fußball wie alle kleinen Jungen in seiner Stadt, aber seit Schulbeginn im Herbst darf er nicht mehr Fußball spielen, damit er sich keine Erkältung zuzieht und er dann möglicherweise nicht im Chor singen kann. Daher bleibt er an den Winterabenden zuhause und spielt Schach. Er verliert die ganze Zeit, aber er ist gar nicht so ein schlechter Verlierer. Später, wenn er größer ist, möchte er trotz allem gern Sänger werden.

Zu seinen bevorzugten Nahrungsmitteln gehören Fleisch, salziger Käse und Äpfel. Er hat eine ausgeprägte Abneigung gegen Fisch.

Ich verordne *Antimonium tartaricum* (C 9, C 12, C 15, C 30).

Repertorium

» Allgemeines: Morgens, 5 Uhr – 9 Uhr: agg.
» Allgemeines: Erkältungsneigung
» Allgemeines: Speisen und Getränke: kühlen Dingen, wie z. B. Äpfel: Verlangen nach
» Geist, Gemüt: Stöhnen, Ächzen, Wehklagen: Kinder: Berührung, bei
» Geist, Gemüt: Beißen, beißt: Nägel beißen
» Husten: Asthmatischer Husten

Reaktion

Seit der Verschreibung von *Antimonium tartaricum* entwickeln sich seine Erkältungen nicht mehr zu fieberhaften Infekten und er hat seit drei Monaten keine Antibiotika mehr genommen. An Asthma allerdings leidet er immer noch.

Bei einem zweiten Besuch in der Praxis erhält er *Antimonium metallicum*, das seine Inhaliergeräte endgültig überflüssig macht.

Nun darf Bruno im nächsten Winter sowohl Fußballspielen als auch im Chor singen. Aber er ist jetzt fast 10 Jahre alt und wird in den Stimmbruch kommen. Ein weiterer möglicher Verzicht ist also in der Zukunft absehbar.

Kommentar

Er muss auf seine Leidenschaft, das Fußballspielen, verzichten, um singen zu können. In diesem Fall gibt er etwas auf (Stadium 15), und es

Antimonium

betrifft seine sportliche Karriere (Silberserie). Bei intellektuellen Spielen verliert er ständig. Diese Tatsache und auch die respiratorischen Symptome weisen auf *Antimonium tartaricum* hin.

Da sich dieses Kind aber in einem Prozess der künstlerischen Verwirklichung befindet und nur Erfolg haben kann, wenn er auf etwas anderes verzichtet, ist *Antimonium metallicum* indiziert.

Materia medica[34]

Pharmakologie und Geschichte

Der Ursprung des Namens *Antimonium* ist unbekannt; einige meinen, es sei vom hypothetischen griechischen Begriff „antimonos" abgeleitet, was „gegen die Einsamkeit" bedeutet – vielleicht beziehen sie sich auf die Tatsache, dass es normalerweise in „Gesellschaft" anderer Elemente in Form von Sulphiden und Oxiden eher vorkommt als als reines Element.

Das chemische Symbol **Sb** kommt vom lateinischen Wort „stibium", dem Grauspießglanz. Konturenstifte für die Betonung der Augen wurden aus Antimonsulfid hergestellt. Das exakte Datum seiner Entdeckung ist umstritten, obwohl häufig 1450 genannt wird.

Ähnlich *Arsen* ist *Antimonium* ein silbrig weißes, glänzendes Metalloid; obwohl es das Aussehen und einige physikalische Eigenschaften eines Metalles hat, reagiert es chemisch nicht wie ein Metall. Es wandelt sich sehr leicht zur Pulverform um.

Es wird in Antimon- oder Bleibatterien und in Zinnlegierungen gebraucht und findet in der Herstellung von Streichhölzern, als Feuerverzögerer und in der Produktion von Glas und Keramik Verwendung.

Allgemeinsymptome

Antimonium metallicum wurde in der traditionellen homöopathischen Literatur nie beschrieben, obwohl sowohl *Antimonium crudum* als auch *Antimonium metallicum* sehr wohl bekannt sind. *Antimonium crudum* ist das Antimonsulfid. Das Arzneimittelbild von *Antimonium crudum* wird weitestgehend von dem *Antimonium*-Bestandteil bestimmt und nur der sentimentale und romantische Aspekt des Mittels ist auf den Einfluss von *Sulphur* zurückzuführen.

---

[34] Dr. Jan Scholten

Antimonium

Antimonium tartaricum, das Tartrat von Antimon und Kalium, war ein weit verbreitetes Brechmittel in der orthodoxen Medizin.

Beide Mittel sind halsstarrig, widerspenstig und leicht zu erzürnen. Diese Symptome, zusammen mit der Berührungsempfindlichkeit und der Abneigung dagegen, angesehen zu werden, sind bei allen *Antimonium*-Verbindungen zu finden.

Gefühl eines Pfropfens. Krebs. Leishmaniose (Alleppo- oder Orientbeulen auf der Haut, Schwarzes Fieber oder Kala-Azar innerlich).

Koma, Schwächeanfall durch Husten.

Schwäche, stechende Schmerzen, wie zerschlagen, Juckreiz.

Kopfschmerzen in der Stirn, den Schläfen und am Scheitel, Neuralgien.

Augenbeschwerden, Entzündungen, Sehstörungen.

Erkältungen mit dünnflüssiger und wässriger Absonderung.

Probleme mit der Stimme, Heiserkeit, Stimmverlust, Stottern.

Erstickungsgefühl und Brechreiz.

Lungenbeschwerden, Bronchitis, Emphysem, hält vor Wut die Luft an.

Stechende Schmerzen in der Brust, die in den Rücken und in die Schultern ausstrahlen.

Trockener und schwerer Husten.

Magenbeschwerden, Übelkeit, Erbrechen, schlimmer durch Husten. Magengeschwüre, Zwölffingerdarmgeschwüre, Magenkrämpfe, Aufstoßen.

Diarrhö, Obstipation. Schmerzen und Auftreibung des Abdomens. Probleme mit den Geschlechtsorganen, Ovarien, Hoden, Impotenz, Schmerzen in den Hoden, Atrophie von Hoden oder Penis, sehr kleine Geschlechtsorgane.

Schmerzen und Schwierigkeiten beim Wasserlassen, Entleerung nur tropfenweise.

Gelenkprobleme, Beschwerden und Steifheit des Nackens, Schmerzen in den Armen.

Bilharziose, Schlafkrankheit, venerisches Granulom.

Antimonium

Windpocken, Warzen allgemein, Warzen auf der Fußsohle.

Risse in Mundwinkeln und Nasenflügeln. Furunkel im Gesicht, an den Genitalien oder im Nacken.

Vergleich mit anderen Mitteln

Chamomilla, China, Cuprum, Ipecacuanha, Magnesium, Mercurius, Plumbum, Sarracenia.

Antimonium in der Kinderheilkunde

1. Kinder, die sich verwirklichen und etwas erreichen wollen

Sei es in einer Kunst oder auf sportlichem Gebiet – sie wollen eine Leistung erbringen.

2. Kinder, die auf etwas verzichten müssen

Um sich richtig auf eine Disziplin einlassen zu können, sehen sie sich gezwungen, eine andere aufzugeben. In diesem Fall leiden sie an einer gewissen Frustration, da sie einen Teil ihres Selbst wegen einer anderen Sache nicht verwirklichen können.

3. Extrem reizbare Kinder, die nicht berührt werden wollen

Sie ertragen es nicht, angeschaut oder berührt zu werden. Sie wehren sich gegen den Arzt, der sie untersuchen will.

4. Sie spielen gern, sind aber die ewigen Verlierer

Noch dazu sind sie sehr schlechte Verlierer. Wenn sie verlieren, habe sie Wutausbrüche und schreien den anderen an.

5. Hervorragendes Mittel bei Asthma

Die Indikationen von *Antimonium tartaricum* sind bekannt und gleichen sich darin, dass sich jede Rhinopharyngitis zu einer pfeifenden Bronchitis entwickelt. Die Zeit der Krise ist 23 Uhr.

6. **Sie haben das Gefühl, etwas verloren zu haben, und lehnen alle Vorschläge von anderen ab**

Nichts kann sie dazu bringen etwas zu tun, ihr „Nein" kommt automatisch, und das verlangt von der Umgebung Fingerspitzengefühl und Geduld im Umgang mit ihnen.

Diese Kinder können nicht einfach „Ja" sagen!

Zusammenfassung

Antimonium ist indiziert, wenn sich das Bild des Mittels in Verbindung mit einer für die Metalle typischen Leistungsdynamik zeigt.

Silberserie • Stadium 16

Tellurium

Leitsymptome

Er vernachlässigt seine Kreativität.

Mittel für hochnäsige Jugendliche, die gern improvisieren und an Akne und starker Transpiration leiden.

Tellurium ist ein Mittel für nachlässige und herablassende Jugendliche, die in ihren Träumen und unrealistischen Vorstellungen leben und sich vor allem im Improvisieren hervortun.

Fall: Romain

Der 16-jährige Romain kommt in die Praxis. Er hat die zehnte Klasse nur unter Schwierigkeiten beendet und seine Lehrer haben ihm angedroht, dass er diese Klasse wiederholen müsse. Der Junge, der von seiner Mutter begleitet wird, wirkt nachlässig und schludrig und macht einen für sein Alter sehr unsicheren Eindruck. Mir fallen seine Jeans auf, deren Saum nicht umgenäht ist, und auch die Schuhe mit den offenen Schnürsenkeln.

Im Gegensatz dazu hat er sich mit seiner Frisur – den mit Gel in Form gebrachten „Rastalocken" – viel Mühe gegeben und auch wenn sie ein wenig schmuddelig wirkt, lässt sich daran eine gewisse Eitelkeit erkennen.

Die zahlreichen Narben im Gesicht zeugen davon, dass er schon als kleines Kind ein Draufgänger war, wie seine Mutter sagt.

Er selber gibt zu, dass er extrem unordentlich ist und dass dies ein Teil seiner Schwierigkeiten ist. Er treibt gern Sport, besonders Fußball, aber seit er sich den Fuß verletzt hat, als er direkt gegen eine Mauer geschossen hat, kann er nicht mehr spielen. Das ist jetzt sechs Monate her, aber in dieser Zeit hat er sich auch nicht vermehrt um seine schulischen Aufgaben, die er so sehr fürchtet, gekümmert. Die Schule, die er besucht, ist sehr streng und duldet es nicht, wenn ein Schüler zu spät erscheint, im Unterricht fehlt, seine Schulaufgaben nicht erledigt oder ähnliches. Er muss deswegen regelmäßig nachsitzen.

Seine Zukunft betreffend hat er außergewöhnliche Ideen. Er will Chef eines Unternehmens werden und an der Spitze eines Sportgroßhandels stehen, der auf Fußball ausgerichtet ist.

Den Entwurf für den Aufbau seines Unternehmens, die gesamte Unternehmensstruktur und die Höhe seines Gehalts hat er bereits fertiggestellt.

Am Anfang des Jahres hat er versucht, mit seinen Freunden eine Fußballmannschaft auf die Beine zu stellen. Leider wurde diese Unternehmung von einem Misserfolg gekrönt, und dieser Ausgang war eine große Enttäuschung für ihn.

Was er in der Schule macht, ist dürftig, ein beeindruckendes Durcheinander. In seinem Zimmer herrscht ein wahres Tohuwabohu. Er räumt nicht auf und sein Bett macht er morgens nie.

An der Schule fühlt er sich nicht wohl. Seine Freunde mögen ihn, aber die Lehrer können ihn nicht ertragen. Wenn er die Klasse wiederholen muss, will er nicht dort bleiben, sondern lieber die Schule wechseln.

Er spielt gern Gitarre. Dieses Instrument hat er schon als Kind gelernt, es dann aber doch nicht weiter verfolgt, weil er lieber Fußball spielen wollte.

Was er an der Gitarre besonders liebt, ist das Improvisieren. Denn Tonleitern und Stücke zu üben, ist überhaupt nicht nach seinem Geschmack! Vor zwei Monaten hat er sogar mit seinen Freunden ein Konzert gegeben und plant, mit ihnen eine Gruppe zu gründen, in der aus dem Stegreif musiziert wird.

Er fürchtet heißes Wetter, denn seine Beschwerden verschlimmern sich bei Wärme und er schwitzt dann sehr stark.

Wenn es um das Essen geht, bevorzugt er Fleisch, Obst und besonders alle salzigen Speisen. Er mag keine Melonen, weil er davon Durchfall bekommt.

Tellurium

Er erhält eine Gabe *Tellurium metallicum*, im April 2003.

Im Juni 2003 kommt er wieder und seine Schulleistungen haben sich in den vergangenen Monaten gebessert. Er hat begonnen zu arbeiten, seine Haare sind gewaschen, und er sagt, dass er die Probleme mit der Ordnung jetzt besser in den Griff bekommt und in die nächste Klasse versetzt wird.

Repertorium

» Allgemeines: Speisen und Getränke: Salz oder salzige Speisen: Verlangen.
» Geist, Gemüt: Vernachlässigt: alles
» Geist, Gemüt: Teilnahmslosigkeit, Apathie, Gleichgültigkeit
» Schweiß: Geruch: übelriechend oder
» Schweiß: Geruch: widerlich, abstoßend
» Haut: Narben

Reaktion

Als ich ihm sage, dass er das Mittel *Tellurium* bekommt, ist er sehr erfreut. Er fühlt sich dadurch einzigartig und anders als die anderen. Er ist von klein auf homöopathisch behandelt worden, aber von diesem Mittel hat er noch nie gehört!

Kommentar

Er hat viele Projekte in Planung, und das passt in die Silberserie. Seine Pläne allerdings sind nicht mit seinen aktuellen Schwierigkeiten verbunden, sondern gehören in die Welt der Einbildung und der Fantasie, was typisch für das sechzehnte Stadium ist.

Er ist sehr unordentlich (Stadium 16), und hat außergewöhnliche Pläne, liebt die Improvisation und ist anders als die anderen – alle diese Merkmale gehören zu diesem Stadium.

Auch die beiden körperlichen Symptome – die Verschlechterung durch Wärme und das starke Schwitzen – sind charakteristisch für *Tellurium*.

Materia medica[35]

Pharmakologie

Tell. *Tellurium metallicum*. Tellurium. Ein Element. Trituration des ausgefällten Elements. Klassische Dosierung: Alle Potenzen, 6. bis 30. Stufe.

Geschichte

Tellurium tritt sowohl in Reinform als auch in Verbindung mit Gold, Silber, Blei oder Antimon auf. Von den chemischen Reaktionen her erinnert es an Schwefel und Selen. Im Periodensystem steht es zwischen Antimon und Iod in der fünften Reihe des Periodensystems und gehört zum Stadium 16 unter Sauerstoff, Schwefel und Selen und über Polonium.

Tellurium wurde 1782 in Transsylvanien in einem Golderz entdeckt und 1798 isoliert.

Im Jahr 1850 führte Hering mit vierzehn Personen eine Arzneimittelprüfung durch, wobei er Tiefpotenzen verwendete. Eine weitere Prüfung stammt von Raeside, der das Mittel in London an siebzehn mit Teilnehmern (elf Frauen und sechs Männern) prüfte. Die Prüfer nahmen das Metall in verschiedenen Potenzen ein, von denen die D 6 und die C 6 die meisten Symptome hervorriefen.

Der Name des Metalls kommt vom lateinischen Wort „tellus", was „Erde" bedeutet. Es ist schwerer als Jod, obwohl sein Atomgewicht niedriger ist.

Es hat metallische und nichtmetallische Eigenschaften und ist *Selenium* sehr ähnlich. *Tellurium* wird zusammen mit *Selenium* und *Bismuthum* verwendet, um kleine Kühleinheiten herzustellen, die auf dem Effekt der Thermoelektrik basieren.

Weitere Verwendungsmöglichkeiten bestehen in Radiodetektoren, reflektierenden Silberverbindungen, Desinfektionsmitteln, Silberbromid-Färbungen in der Fotografie und Halbleitern. In Kombination mit anderen Metallen erhöht es die elektrische Leitfähigkeit und die Wärmeleitfähigkeit. Weiterhin wird es bei der Vulkanisierung von Rohkautschuk verwendet.

---

[35] Robin Murphy

Tellurium

Allgemeinsymptome

Das auffälligste Merkmal der Arzneimittelprüfung von *Tellurium* ist die Reizung der Haut, welche die Haut an Augenlidern, Ohren und Wirbelsäule einschließt.

Eine typische Form der Hautreizung, bei der *Tellurium* angezeigt ist, ist Herpes circinatus, und auch die Heilung von Tinea, besonders des Gesichts, aber auch des Körpers, ist in vielen Fällen möglich. *Tellurium* ist unruhig und ruhelos und hat Schmerzen am ganzen Körper. Der Rücken ist sehr empfindlich. Er ist matt und ängstlich und erträgt die Berührung an empfindlichen Körperbereichen nicht. Übelriechende Ausscheidungen. Langsame Entwicklung der Symptome (*Radium bromatum*).

Anhaltender schlechter Körpergeruch. Chronisch stinkende Eiterungen aus den Ohren. Gedächtnisverlust mit Stirnkopfschmerzen. Trockenheit von Haut und Schleimhäuten. Vesikulärer, brennender Hautausschlag mit Juckreiz. Urtikaria oder fleckiges Exanthem mit Juckreiz.

Stinkender, faulig riechender Fußschweiß. Nackenschmerzen, Schmerzen im Kreuzbein und im rechten Lendenbereich, Ischialgie.

Das klinische Bild

Achselschweiß, aggressiver. Augenentzündung. Ektropium. Ekzem. Fußschweiß, stinkender. Hautausschläge. Heiserkeit. Herpes. Ischialgie. Katarakt. Katarrh, retronasaler. Konjunktivitis. Pityriasis versicolor. Rasierflechte. Schmerz, ileosakraler. Schnupfen. Schweben, Gefühl zu. Spinalreizung. Stottern. Tinea. Verletzungen. Würmer.

Ursachen

Stürze, Verletzungen. Reis ruft Erbrechen hervor. Essen und Trinken bessern die Halsbeschwerden.

Modalitäten

Es geht ihm besser, wenn er auf dem Rücken liegt.

Schlechter bei Berührung, die Wirbelsäule ist berührungsempfindlich. Verschlimmerung durch abendliches Ausruhen, Kälte, Reibung, Husten, Lachen und Liegen auf der schmerzhaften Seite. Morgens beim Erwachen und nachts geht es ihm schlechter, Essen macht ihn schläfrig.

Gemütssymptome

Nachlässig, vergesslich, depressiv und unfähig zu geistiger Aktivität. Er hat Furcht vor der Berührung an empfindlichen Körperstellen. Er ist erregbar und neigt zu plötzlichen Wutanfällen. Ausgelassenheit und Heiterkeit, aber auch Ungeduld und Reizbarkeit. Amnesie und Unfähigkeit, seine Gedanken auf unmittelbare Ereignisse zu richten. Depressive Psychose.

Körperliche Symptome

Abdomen

Beklemmung und Völlegefühl im Hypogastrium, er muss die Kleidung lockern. Druckgefühl erst links, dann rechts, wie von Blähungen. Beim Liegen auf der linken Seite tritt unter den rechten Rippen ein Pochen auf und umgekehrt.

Kneifen im Abdomen und häufige spasmodische Schmerzen in den Eingeweiden, wie von nicht abgehenden Blähungen, besonders zwischen 17 und 19 Uhr.

Augen

Pustulöse Konjunktivitis mit Ekzem der Augenlider und eitriger Absonderung aus den Augen. Die Augenlider sind verdickt und entzündet, mit hellroten Pusteln, ödematös und mit heraussickernder Flüssigkeit. Auf der vorderen Oberfläche der Linse Ansammlung einer weißen, kreideartigen Masse. Katarakt als Folge von Augenverletzungen, fördert die Absorption von Infiltrationen in Iris und Netzhaut. Herpes der Konjunktiven. Kleine Bläschen am Rand der Hornhaut, schlimmer durch Weinen. Gefühl, als ob sich die Wimpern des unteren Augenlids nach innen umstülpen.

Brust

Schmerzen am Brustbein, schlimmer durch tiefes Atmen und Beugen nach vorn. Druck in der Mitte der Brust unter dem Brustbein, besser durch frische Luft. Einschießen in die linke Brust, auf Höhe der fünften Rippe. Gefühl, als ob Flüssigkeit im mittleren Lappen der rechten Lunge nach unten drückt.

Tellurium

Brustdrüsen

Schneidende Schmerzen rund um die linke Brustwarze, bis in die Schulterblätter. Ausschlag um die Brustwarze.

Empfindungen

Gefühl, als würde er beim Einschlafen in der Luft schweben. Als ob das Gehirn zerschlagen wäre. Die Wimpern sind wie nach innen umgestülpt. Als ob Luft durch die Eustachische Röhre pfeifen würde. Gefühl in der Oberbauchregion wie bandagiert. Als ob eine Flüssigkeit im rechten Lungenflügel abgesondert wird.

Extremitäten

Übelriechender Achselschweiß, der nach Knoblauch riecht. Die Fingerspitzen fühlen sich beim Strecken der Hand wie abgestorben an. Rheumatismus im rechten kleinen Finger, schlimmer bei Bewegung. Scharfe, schnelle Schmerzen in Ellbogen, Knöcheln und anderen Körperteilen. Beschwerden überall, besonders in den Gliedmaßen, schlimmer rechts und beim Gehen. Kontraktion der Sehnen im Kniegelenk. Morgens Schwäche der Beine. Ischialgie auf der rechten Seite, die sich verschlimmert, wenn er auf der betroffenen Seite liegt. Ischialgie und Empfindlichkeit der Wirbelsäule. Prellungsschmerz in den Hüftgelenken nach dem Gehen.

Gesicht

Hitze im Gesicht, plötzliches Erröten des Gesichts. Die Gesichtsmuskeln zucken und der linke Mundwinkel ist beim Sprechen nach oben gezogen. Brennen der Lippen. Tinea im Gesicht, Rasierflechte, Pickel im Gesicht.

Hals

Heiserkeit morgens mit Fließschnupfen, Druck- und Kitzelgefühl im Kehlkopf. Morgens räuspert er kleine gelblich-rote Schleimklumpen mit salzigem Geschmack aus dem hinteren Teil der Nase aus. Hals fühlt sich wie wund an, mit einem rauen, stechenden Gefühl morgens und abends.

Halsschmerzen beim Schlucken, besser nach dem Essen oder Trinken. Die Schmerzen im Hals erstrecken sich bis zum Ohr.

Haut

Juckreiz an Händen und Füßen. Herpesartige Flecke. Tinea (*Tuberculinum*), im Gesicht, am Körper, besonders an den unteren Extremitäten, oder an einzelnen Hautpartien. Rasierflechte. Sticheln in der Haut. Ringförmige Läsionen, die befallenen Hautstellen strömen einen üblen Geruch aus. Stinkender Atem (*Sulphur*).

Übelriechender Fußschweiß. Ekzem hinter den Ohren und am Hinterkopf. Ringförmige Läsionen durch Ekzeme. Kleine hellrote, scharf umschriebene Pickel, die mit winzigen Bläschen bedeckt sind. Trockene und heiße Haut. Skrofulöses Ekzem. Der Juckreiz verschlimmert sich an der frischen Luft.

Herz

Dumpfer Schmerz in der Herzregion beim Liegen auf der linken Seite, besser in Rückenlage. Herzklopfen mit Pochen, das im ganzen Körper zu spüren ist, und vollem Puls, gefolgt von starkem Schwitzen. Herzklopfen mit Gefühl der Einschnürung der Brust und Schmerzen. Hohe Pulsfrequenz. Unregelmäßige Herztätigkeit in Rückenlage und beim Liegen auf der rechten Seite.

Kopf

Periodische Kopfschmerzen. Migräne. Hitzegefühl im Kopf. Morgens Schwere- und Völlegefühl im Kopf. Kopfschmerz auf der linken Seite und in der Stirn oberhalb des linken Auges. Plötzlicher Blutandrang zum Kopf. Blutandrang zu Kopf und Nacken, mit nachfolgender Mattigkeit und Schwäche im Magen.

Bei der geringsten Bewegung fühlt sich das Gehirn wie zerschlagen an. Juckreiz auf der Kopfhaut und rote Punkte. Heftiger linearer Schmerz an einer kleinen Stelle oberhalb des linken Auges.

Leber

Hepatitis und Gastritis. Chronische Cholezystitis.

Lunge

Husten oder Lachen, verschlimmern den Schmerz im unteren Rücken. Er erwacht durch den Husten. Husten gegen Morgen, nach einigen Tagen

Tellurium

löst er sich. Keuchender, kratzender Husten mit Schleimbildung. Emphysem.

Magen

Leeregefühl und Schwäche. Aufstoßen, mit dem Geschmack der genossenen Speisen. Schwächegefühl und Gefühl wie Mattigkeit im Magen, nach lokalem Blutandrang zu Kopf und Nacken, mit Brustsymptomen.

Sodbrennen mit Hitzegefühl im Magenbereich wie nach Alkoholgenuss. Völlegefühl in der Magengrube, nach dem Essen muss er sich hinlegen. Gefühl der Einschnürung im Magen, als ob er bandagiert ist.

Männlich

Herpes am Skrotum und Perineum. Sekundäre Gonorrhö. Ein Tropfen eines schleimigen Sekrets bleibt in der Harnröhrenmündung. Gesteigertes sexuelles Verlangen, gefolgt von einer langen Periode der Gleichgültigkeit. Erektionen die ganze Nacht über.

Mund

Trockenheit von Lippen und Mund, mit rohen, gereizten Stellen. Zahnfleischgeschwüre und Geschwüre auf der Zunge, im Mund und am Gaumen. Das Zahnfleisch blutet schnell und reichlich. Die Zunge ist geschwollen und weiß belegt, mit sichtbaren Zahneindrücken. Der Atem riecht nach Knoblauch. Kältegefühl von Mund und Rachen beim Einatmen. Reichlicher Speichel. Zäher Schleim fließt aus dem Mund. Erdiger oder metallischer Geschmack.

Nahrungsmittel

Starkes Verlangen nach Äpfeln, fettem Speck, Salz, Brot am Abend, kalten Getränken, Bier. Nachts ist er hungrig und möchte mitten in der Nacht einen Apfel essen. Durst auf kalte Getränke. Nach den Mahlzeiten starke Schläfrigkeit. Erbrechen nach dem Genuss von Reis.

Nase

Morgens Ausräuspern eines getrockneten, gelblich-roten Schleims mit salzigem Geschmack aus den Choanen. Schnupfen mit Tränenfluss und Heiserkeit, besser an der frischen Luft (*Allium cepa*).

Die Nase ist verstopft, er muss durch den Mund atmen. Der Kopf ist kalt, mit Absonderung einer blutgestreiften Flüssigkeit, begleitet von Tränenfluss, besser an der frischen Luft. Die Nasenlöcher jucken. Furunkel.

Nieren

Starker Schmerz in den Nieren, der wie ein Gewicht nach unten zieht, schlimmer morgens, führt zu Reizbarkeit. Erhöhte Harnausscheidung, der Urin ist dunkel und scharf.

Ohren

Ekzeme hinter den Ohren mit Bildung dicker Krusten. Katarrh des Mittelohrs. Stinkende, scharfe Absonderungen, die wie Fischlake riechen. Pruritus, Schwellung, Pochen im Gehörgang. Übelriechende Absonderungen aus dem Ohr, welche die Haut reizen und wie Salzlake riechen, besonders aus dem linken Ohr. Dumpfer, pochender Schmerz in den Ohren, Tag und Nacht, mit wässrigen, wundmachenden Absonderungen. Bläschenausschlag auf dem Trommelfell, der eitrig und perforierend ist. Taubheit. Pochender Schmerz im Gehörgang. Chronische Mastoiditis. Summen und Klingeln in den Ohren. Schmerzen im linken Ohr. Chronisch-eitrige Otitis. Otitis nach Scharlach.

Rektum

Juckreiz an Anus, Rektum und Perineum nach dem Stuhlgang. Sehr übelriechende Blähungen. Bei der Entleerung Abgang vieler Fadenwürmer mit dem Stuhl. Die Stühle sind erst weich, später hart. Krampfartige Schmerzen mit heftigem Stuhldrang. Große Stuhlmengen mit Blähungen. Obstipation.

Rücken

Schwächegefühl im Rücken und schmerzhafter Druck im Schulterblatt. Taubheitsgefühl von Nacken und Hinterkopf. Schmerzen der Wirbelsäule vom Bereich des letzten Halswirbels bis zum fünften Brustwirbel, sehr empfindlich auf Druck oder Berührung (*China sulphuricum, Phosphorus*).

Die Wirbelsäule ist empfindlich bei Husten, Anstrengung und in der Nacht. Schmerzen im Kreuzbein. Furcht vor der geringsten Bewegung, er

Tellurium

mag es nicht, wenn ihm jemand zu nahe kommt. Nackenschmerzen, die sich durch den Hals bis zu den Schultern und Schulterblättern ausdehnen.

Lumbaler Schmerz, der bis zum rechten Oberschenkel zieht, besser durch Gehen.

Schlaf

Schlaflosigkeit mit unangenehmen Träumen. Nächtliches Erwachen mit Hochschrecken. Aufstoßen und Gähnen, Schläfrigkeit nach den Mahlzeiten. Schlaflosigkeit und unruhiges Umherwerfen durch Mattigkeit und Gefühl der Zerschlagenheit. Wenn er einschläft, hat er das Gefühl, in der Luft zu schweben und wird durch schnelles Ziehen zu den Füßen hin geweckt.

Schwindel

Schwindel beim Einschlafen, morgens nach dem Aufstehen, schlimmer beim Gehen, Aufsitzen und Drehen des Kopfes, besser, wenn er ganz ruhig liegt.

Temperatur

Inneres Zittern und Fieber, stinkender, abstoßender Schweiß, der ihn zum Alleinsein zwingt. Frösteln mit Schmerzen. Schweiß im Gesicht, an einzelnen Stellen, mit vermehrtem Juckreiz in diesem Bereich. Oft Pochen durch den ganzen Körper, allgemein warm, sogar beim Sitzen in einem kühlen Luftzug. Heiße und trockene Haut und Gefühl wie überanstrengt und zerschlagen, als ob er sich nach einer heftigen Anstrengung erkältet hat.

Weiblich

Schießende Schmerzen tief im Becken, die nach links hinüberziehen. In den Jahren des Klimakteriums erscheinen die Menses zu früh. Prämenstruelle Kolik im Unterbauch. Die Menstruation ist schmerzhaft und kommt spät. Lange Intervalle zwischen den Menses.

Kommentar

Clarke heilte mit *Tellurium* einen indischen Offizier, der am ganzen Körper mit einem ringelflechtenartigen Hautausschlag bedeckt war.

Der Geruch von Körper und Schweiß ähnelt dem von Knoblauch. Aus diesem Grund musste sich selbst ein Prüfer während der ganzen Sitzung von der Klasse fernhalten.

In Körperöffnungen wie den Ohren ist die Wirkung von *Tellurium* noch verstärkt.

Der Geruch nach salziger Fischlake ist charakteristisch. Die Absonderungen sind scharf und verursachen überall dort Blasen, wo sie mit der Haut in Berührung kommen. *Tellurium* ist eines der wichtigsten Mittel bei Otorrhö.

Nash hat mit diesem Metall häufig Otorrhö nach Scharlach geheilt, ebenso wie Beschwerden der Augen, wie entzündete Augenlider mit Bläschen und Bläschenbildung auf der Binde- und Hornhaut.

Andere Teile der Haut, die von *Tellurium* betroffen sind, sind die Haarwurzeln, die Brüste, das Perineum und der Anus, mit Juckreiz am Rektum nach dem Stuhlgang. *Tellurium* regt die Ausscheidung von Fadenwürmern an.

Haut und Nerven reagieren sehr empfindlich auf *Tellurium*, und es zeigt bei neuralgischen Symptomen, besonders bei Ischialgie, eine gute Wirkung. Typischerweise ist die rechte Seite vermehrt betroffen.

Viele Beschwerden von *Tellurium* kommen und gehen plötzlich. Die Ohren sind plötzlich verstopft, und er spürt einen plötzlichen Blutandrang zum Kopf. *Tellurium* ist sehr berührungsempfindlich, was sich in einer neuralgischen Überempfindlichkeit der Wirbelsäule zeigt.

In einem Fall von Kent entfaltete *Tellurium* seine Heilwirkung bei einem 4-jährigen Jungen, der ausgerutscht war und bei dem Sturz mit seinem Kopf auf einem Steinboden aufschlug. Er verlor das Bewusstsein und ein herbeigerufener Chirurg fand ihn in dieser Verfassung vor. Eine klare Flüssigkeit lief aus seinem Ohr, bei der es sich nach Meinung des Chirurgen um Hirnflüssigkeit handelte. Der Zustand blieb bei diesem Kind drei Tage bestehen und der Fall wurde als hoffnungslos angesehen, als Kent den Jungen das erste Mal sah. Kent bemerkte, dass der Ausfluss ätzend war und die Hautstellen, die damit in Kontakt kamen, rötete. Er gab ihm daraufhin eine Dosis *Tellurium*. Zwei Stunden später begann das Kind zu

Tellurium

erbrechen – ein Zeichen für eine Reaktion – und zwei Wochen später war es wieder gesund.

Bei *Tellurium* ist viel Schläfrigkeit vorhanden, Gähnen nach dem Würgen, und Schläfrigkeit nach dem Essen. Clarke hat ein Kind, das unter einem Hautausschlag litt, erfolgreich mit *Tellurium* behandelt und damit nicht nur den Ausschlag, sondern gleichzeitig auch sein andauerndes, störendes Gähnen geheilt.

Vergleich mit anderen Mitteln

Radium bromatum, Berberis, Hypericum, Selenium.

Coccygodynie, Ulzeration der Nägel, Schmerzen in den Händen, an umschriebenen Stellen, Knöcheln, Fersen und an der Achillessehne: *Tetradymitum.*

Sepia, Arsen, Rhus toxicodendron.

Unruhe, Knoblauchgeruch: *Arsenicum.*

Schnupfen: *Allium cepa.*

Otitis: *Pulsatilla, Belladonna, Terebinthiniae oleum.*

Tinea: *Bacillinum, Sepia, Natrium muriaticum.*

Tinea in einzelnen Gruppen: *Sepia, Calcium.*

Fadenwürmer: *Teucrium.*

Schmerzen kommen und gehen plötzlich: *Belladonna, Lycopodium.*

Schlimmer durch Lachen: *Phosphorus.*

Schlimmer durch Pressen beim Stuhlgang: *Indium.*

Husten und Haut: *Osmium.*

Antidotiert durch: *Nux vomica* – epigastrischer Druck.

Tellurium in der Kinderheilkunde

1. **Mittel für gleichgültige Kinder, die sich nicht anstrengen wollen, aber eine gewisse Eleganz zu schätzen wissen**

Es sind oft Jugendliche, die in kaputten Jeans herumlaufen und sich hängen lassen, aber dennoch eine gewisse Eitelkeit, beispielsweise in Bezug auf ihre Frisur, zeigen, Haargel benutzen usw. Und gewöhnlich haben sie auch Schwierigkeiten in der Schule. Sie machen den Eindruck von weichlichen, schlaffen Kindern, denen ihr Aussehen völlig egal ist.

2. Sie lieben die Improvisation

Wenn sie Musiker sind, sind sie Meister in der Kunst des Improvisierens. Sie haben keine Lust zu arbeiten, zu üben und alles ständig zu wiederholen. Sie rebellieren gegen die herkömmliche Ordnung, gegen Tonleitern, regelmäßige Arbeit und regelmäßigen Unterricht.

3. Sie leben in einer Fantasiewelt

Ihre Ideen und Einbildungen sind sehr überspannt. Sie machen Pläne für einen kometenhaften Aufstieg, sind jedoch unfähig, diese Pläne auszuführen, weil sie nachlässig und desorganisiert sind.

4. Mittel bei Gähnen

Tellurium ist sehr wirksam bei Kindern, die ständig gähnen.

5. Mittel bei rezidivierender eitriger Otitis

Sie „verstopfen sich" die Ohren, damit sie alles das nicht hören müssen, was man an ihnen kritisieren könnte.

6. Mittel bei starker Transpiration

Die Transpiration ist derartig unangenehm, dass sie möglicherweise zu einer Isolierung von anderen führt.

Zusammenfassung

Tellurium ist ein Mittel für nachlässige und gleichgültige Jugendliche, die ein metall-ähnliches Profil aufweisen und die Improvisation lieben.

Silberserie • Stadium 17

Iodum

Leitsymptome

Er verzichtet auf seine Kreativität.

Mittel für hitzige, magere, gefräßige Kinder mit Drüsenentzündungen.

Fall: Clément

Clément ist ein kleiner Junge von 4 Jahren und wird bereits von mir behandelt, seit er ein Säugling war. Er hat dunkles Haar, ist lebhaft, schlaksig, wenn nicht sogar schon mager und sehr aktiv. Er hat immer wieder Probleme mit der Ohrspeicheldrüse, die im akuten Fall zu einer beachtlichen Größe anschwillt und sehr schmerzhaft ist. Lediglich kalte, feuchte Umschläge haben dann eine lindernde Wirkung. Die Beschwerden treten immer nur auf der linken Seite und am Abend auf. Der HNO-Arzt hat vorgeschlagen, zur Abklärung der Ursache eine Fibroskopie der Parotis durchzuführen, wenn die Erkrankung wieder auftritt.

Clément ist ein Kind mit einem gierigen Appetit, das schon als Baby nie satt zu bekommen war. Damals konnte sein Hunger nur mit Milchpulver ein wenig gestillt werden. Bis zum Alter von 3 Jahren brüllte er ständig vor Hunger. Sobald er dann seine Flasche bekam, schlief er zwar ein, wachte jedoch bereits wenige Stunden später hungrig wieder auf und das Brüllen begann von neuem. Trotz dieses beeindruckenden Appetits ist er wirklich mager. Seine Eltern versichern glaubhaft, dass er entweder isst oder schreit.

Iodum

Er gehört zu den Kindern, denen immer zu heiß ist, und so zieht er sich sogar im Winter trotz Kälte aus. Bemerkenswert ist weiterhin seine Anfälligkeit für Oxyuren, von denen er allmonatlich bei Vollmond befallen wird.

Cléments Eltern sind rumänische Immigranten, die ihre Heimat vor kurzem wegen des dort herrschenden Elends verlassen haben.

„Ich möchte nie mehr so leben wie früher!", sagt Clément's Vater, „Wir sind geflohen, weil es uns an allem fehlte, das Leben in Rumänien war nicht mehr zu ertragen."

Schließlich ist noch anzumerken, dass es unmöglich ist, den kleinen Jungen zu untersuchen, weil er keine Berührung erträgt. Glücklicherweise ist seine Parotis so stark angeschwollen, dass sich für dieses Mal eine Untersuchung erübrigt!

Ich verschreibe *Iodum*, das er einen Monat lang in aufsteigender Potenz einnehmen soll (C 9, C 12, C 15 und C 30).

Repertorium

» Allgemeines: Anwendungen: feuchte, nasse: amel.: kalte
» Allgemeines: Abmagerung: Appetit: Heißhunger, mit: Kinder
» Allgemeines: Verhärtungen, Induration: Drüsen; Leber, Milz usw.
» Allgemeines: Schwellung: Drüsen, Leber, Milz usw.
» Geist, Gemüt: Annäherung, Abneigung gegen
» Mund: Schwellung: Ohrspeicheldrüse, Parotis

Reaktion

Die Gesamtheit der Symptome – Hyperaktivität, Parotitis, Gefräßigkeit, hitziges Temperament – führt zu der Verschreibung von *Iodum*, das die rezidivierende Entzündung der Ohrspeicheldrüse und auch den Wurmbefall ein für alle Mal beendet.

Kommentar

Es geht hier um das Thema der Verwirklichung (Clément ist ein Auswandererkind), das in die Silberserie gehört.

Iodum

Der hitziger Charakter, die Drüsenverhärtungen und die Hyperaktivität indizieren *Iodum*.

Materia medica[36]

Pharmakologie

Iodum. Ein Element. Klassische Dosierung: Alle Potenzen, von der 3. bis zur 30 Stufe.

Auch die Urtinktur kann erforderlich sein.

Geschichte

Jodtinktur ist ein allopathisches Hautdesinfektionsmittel. Die jodierte Lösung von *Kalium iodatum* soll Bandwürmer austreiben.

Lokal angewendet ist es ein wirksames Mikrobizid und daher ein ideales Agens, um Wunden (*Calendula*) sauber und keimfrei zu halten. Es eignet sich auch für die Versorgung von Schussverletzungen (*Hypericum*), Frakturen und Bissen von Insekten und Reptilien usw. Die wichtigste Eigenschaft von *Iodum* ist seine resorptionsfördernde Wirkung. Diese Fähigkeit macht es für den praktizierenden Arzt zu einem nützlichen Mittel für die Behandlung aller Arten von Schwellungen.

Innerlich eingenommen hat es eine starke Wirkung auf Muskulatur, Fettgewebe, Bindegewebe und Drüsen, auf die es aktivierend wirkt, und führt als Folge zu erheblicher Abmagerung.

Sein Name leitet sich von dem griechischen Wort „ioeides" ab, was „violett" bedeutet. *Iodum* wurde 1811 entdeckt, es ist eine bläulich-schwarze, feste Substanz, die beim Erhitzen zu einem violetten Gas verdampft. Es wird in hohen Konzentrationen in Meeresalgen gefunden, aus denen es ursprünglich extrahiert wurde. Auch Halogenlampen enthalten *Iodum* und früher wurde es gewöhnlich als Pigment für Tinte verwendet.

Allgemeinsymptome

Drüsen, Schilddrüse, Hoden, Mesenterialdrüsen und Brüste sind erst geschwollen, hart und schwer und beginnen dann zu schrumpfen und zu atrophieren. *Iodum* wirkt auf alle drüsigen Strukturen, auf die Atemor-

---

[36] Robin Murphy und Dr. Jan Scholten

gane und auf das gesamte Kreislaufsystem. Schnell wachsende Wucherungen und Hyperplasien sind vor normalem Gewebe betroffen.

Schneller Stoffwechsel: Abmagerung und Gewichtsverlust mit großem Appetit. Er ist hungrig und hat großen Durst, nach dem Essen geht es ihm besser.

Der *Iodum*-Typ ist sehr schlank, dunkelhaarig, hat vergrößerte Lymphknoten und bleibt trotz Heißhunger dünn. Tuberkulöse Konstitution.

Arthritis deformans. Es wirkt vorwiegend auf das Bindegewebe. Bleivergiftung. Zittern.

Iodum hat Verlangen nach kalter Luft. Pest. Kapilläre Stauung, gefolgt von Ekchymosen, Ödemen, Hämorrhagien und Ernährungsstörungen.

Abnorme Vasokonstriktion. Akuter Katarrh aller Schleimhäute, rapide Abmagerung bei großem Appetit und Atrophie der Drüsen erfordern dieses Mittel bei zahlreichen Krankheiten unterernährter Patienten.

Akute Beschwerden der Atemorgane. Pneumonie mit schneller Ausbreitung. *Iodum* fühlt sich immer zu heiß und verlangt nach einer kühlen Umgebung.

Bei geschwollenen Drüsen oder bei Bissen von Klapperschlangen wird die Tinktur lokal appliziert.

Schwäche und Abmagerung trotz guten Appetits. Andauernde Hitze. Große Schwäche, die kleinste Anstrengung ruft Schwitzen hervor, er kann kaum sprechen und gerät beim Treppensteigen außer Atem.

Atrophie von Hoden, Ovarien und Uterus.

Auszehrende Krankheiten bei skrofulösen Patienten. Erkrankungen der Bauchspeicheldrüse. Adenoide Wucherungen und Kropf.

Tuberkulose. Zittern sämtlicher Glieder. Akutes Aufflammen einer chronischen Entzündung. Gesichtslähmung und Epilepsie nach Unterdrückung eines Kropfes. Abmagerung und Drüsenschwellungen. Schwäche der vitalen Funktionen, daher Chronizität vieler Leiden.

Klinisches Bild

Abdominaltuberkulose. Abmagerung. Appetit, gestörter. Atrophie. Mangelernährung. Chylurie (milchige Harntrübung). Diabetes. Diarrhö. Erbrechen. Fieber. Frostbeulen. Galaktorrhö. Gehirnatrophie. Gelenkbeschwerden. Gelbsucht. Gicht. Hämorrhoiden. Halsbeschwerden. Herz,

Iodum

Hypertrophie des. Husten. Hydrozephalus. Infertilität. Iritis. Kopfschmerzen. Krebs. Kropf. Krupp. Laryngitis. Leberbeschwerden. Leukorrhö. Melancholie. Narben. Obstipation. Ovarien, Beschwerden der. Prostata, vergrößerte. Rheumatismus. Schluckauf. Schnupfen. Schwäche. Schwellungen, lymphatische. Seborrhö. Speichelfluss. Syphilis. Schilddrüsenbeschwerden. Tuberkulose. Uterus, Erkrankungen des. Würmer.

Ursachen

Folgen von nervösem Schock und enttäuschter Liebe.

Konstitution

Iodum ist passend für Menschen mit dunklem Haar und dunklem Teint, dunklen Augen und matter, gelbbrauner Haut. Es passt auch zu schmalbrüstigen, hochgeschossenen Knaben und alten Menschen.

Modalitäten

Besserung durch Kälte, frische Luft, Baden, Gehen im Freien, Essen oder Aufsetzen.

Verschlimmerung durch Wärme, beim Einhüllen, durch Zimmerwärme, warme Luft, warme Kleidung, Anstrengung und beim Hochsteigen.

Schlechter fühlt er sich auch durch Sprechen, am Abend, in der Ruhe, durch Berührung, Druck, Ruhen in der Wärme und auf der rechten Seite.

Gemütssymptome

Er ist erregt und unruhig. Wenn er sich ruhig verhält, bekommt er Angst. Plötzlicher Impuls zu rennen und gewalttätig zu werden, aber die Bewegung verschlimmert und erschöpft ihn. Er fühlt sich besser, wenn er beschäftigt ist. Angst hinsichtlich der Gegenwart und Depressionen, kein Bezug zur Zukunft. Niedergeschlagenheit mit der Neigung zu weinen oder unerträgliche Übellaunigkeit und Unruhe. Vergesslichkeit. Er muss beschäftigt sein. Furcht vor Menschen, er meidet jeden.

Melancholie. Er glaubt, es geht ihm gut.

Angst vor anderen Menschen und vor dem Arzt, er weicht jedem aus. Selbstmordneigung. Er ist reizbar und vergisst, was er sagen oder tun will. Er versteht nicht, warum er etwas getan hat. Neigung, eigenartige Dinge grundlos zu tun, jemanden oder sich selbst zu töten.

Er hat Herzklopfen, wenn er an eingebildete oder tatsächliche Fehler denkt.

Körperliche Symptome

Abdomen

Vergrößerung der Mesenterialdrüsen. Schneidende Schmerzen und Zittern im Abdomen.

Augen

Schmerzen in den Augen. Erweiterte Pupillen. Hervortretende Augen. Er starrt mit offenen Augen vor sich hin, die Augenlider scheinen zurückgezogen. Ständige Bewegung der Augäpfel. Krampfhafte Bewegung und Zittern der Augen und der unteren Augenlider. Akute Dakryozystitis. Heftiger und reichlicher Tränenfluss.

Brust

Große Schwäche um die Brust herum. Kitzeln in der Brust.

Brustdrüsen

Knötchen in der Haut der Brüste mit schwarzen Punkten. Die Brüste sind schwer, als ob sie fallen würden.

Extremitäten

Entzündete und schmerzhafte Gelenke. Chronische Arthritis, die Gelenke sind steif und geschwollen. Synovitis. Knochenschmerzen abends. Kalte Hände und Füße. Der Handrücken ist braun, wie geschwollen, und schmerzt beim Drehen der Hand, jedoch nicht beim Schließen der Finger. Scharfer Fußschweiß (*Silicea*). Rheumatismus als Folge von Gonorrhö. Pulsieren in den großen Arterienstämmen. Rheumatische Gelenkschmerzen

Iodum

nachts mit Einschnürungsgefühl. Die Schwellungen sind weiß. Ödeme der Füße, schmerzhafte Hühneraugen.

Gesicht

Es ist faltig und bräunlich, fahl und blass, mit elendem Gesichtsausdruck. Kälte des Gesichts bei dicken Kindern. Gesichtslähmung nach Verringerung eines Kropfes.

Hals

Heiserkeit. Einschnürung, die das Schlucken behindert. Brennen und Kratzen im Hals. Der Kehlkopf ist wie eingeschnürt. Schmerzen im Kehlkopf. Laryngitis mit schmerzhafter Rötung, schlimmer durch Husten. Struma mit Einschnürungsgefühl. Vergrößerte Tonsillen und Unterkieferdrüsen. Hypertrophie der Schilddrüse.

Haut

Sie ist heiß, schmutzig, mit braunen Flecken, gelb und runzelig. Knötchen auf der Haut. Anasarka in Verbindung mit Herzerkrankung. Juckreiz und Pickel in alten Narben. Vergrößerte Drüsen.

Herz

Das Herz schlägt heftig. Es fühlt sich an, wie von einer eisernen Hand zusammengedrückt (*Cactus*), gefolgt von großer Schwäche und Mattigkeit. Tachykardie. Herzklopfen, schlimmer durch die geringste körperliche Anstrengung. Vibrationsgefühl und Schwirren in der Herzgegend. Pulsieren in den großen Arterienstämmen. Myokarditis, schmerzhaftes Gefühl von Kompression um das Herz herum.

Kopf

Er spürt Widerhallen im Kopf. Klopfen, Blutandrang zum Kopf und Gefühl wie von einem engen Band. Kopfschmerzen bei alten Leuten, schlimmer in warmer Luft, durch Müdigkeit, schnelles Gehen und Fahren im Auto.

Das Gehirn fühlt sich an wie mit einem Löffel umgerührt.

Chronischer Stauungskopfschmerz bei alten Leuten (*Phosphorus*).

Iodum

Leber

Gelbsucht, Augen, Haut und Nägel sind gelb. Vergrößerte und schmerzhafte Leber und Milz.

Lunge

Ein rohes, kitzelndes Gefühl löst einen trockenen Husten aus. Das Kind greift sich beim Husten an den Hals (*Sambucus*). Pneumonie. Rechtsseitige Pneumonie mit hohem Fieber.

Die Ausdehnung der Brust ist erschwert, das Sputum ist blutstreifig, mit innerlicher Hitze und äußerer Kälte.

Die Hepatisation der Lunge breitet sich bei anhaltend hoher Temperatur rasch aus.

Fehlende Schmerzen. Verschlimmerung durch Wärme, Verlangen nach kühler Luft.

Krupp bei skrofulösen Kindern mit dunklem Haar und dunklen Augen (im Gegensatz zu *Bromium*), ausgelöst durch Kitzeln im Kehlkopf.

Erschwertes Einatmen. Trockener morgendlicher Husten durch Kitzeln im Kehlkopf. Kruppartiger Husten mit Atembeschwerden. Erkältungen dehnen sich nach unten aus und erstrecken sich vom Kopf über die Kehle bis zu den Bronchien. Pleuraerguss. Dem *Iodum*-Patienten geht es schlechter im Zimmer, bei feuchtwarmem Wetter und beim Liegen auf dem Rücken.

Magen

Pulsieren in der Magengrube. Feste Speisen schmecken bitter, Getränke nicht.

Schluckauf, leeres Aufstoßen. Pochen in der Magengrube. Leeres Aufstoßen, als ob alle Bestandteile der Nahrung in Gas umgewandelt wurden. Er ist ängstlich und besorgt, Angst, wenn er nicht isst (*Cina*, *Sulphur*). Verlust an Körpergewebe, obwohl er große Mengen isst (*Abrotanum*).

Männlich

Geschwollene und verhärtete Hoden. Torsion des Samenstrangs. Hodenatrophie mit Verlust der Sexualkraft. Hydrozele.

Iodum

Mund

Unangenehmer Mundgeruch. Aphthen. Faulige Geschwüre und Speichelfluss. Das Zahnfleisch ist weich und blutet leicht. Reichlicher, seifiger, stinkender Speichel. Metallischer Geschmack. Hypertrophie der Zunge, mit Schmerzen, Knötchen und Fissuren. Zungenbelag.

Nahrungsmittel

Heißhunger und großer Durst. Bei jeder Krankheit fühlt er sich erst besser, wenn er etwas isst. Trotz Heißhunger Abmagerung, mit wechselhaftem Appetit und großem Durst. Wenn er nicht isst, wird er ängstlich und besorgt. Seine Obstipation bessert sich durch das Trinken von Milch.

Nase

Sie ist rot und geschwollen. Häufiges Niesen und Herauströpfeln von wässrigem, heißem Sekret. Niesen. Plötzliche, heftige Influenza. Wässriger, heißer Schnupfen mit allgemeiner Hitze der Haut. Schmerzen an der Nasenwurzel und im Bereich der Stirnhöhlen. Verstopfte Nase. Neigung zu Geschwüren. Verlust des Geruchssinns. Akut verstopfte Nase, verbunden mit Bluthochdruck. Absteigende Erkältungen. Geweitete Nasenflügel.

Nieren

Häufige und reichliche Harnentleerung, der Urin ist dunkel, gelbgrün, milchig, mit einem bunten Häutchen an der Oberfläche. Sediment wie roter Pfeffer. Inkontinenz bei alten Männern mit vergrößerter Prostata. Nach dem Stuhlgang Austreten einer milchigen Flüssigkeit aus der Harnröhre.

Ohren

Chronische Taubheit mit Verklebungen im Mittelohr. Eustachische Taubheit und Eustachischer Katarrh.

Rektum

Die Stühle sind schaumig, molkeartig, käsig, bei Pankreasbeschwerden. Chronische Diarrhö am Morgen bei skrofulösen, abgemagerten Kindern.

Iodum

Hämorrhagie bei jedem Stuhlgang. Weiße, schaumige, fettige Diarrhö. Obstipation mit erfolglosem Stuhldrang, besser durch Trinken von kalter Milch. Obstipation im Wechsel mit Diarrhö (*Antimonium crudum*).

Rücken

Schwellung des Halses beim Sprechen, der Hals wird dick.

Schlaf

Er ist ruhelos und dies hindert ihn am Einschlafen.

Schwindel

Schwindel schlimmer durch Bücken und im warmen Zimmer.

Temperatur

Hitzewallungen am ganzen Körper, Hitzewellen zum Kopf. Ausgeprägtes Fieber, Ruhelosigkeit, rote Wangen und Apathie. Starkes Schwitzen. Hohes Fieber oder äußerliche Kälte mit Besorgnis und Stupor. Hektisches Fieber. Er schwitzt leicht. Schwitzen frühmorgens.

Weiblich

Große Schwäche während der Menstruation (*Alumina, Carbo animalis, Cocculus, Haematoxylon*). Unregelmäßige Menses. Menses braun, erneut nach jedem Stuhlgang. Gebärmutterblutungen. Keilartige Schmerzen vom Ovar zum Uterus, in der rechten Ovarialregion. Eierstockentzündung (*Apis, Belladonna, Lachesis*)). Leukorrhö.

Kommentar

Clarke beschreibt die hervorragende Wirkung von Tiefpotenzen bei Gelenkschmerzen sowie Schwellungen und Deformationen der Gelenke, die nach einem akuten Rheumaanfall zurückgeblieben waren.

Syphilitische Verhärtungen, Tumoren und besonders Kropf sind ebenfalls wichtige Indikationen.

Iodum

Abmagerung einzelner Körperteile. „Er isst wie ein Scheunendrescher und magert dennoch ab" ist ein Leitsymptom. Es muss in diesem Zusammenhang erwähnt werden, dass es die Kraft hat, einen enormen Heißhunger zu erzeugen. Scheinbar entsteht durch den Schwund des Körpergewebes der Wunsch, große Mengen an Nahrung aufzunehmen.

Aber auch Appetitmangel kann von *Iodum* hervorgerufen werden.

Clarke verwendete *Iodum* mit ausgezeichnetem Erfolg bei einer jungen Frau, die einen nervösen Schock erlitten und dadurch sowohl ihren Appetit als auch ihren Lebenswillen verloren hatte. Sie war stark abgemagert und hatte sich ruhig darauf vorbereitet, sich zu Tode zu hungern. *Iodum* gab ihr Lebenskraft und Gesundheit zurück.

Iodum erzeugt eine Atrophie der Nerven und des Gehirns sowie anderer Gewebe und ist indiziert bei akutem Hydrozephalus und Pleuraergüssen.

Es kann bei allen Formen von Tuberkulose, wie Abdominal- und Lungentuberkulose, und auch bei Rheumatismus und Herzleiden angezeigt sein. Darüber hinaus ist es bei Verhärtung oder Atrophie von Hoden, Ovarien und Uterus indiziert.

Iodum hat eine Affinität zu Speicheldrüsen und Pankreas, besonders dann, wenn eine milchige, molkeartige Diarrhö, die oft ein Hinweis auf eine Erkrankung der Bauchspeicheldrüse ist, besteht.

Bei Lungenentzündung und tuberkulösen Erkrankungen mit Hepatisation der Lunge leistet *Iodum* gute Dienste. Hauptindikationen sind Dyspnö, Husten mit blutstreifigem Auswurf und Kitzeln in der Brust. Alle Symptome verschlimmern sich in einem warmen Raum. Diese „Verschlimmerung im warmen Zimmer" ist eine der Hauptmodalitäten von *Iodum*.

Bei Wachstumsdefekten, Knochenverkrümmungen und Erkrankungen von Kindern folgt es gut auf *Calcium carbonicum*. Auch bei Tuberkulose bei schnell wachsenden jungen Leuten, die dünn und dunkel sind, ist es angezeigt.

Es gibt eine ganze Reihe von ausgeprägten Symptomen im Herzbereich: Herzklopfen bei der geringsten Ursache, das Gefühl, zusammengepresst zu werden, Hypertrophie. Bei den Herzsymptomen besteht ein Gefühl der Erschöpfung und der Patient kann kaum richtig atmen oder gehen.

Dr. McKay berichtet von einem Kind, das Würmer ausschied, nachdem es versehentlich *Iodum* probiert hatte. Diese Erfahrung machte er sich auch in einem anderen Fall zu Nutze, indem er eine verdünnte Lösung gab (ein

Iodum

Teil Urtinktur auf drei Teile Wasser, drei Tropfen alle drei Stunden). Hiermit gelang es ihm, die Oxyuren auszutreiben, die mit *Santoninum* nicht eliminiert werden konnten.

Die Schwäche von *Iodum* ist sehr ausgeprägt: Ruhelosigkeit, Nervosität, Zuckungen, Zuckungen einzelner Sehnen, Zittern, auch das Gefühl von Zittern in inneren Teilen. Gesichtslähmung und Epilepsie nach Unterdrückung eines Kropfes durch große Mengen von *Iodum*. Übermäßige Schwäche. Große Schwäche beim Treppensteigen.

Nash glaubt, dass *Iodum* eines der Mittel ist, die von den Mondphasen beeinflusst werden. In den Fällen von Struma, in denen es angezeigt ist, verabreicht er es nach Vollmond vier Tage lang jeden Abend.

Vergleich mit anderen Mitteln

Hepar sulphuris, Mercurius, Phosphorus.

Abrotanum, Natrium muriaticum, Sanicula, Tuberculinum.

Bromium ist blond, *Iodum* ist dunkel.

Geruch der Geschwüre wie Aas: *Borax.*

Heißhunger: *Chlorum, Natrium muriaticum.*

Geschwätzig nach Alkohol: *Kalium iodatum.*

Abdominaltuberkulose, extremer Hunger, Abmagerung, Geschwätzigkeit, Abneigung gegen Fremde: *Barium carbonicum. Barium* passt zu Personen, die nicht die nervöse Reizbarkeit von *Iodum* haben, welche noch schlimmer ist als die von *Antimonium crudum.*

Besorgnis, Ängste: *Alumina.*

Gelenkergüsse, Empfindlichkeit, Hydrozephalus: *Apis.*

Cactus, Spigelia.

Uterusbeschwerden: *Hydrastis.*

Antidotiert durch: *Mercurius.*

Folgt gut auf: *Mercurius, Hepar sulphuris* (Krupp), *Arsenicum.*

Gute Folgemittel: *Argentum nitricum, Calcium, Mercurius, Phosphorus, Pulsatilla.*

Komplementär: *Lycopodium, Badiaga.*

Iodum in der Kinderheilkunde

1. Mittel bei Drüsenschwellungen und -entzündungen

Tonsillitis, Mumps und andere Drüsenentzündungen reagieren gut auf dieses Mittel, wenn der Patient eine sensible, dunkle, magere Konstitution aufweist.

2. Mittel für Kinder, die den Arzt nicht ertragen

Diese Kinder wollen nicht berührt und nicht einmal angeschaut werden. Sie haben einen Hass auf alle Ärzte und geraten in helle Aufregung, wenn sich ihnen ein Arzt nähert.

3. Ihnen ist heiß und sie sind unruhig

Sie bleiben nicht auf ihrem Platz und ihnen ist immer zu heiß. Im Allgemeinen beklagen sich die Lehrer über ihre Unaufmerksamkeit und ihre Konzentrationsschwierigkeiten. Sie vergessen alles zu Hause – ihre Schultasche, ihre Bücher und Hefte, ihre Hausaufgaben.

4. Mittel für Immigranten oder entwurzelte Familien

In der Familiengeschichte gibt es oft einen Verlust des Familienvermögens oder das Verschwinden von Familienangehörigen, oder die Familie ist aus Not emigriert und hat ihre Wurzeln und ihr Vaterland hinter sich gelassen.

Zusammenfassung

Iodum ist ein entwurzelter Mensch, unruhig, heiß und lebhaft, mit Schwellungen, Atemwegserkrankungen, Hautkrankheiten und einem unstillbaren Appetit.

Silberserie • Stadium 18

Xenon

Leitsymptome

Ruhe und Erholung nach einem Leben als Künstler.

Xenon ist ein neues Mittel, das bisher noch nicht geprüft oder in potenzierter Form verwendet wurde.

Dr. Jan Scholten hat sich mit der Untersuchung dieses Mittels befasst.

Geschichte

Der Name *Xenon* kommt vom griechischen „xenos", was „fremd" bedeutet. Es wurde 1899 entdeckt. *Xenon* ist das seltenste Gas in unserer Atmosphäre. Wie andere Edelgase geringer Dichte wechselt es sehr schnell sein Energieniveau und entlässt dabei Photonen als Reaktion auf elektrische Ladung.

Es wird daher in verschiedenen Beleuchtungen verwendet, wie Blitzlichtlampen, fluoreszierenden Lampen, Filmprojektoren, Solarien, Laserstrahlen und Lichtbögen. Als Anästhetikum wurde es ebenfalls genutzt.

Klinische Symptome

Es ist ein Mittel bei Koma und nach Narkose.

Die Patienten reagieren nur sehr langsam auf Geräusche.

Sie fühlen sich leicht und haben das Gefühl zu schweben.

Xenon

Vergleich mit anderen Mitteln

Mittel der Silberserie, der Goldserie, des 18. Stadiums.

Iodum

Iodum ist immer mit seinen Ideen und seinen Werken beschäftigt, wenn vielleicht auch nur in Gedanken. Seine Ideen lassen ihn nicht los.

Xenon verbindet sich nicht mehr mit Ideen oder Philosophien, er ist vollkommen frei.

Symptome, die mit seinem Platz im Periodensystem in Verbindung stehen

Xenon gehört zum achtzehnten Stadium des Periodensystems, in dem das gemeinsame Thema das Loslassen ist – es ist das Ende und Zeit zu „entfliehen".

Es ist ein Element (Gas) der Silberserie, in welcher der Begriff und die Vorstellung von Leistung, die künstlerische Vollendung und noch dazu die Notwendigkeit, der hervorragendste sein zu müssen, vorhanden sind.

Für *Xenon* geht es um die Ruhe nach einem Künstlerleben.

Das Mittelbild

Ruhe am Ende ihres Lebens als Künstler.

Beobachtungen und Erfahrungen

Sie spüren, dass sie nichts mehr erreichen können. Sie haben es nicht nötig, neue Ideen zu entwickeln, müssen an keinem Ideal mehr festhalten. Es ist ihnen egal, was andere denken, sie sind frei zu tun, was sie wollen. Sie haben kein Bedürfnis mehr danach, sich in einen Machtkampf einzulassen, sie stellen sogar das grundsätzliche Vorhandensein von Macht in Abrede.

Sie empfinden sich als Fremde in ihrem Land und fühlen keine wirklich starke Verbundenheit.

Das psychische Bild

Sie sind in fröhlicher Stimmung, zerstreut und wenig angreifbar durch negative Umstände.

Zusammenfassung

Xenon ist ein seltenes Gas, das derzeit nicht genutzt oder verschrieben werden kann, da bis jetzt noch keine Arzneimittelprüfung durchgeführt wurde.

DIE SECHSTE EBENE DES PERIODENSYSTEMS
DIE GOLDSERIE

Im letzten Abschnitt wollen wir uns mit den Elementen der sechsten Serie – der Goldserie – und ihrer pädiatrischen Anwendung beschäftigen. Die Autoren, die sich mit diesen Elementen befasst haben, stimmen darin überein, dass Leistung und Handlung die gemeinsamen Themen darstellen. In diesem Prozess nimmt der Patient dazu eine Position ein, in der er eine Handlung führen und kontrollieren kann.

Das Element, das im Zentrum der Goldserie steht, ist *Aurum*. *Aurum* entwickelt die Vorstellung, Verantwortung zu tragen und die Führung zu übernehmen, und diese Vorstellung bestimmt seine Leistung und sein Handeln.

Die gemeinsame Thematik der Goldserie kann also folgendermaßen beschrieben werden:

Herrschen und Führen stehen für sie im Vordergrund. Sie setzen ihre kreativen Fähigkeiten ein, übernehmen die Verantwortung und sind bei allem die Besten.

Die Elemente dieser Serie sind:
Caesium (**Cs**), Barium (**Ba**), Lanthanum (**La**), Hafnium (**Hf**), Tantalum (**Ta**), Tungstenium (**W**), Rhenium (**Re**), Osmium (**Os**), Iridium (**Ir**), Platinum (**Pt**), Aurum (**Au**), Mercurius (**Hg**), Thallium (**Tl**), Plumbum (**Pb**), Bismuthum (**Bi**), Polonium (**Po**), Astatinum (**At**), Radon (**Rn**).

Wie die Elemente der vorangegangenen Serien weisen auch diese viele pädiatrische Indikationen auf, die auf schulischem, künstlerischem oder sportlichem Gebiet zu finden sind. Es geht um Glanz und Glänzen, Überlegenheit und darum, eine Handlung zu steuern.

Die Kinder der Goldserie haben den Gipfel des Erfolges erreicht, sie beherrschen und dirigieren alles.

Die sechste Ebene des Periodensystems - Die Goldserie

Die Zugehörigkeit zu den verschiedenen vertikalen Säulen oder Stadien charakterisiert wie bei der Silberserie die Ähnlichkeit in der Reaktion und die Reaktionsfähigkeit eines jeden Elementes.

In einer kurzen Zusammenfassung werden auch hier wieder für jedes Element der Serie die Leitsymptome auf Körper- und Gemütsebene dargestellt.

Caesium

Er initiiert Projekte und fügt weitere hinzu. Er ist der Pionier.

Mittel bei Zittern, Epilepsie und Unruhe bei Kindern.

Barium

Er ist ein Führer ohne viel Macht. Er ist ein heimlicher Anführer. Mittel bei Refluxkrankheit, vergrößerten Tonsillen und Entwicklungsverzögerung.

Lanthanum

Er zögert, die Führung und die Verantwortung zu übernehmen, er befindet sich noch im Stadium des Ausprobierens.

Mittel bei rezidivierender Konjunktivitis.

Hafnium

Er leitet den Beginn seiner Handlung und die Übernahme einer führenden Rolle ein. Er hat Schwierigkeiten, seine Autorität anderen gegenüber durchzusetzen.

Mittel bei Kopfschmerzen und chronischer Müdigkeit.

Tantalum

Er zögert und zweifelt an seinen Plänen und Projekten.

Mittel bei Tics, Nystagmus und für wenig selbstsichere und unkonzentrierte Kinder.

Die sechste Ebene des Periodensystems - Die Goldserie

Tungstenium

Er muss sich selbst als Führer beweisen und zeigt das, indem er sich mitten in das Geschehen stürzt. Mittel bei Schlaflosigkeit und Angst vor Feuer. Verschlimmerung um 5 Uhr morgens.

Rhenium

Er praktiziert und schult seine Funktion als Führer.
Mittel bei Ekzem, Asthma und Heuschnupfen.

Osmium

Er ist beharrlich in seiner Machtausübung und wendet dazu einen gewissen Druck an. Angst vor Unfällen.
Mittel bei Laryngitis, Asthma und Blähungen.

Iridium

Es ist der letzte Schritt vor Erreichen des Gipfels. Kurz bevor er am Ziel angekommen ist, wird er behindert.
Mittel für Kinder, die viel lesen, die Gelenkprobleme oder Schwierigkeiten mit ihren Geschlechtsorganen haben.

Platinum

Er übt Autorität auf höchster Ebene aus. Höher und länger ist nicht mehr möglich.
Mittel bei Uterusproblemen, Hautentzündungen, Allergien und Hysterie.

Aurum

Er hält an seiner Macht fest und hält seine Verantwortung aufrecht. Religiöses Empfinden und Besserung durch Musik und Genauigkeit. Mittel für Kinder, die langsam, waghalsig und jähzornig sind und kleine genetische Anomalien aufweisen.

Die sechste Ebene des Periodensystems - Die Goldserie

Mercurius

Sein Territorium und seine Macht sind bedroht.

Mittel für den Anführer, bei Unruhe, Angina und Stomatitis.

Thallium

Er versucht, an der Macht festzuhalten, die ihm entgleitet.

Mittel bei Alopecia areata, Haarausfall und sehr heftigen Schmerzen.

Plumbum

Nach außen hin sieht er mächtig und stark aus, aber es ist nur Schein.

Mittel bei Kindern, die zu viel Verantwortung tragen müssen und sich hinter einer Maske verbergen, um sich zu schützen. Mittel bei Obstipation.

Bismuthum

Er verliert seine Macht und tritt den Rückzug an. Er fühlt sich zutiefst verlassen.

Mittel für Schlafstörungen bei Kindern, die durch In-vitro-Fertilisation gezeugt wurden.

Polonium

Er hat seine Berühmtheit als Führer verloren. Er ist unterwürfig und träge.

Astatinum

Alles ist zu Ende. Mittel bei schweren Erkrankungen oder am Lebensende.

Radon

Die Ruhe nach dem Herrschen und Führen.

Goldserie • Stadium 1

Caesium

Leitsymptome:

Er initiiert Projekte und fügt weitere hinzu. Er ist der Pionier.

Mittel bei Zittern, Epilepsie und Unruhe bei Kindern.

Caesium ist ein neues Mittel, das von Dr. Jan Scholten beschrieben wurde.

Fall: Kevin

Der kleine Kevin ist 7 Jahre alt und das überlebende Kind einer Zwillingsschwangerschaft. Der zweite Fötus ist im dritten Schwangerschaftsmonat abgestorben.

Die Eltern bringen ihn in die Sprechstunde, da er ein sehr unruhiges Kind ist, das sehr schlecht schläft, und sie einen Weg suchen, ihn zu beruhigen.

In der Schule verhält er sich sehr dominant, er ist der Anführer einer Bande. Er hat sogar mehrere Banden, und über jede von Ihnen herrscht er mit einer Autorität, die überall offensichtlich ist, wohin er geht.

Die Lehrerin beklagt sich, dass er zu schnell ist, dass er nicht nachdenkt, bevor er eine Arbeit in Angriff nimmt, und dass seine überschäumende Energie ihn langsam in ernsthafte Schwierigkeiten zu bringen droht.

Fragt man ihn, was er werden will, so antwortet er, dass er gern Kapitän eines Schiffes sein möchte.

Caesium

Sein Vater, dem er sehr ähnlich ist, ist Chef eines der größten Unternehmen in der Region.

Er isst leidenschaftlich gern Fleisch und Zucker.

Ich verordne *Caesium* C 200.

Reaktion

Er kommt sechs Monate später wieder. Er ist immer noch Anführer und Bandenchef, ist aber sehr viel bedächtiger und umsichtiger. Seine Leistungen in der Schule sind jetzt beständig, und er fühlt sich besser.

Kommentar

Angesichts seiner Rolle als Führer und Bandenchef ist durchaus auch an *Mercurius* zu denken. Die Tatsache jedoch, dass er ein „Mehrfach-Chef", der Anführer mehrerer Banden ist, weist den Weg zu *Caesium*. In der Tat muss er ständig Führungsaufgaben übernehmen und initiieren, und aus diesem Grund ist eine Bande für ihn nicht genug.

Materia medica

Pharmakologie und Geschichte

Der Name ist zurückzuführen auf das Wort „caesius", was „himmelblau" bedeutet. Die Salze brennen mit einer blauen Flamme, wenn sie oxidiert werden. Das chemische Zeichen ist **Cs**. *Caesium* ist ein weiches, leichtes Metall mit einem gelbgoldenen Schimmer, ist sehr reaktionsfreudig und schmilzt bei 28° C.

Es wird in Vakuumröhren, Atomuhren, Fotozellen, Magnetometern und in der Glasindustrie verwendet.

Allgemeinsymptome

Schwäche, Nervosität, Ruhelosigkeit.

Bohrende und zusammenziehende Schmerzen.

Gefühl, geschwollen, aufgeblasen, schwer und voll zu sein.

Gefühllosigkeit.

Drüsen sind vergrößert, entzündet und verhärtet.

Nekrosen und Abszesse.

Paralyse, Parkinson-Syndrom. Multiple Sklerose.

Tonische, klonische und tetanische Epilepsie.

Zittern, schlimmer durch Zorn.

Krebs.

Kopfschmerzen. Geschwollenes Gesicht.

Beschwerden der Augen: Entzündung, Sehbehinderung.

Herzbeschwerden: Bluthochdruck, Herzinfarkt, Herzstillstand.

Der Puls ist zu schnell, zu langsam, voll, schwach, unregelmäßig.

Kongestion. Hirnblutung. Anämie.

Beschwerden von Ovarien und Hoden: Entzündung, Krebs, Kryptorchismus, Sterilität, Amenorrhö, Metrorrhagie.

Knochenerkrankungen, Nekrose, Entzündung.

Vergleich mit anderen Mitteln

Xenon

Xenon ist innerlich immer noch ruhig und zufrieden. Er muss seine Macht nicht zur Schau zu stellen.

Caesium hat das Gefühl, seinen Impulsen, Macht auszuüben, folgen zu müssen.

Beide haben viele gute Ideen, die das Wohlergehen der Gesellschaft betreffen, und glauben, dass sie diese in die Tat umsetzen müssen.

Caesium in der Kinderheilkunde

1. Anführer und Bandenchef

Wie *Mercurius* führt er eine Gruppe von Kindern an, die sich in seiner Reichweite befinden, und ist immer und sofort der Chef. Anders als *Mer-*

Caesium

curius ist er der Anführer von mehreren Banden gleichzeitig, ohne aber die einzelnen Führungsaktivitäten zu einem befriedigenden Ende zu bringen.

2. Der Anführer, aber gleichzeitig auch ein Draufgänger

Diese Kinder denken nicht nach und bringen daher die Bande dazu, alle möglichen Dummheiten anzustellen. Haben die anderen erst einmal Ärger bekommen, beginnen sie am Ende an der Sache zu zweifeln. Sie stellen dann auch ihn als Chef in Frage und lassen ihn möglicherweise fallen, was ihn zutiefst verletzt.

Wenn ihnen so etwas passiert, gründen *Caesium*-Kinder eine neue Bande, über die sie herrschen können.

3. Mittel bei Zittern und Epilepsie

Dieses Mittel ist bei bestimmten Formen von Epilepsie angezeigt, wenn das Kind den Charakter eines Anführers aufweist.

4. Er hat viele Projekte, die er eine Zeit lang mit Enthusiasmus betreibt und kaum hat er ein Vorhaben verwirklicht, beginnt er mit dem nächsten.

Diese Kinder beginnen viele Dinge, wobei sie aber nicht unbedingt überlegt und umsichtig vorgehen. Sie fangen etwas an, beenden es wieder und gehen zum nächsten über.

Zusammenfassung

Caesium ist ein Anführer, führt und handelt aber auf unbedachte Art und Weise.

Er ist kreativ und hat viele Ideen, und ist sozusagen der „Cowboy" unserer Materia medica.

Goldserie • Stadium 2

Barium

Leitsymptome

Er ist ein Führer ohne viel Macht. Er ist ein heimlicher Anführer.

Mittel bei gastroösophagealem Reflux, vergrößerten Tonsillen und Entwicklungsverzögerung.

Barium ist in vielen verschiedenen Kombinationen verfügbar. Baryta ist ein anderer Name für Bariumoxid oder Bariumhydroxid, aber er wurde in der Homöopathie austauschbar für *Barium* gebraucht.

Barium metallicum jedoch ist ein neues Mittel in der Homöopathie.

Fall: Clément

Der kleine Clément leidet seit seinem dritten Lebensmonat an gastroösophagealem Reflux. Als er in der Sprechstunde vorgestellt wird, ist er 2 Jahre alt und trotz sorgfältig geleiteter allopathischer und homöopathischer Behandlung dauert der Reflux in beträchtlicher Stärke an.

Seine körperliche Entwicklung scheint dem Alter zu entsprechen, seine Auffassungsgabe aber ist verlangsamt. Er ist ein dunkelhaariges und unübersehbar übergewichtiges Kind.

Bei der Untersuchung sind ein geringer Entwicklungsrückstand, vergrößerte Tonsillen und adenoide Wucherungen festzustellen.

Er leidet immer wieder an Rhinopharyngitis, die durch den Reflux verursacht wird.

Barium

Eine Untersuchung des Jungen ist schwer durchführbar, da er sich zu unpassender Zeit an seine Mutter klammert. Er ist sehr schüchtern und wendet den Blick ab, wenn er angesprochen wird. Bei dem Versuch, ihm ein Spielzeug wegzunehmen, lässt er es sofort los. Er weiß überhaupt nicht, worum es geht.

Er erinnert an *Barium carbonicum*, eine in der Kinderheilkunde bekannte *Barium*-Verbindung.

Ich verschreibe *Barium carbonicum* (C 9, C 12, C 15, C 30), eine Dosis jeden Morgen über vier Tage.

Reaktion

Der Reflux bessert sich ein wenig, aber die Rhinopharyngitis hält unvermindert an.

Einen Monat später erhält er dann *Barium metallicum*. Dieses Mittel beendet den Reflux vollständig, und ebenso die damit verbundenen Erkältungsbeschwerden.

Kommentar

Barium ist aufgrund seiner Führungsqualitäten indiziert – trotz der kindlichen Schüchternheit. Tatsächlich beherrscht er ungeachtet seiner offensichtlichen Langsamkeit zuhause seine ganze kleine Welt – seinen um ein Jahr jüngeren Bruder – auf eine wenig überlegte, aber diskrete Art.

„Er ist ein heimlicher Anführer", sagt seine Mutter.

Hier ist die Goldserie deutlich zu erkennen und die klinischen Symptome erinnern sofort an *Barium metallicum*.

Materia medica

Pharmakologie und Geschichte

Der Name „*Barium*" 'kommt von dem griechischen Wort „barus", was „schwer" bedeutet.

Barium wurde im Jahr 1808 isoliert, das chemische Symbol ist **Ba**.

Das weiche, silberfarbene Metall oxidiert schnell und ist ein guter elektrischer Leiter. Die „schutzlose Seite" von *Barium* drückt sich auch in seinen physikalischen Eigenschaften aus.

Es wird als Kathode in Fernsehgeräten verwendet, weil es seine Elektroden sehr leicht abgibt – es leistet sozusagen keinerlei Widerstand. Diese Eigenschaft führt jedoch auch zu einer schnellen Oxidation. Um die Kathoden in den Fernsehern vor diesem Oxidationsprozess zu schützen, wird das Innere der Röhre mit einer sehr dünnen Schicht von Bariumoxid bedeckt. Das Bariumoxid fängt jede noch so kleine Menge von Sauerstoff auf, die versehentlich in die Röhre gelangt. Wenn die Röhre platzt und Sauerstoff in das System eindringt, wird diese ursprünglich weiße Deckschicht sofort schwarz. Und weil kein Widerstand vorhanden ist, wird in dem Prozess auch keine Energie freigesetzt. Das steht im krassen Gegensatz zur Oxidation von *Magnesium*, bei der eine Flamme benötigt wird, um den Prozess in Gang zu setzen, der dann unter Entstehung eines ungeheuer hellen Lichtblitzes abläuft.

Die Leichtigkeit, mit der *Barium* seine Elektroden loslässt, zeigt sich auch in seinem allgemeinen Charakter. *Barium*-Typen geben, was auch immer von ihnen verlangt wird und geben jedem nach, der zufällig vorbeikommt.

Bariumnitrat ist eine Substanz, die bei Feuerwerken verwendet wird, um grünes Licht herzustellen.

Allgemeinsymptome

Schwäche, Nervosität, Ruhelosigkeit.

Bohrende und zusammenziehende Schmerzen.

Gefühl, geschwollen, aufgeblasen, schwer und voll zu sein.

Gefühllosigkeit.

Drüsen sind vergrößert, entzündet und verhärtet.

Nekrosen und Abszesse.

Paralyse, Parkinson-Syndrom. Multiple Sklerose.

Tonische, klonische und tetanische Epilepsie.

Zittern, schlimmer durch Zorn.

Krebs.

Kopfschmerzen. Geschwollenes Gesicht.

Beschwerden der Augen: Entzündung, Sehbehinderung.

Barium

Herzbeschwerden: Bluthochdruck, Herzinfarkt, Herzstillstand.

Der Puls ist zu schnell, zu langsam, voll, schwach, unregelmäßig.

Kongestion. Hirnblutung. Anämie.

Beschwerden von Ovarien und Hoden: Entzündung, Krebs, Kryptorchismus, Sterilität, Amenorrhö, Metrorrhagie.

Knochenerkrankungen, Nekrose, Entzündung.

Vergleich mit anderen Mitteln

Caesium

Caesium folgt als Führer einfach nur seinen eigenen Impulsen. Er nimmt sich keine Zeit zum Nachdenken und hat keinen Plan, wie er seine Macht umsetzen will.

Barium hält sich für den Chef, weiß aber, dass die anderen ihn für machtlos und unfähig halten.

Kurz zusammengefasst lässt sich also sagen, dass *Barium* zwar nach außen hin keine Macht besitzt, jedoch ein Anführer im Verborgenen ist.

Barium in der Kinderheilkunde

1. Verwandt mit *Barium carbonicum*

Unser Wissen um *Barium* ist stark durch das besser bekannte *Barium carbonicum* beeinflusst, mit seinem bedeutenden Karbonatanteil. Diese beiden Mittel sind sich ähnlich, mit dem Unterschied, dass *Barium carbonicum* langsamer und schwerer ist. *Barium metallicum* besitzt jedoch größere Führungsqualitäten.

2. Mittel bei Reflux und rezidivierender Rhinopharyngitis

Hals- und Mandelentzündungen sind häufig, der gastroösophageale Reflux ist ein Symptom der Erschlaffung der Magenmuskulatur. Die geschwollenen Lymphknoten sind eine Folge der übermäßigen Sekretion und Übersäuerung durch den Reflux, aber auch des insgesamt niedrigen Muskeltonus von *Barium*.

3. Entwicklungsverzögerung und verminderte Auffassungsgabe

Diese Kinder sind weich und schlaff und alles läuft langsamer ab. Ihre Auffassungsgabe ist oft vermindert, und ist Ausdruck der bekannten Langsamkeit von *Barium*, die sie zu den Langsamsten der Materia medica macht.

4. Schüchterne Kinder, die sich hinter ihrer Mutter verstecken

Diese Kinder kleben an ihrer Mutter, sie sind verweichlicht und nicht sehr aufgeweckt. Doch sie wissen diese enge Bindung zu nutzen um Mitleid zu wecken, was ihnen wiederum eine gewisse Macht verleiht: „Schaut mich an, wie bedauernswert und unglücklich ich bin!"

Zusammenfassung

Barium metallicum hat eine große Ähnlichkeit mit **Barium carbonicum**, unterscheidet sich aber von diesem durch seine Führungsqualitäten. Auch wenn er schüchtern und zaghaft ist, so ist er doch der Führer.

Goldserie • Stadium 3

Lanthanum

Leitsymptome

Er zögert, die Führung und die Verantwortung zu übernehmen, er befindet sich noch im Stadium des Ausprobierens.

Mittel bei rezidivierender Konjunktivitis.

Lanthanum ist ein Mittel für Jugendliche, die gern an der Spitze stehen möchten, aber nicht selbstsicher genug sind und im Stadium des Ausprobierens verharren. Das Mittel wurde bislang nur von Dr. Jan Scholten untersucht.

Fall: Eva

Die 16-jährige Eva, ein hübsches und durchsetzungsfähiges Mädchen, besucht die Abschlussklasse. Sie sucht mich in der Praxis auf, weil sie mitten im ersten Trimester unter einem Erschöpfungszustand leidet. Im Gespräch bekennt sie, dass sie Zweifel in Bezug auf ihre Zukunft hat. Jetzt, zu Beginn des letzten Schuljahrs, weiß sie immer noch nicht, was sie werden will. Sie interessiert sich für internationales Recht und würde gern eine verantwortungsvolle Position einnehmen. Zuhause beherrscht sie ihre beiden Brüder und Schwestern mit weiblichem Schwung und Verstand.

Sie hat auch häufig Probleme mit den Augen, sie leidet an Konjunktivitis. Ihre hübschen blauen Augen waren scheinbar schon immer sehr empfindlich.

Lanthanum

In der Schule ist sie zur Klassensprecherin gewählt worden. Über diese Aufgabe freut sie sich sehr, denn so kann sie sich ein wenig auf einem Gebiet ausprobieren, das sie im Grunde sehr reizt.

Tatsächlich ist dieses hübsche Mädchen auf der Suche nach Macht. Andererseits zweifelt sie an sich selbst und übt ihre Autorität nur dort aus, wo für sie kein Risiko besteht.

Angesichts dieses Themas, der Suche nach der Macht, fällt die Entscheidung für ein Mittel aus der Goldserie. Das dritte Stadium wird durch die Art und Weise angezeigt, in der diese Suche nach Autorität stattfindet, nämlich durch das Übernehmen führender Rollen in verschiedenen Bereichen, um zu beobachten und auszuprobieren.

Sie erhält *Lanthanum metallicum* C 200.

Reaktion

Lanthanum stellt ihre Form wieder vollkommen her. Sie schreibt sich an der Wirtschaftsakademie ein – eine Entscheidung, die sie zuvor hinaus gezögert hat. Sie ist sehr bestimmt und ruhig und vor allem ist sie überhaupt nicht mehr müde.

Auch ihre Konjunktivitis hat sich durch das Mittel beruhigt.

Kommentar

Dieses junge Mädchen hat den Wunsch zu entscheiden und zu bestimmen, was sie zu tun hat (Goldserie).

Sie ist am Anfang des Prozesses und muss ihre Autorität testen, will sich dabei aber keiner lästigen Kritik aussetzen, die sie hasst. Von Zeit zu Zeit probiert sie aus, wie es ist, Macht auszuüben, wenn sich eine Gelegenheit in ihrem Umfeld bietet (als Klassensprecherin, und zuhause bei ihren Geschwistern).

Alle diese Dinge legen die Verordnung von *Lanthanum* nahe.

Materia medica

Pharmakologie und Geschichte

Der Name dieses Metalls leitet sich vom griechischen Wort „lanthanoein" ab, was „sich verbergen" bedeutet. *Lanthanum* wurde 1839 entdeckt und das chemische Symbol ist **La**.

Lanthanum

Das Metall ist sehr reaktionsfreudig und oxidiert leicht, wenn es der Luft ausgesetzt ist. Da es besondere Eigenschaften der Lichtbrechung besitzt, wird es in Kameraobjektiven verwendet. Die Lanthanide werden als Halbleiter, Laser, magnetische Elemente zum Kühlen sowie hitzebeständige und geschmeidige Legierungen genutzt.

Allgemeinsymptome

Schwäche, Nervosität, Ruhelosigkeit.

Bohrende und zusammenziehende Schmerzen.

Gefühl, geschwollen, aufgeblasen, schwer und voll zu sein.

Gefühllosigkeit.

Drüsen sind vergrößert, entzündet und verhärtet.

Nekrosen und Abszesse.

Paralyse, Parkinson-Syndrom. Multiple Sklerose.

Tonische, klonische und tetanische Epilepsie.

Zittern, schlimmer durch Zorn.

Krebs.

Kopfschmerzen. Geschwollenes Gesicht.

Beschwerden der Augen: Entzündung, Sehbehinderung, Pterygium.

Herzbeschwerden: Bluthochdruck, Herzinfarkt, Herzstillstand.

Der Puls ist zu schnell, zu langsam, voll, schwach, unregelmäßig.

Kongestion. Hirnblutung. Anämie.

Beschwerden von Ovarien und Hoden: Entzündung, Krebs, Kryptorchismus, Sterilität, Amenorrhö, Metrorrhagie.

Knochenerkrankungen, Nekrose, Entzündung.

Vergleich mit anderen Mitteln

Barium

Barium empfindet sich als so klein und machtlos, dass er eine Führungsrolle nicht in Betracht zieht, obwohl er im Stillen doch gern herrschen würde. *Lanthanum* dagegen beginnt, Gefallen an der Rolle des Führers zu finden. Er probiert es von Zeit zu Zeit aus, zieht sich aber in sein Schneckenhaus zurück, sobald die Gefahr besteht, dass etwas misslingt.

Lanthanum in der Kinderheilkunde

1. **Für junge Menschen, die sich langsam auf die Suche nach Verantwortung begeben**

Sie suchen nach Verantwortlichkeit in Bereichen, in denen sie nichts riskieren. Sie probieren sich aus und belassen es bei dem Versuch.

Sie fassen eine verantwortungsvolle Tätigkeit ins Auge, sind aber vorsichtig, weil sie ihre Fähigkeiten erst einmal erproben.

2. **Mittel bei Ermüdung und Unentschlossenheit von Jugendlichen**

Hinter einer Müdigkeit bei Jugendlichen versteckt sich oft eine Depression. Sie möchten sich zwar verwirklichen, aber gleichzeitig wollen sie kein Risiko auf sich nehmen. Diese Jugendlichen sind oft sehr ehrgeizig.

3. **Verlangen nach Fleisch, Zucker und Brot**

Häufig haben sie auch eine starke Abneigung gegen Fleisch.

Zusammenfassung

Lanthanum ist ein kleines, aber nützliches Mittel für unentschlossene Jugendliche.

Goldserie • Stadium 4

Hafnium

Leitsymptome

Er leitet den Beginn seiner Handlung und die Übernahme einer führenden Rolle ein. Er hat Schwierigkeiten, seine Autorität anderen gegenüber durchzusetzen.

Mittel bei Kopfschmerzen und chronischer Müdigkeit.

Hafnium ist ein wenig bekanntes Metall und wurde im Wesentlichen von Dr. Jan Scholten untersucht.

Fall: Baptiste

Der 14-jährige Baptiste, ein aufsässiger und aufrührerischer Junge, kommt wegen eines Zustands von Erschöpfung und Lethargie in die Sprechstunde.

Gewöhnlich ist er voller Energie, und seit seiner Kindheit Anführer einer Clique. Waghalsig und tollkühn, ist er auch passionierter Rugby-Spieler. Kürzlich hat er versucht, mit seinen Freunden eine eigene, vom Training unabhängige Mannschaft aufzustellen und sein Vater, der sich auch für das Projekt begeisterte, ermunterte und unterstützte ihn sogar dabei. Aber das große Projekt platzte. Baptiste ist voller Ideen und plant viele Projekte, aber sobald die Dinge in die Tat umgesetzt werden sollen, sind es die anderen, auf die er sich verlässt, und die lassen ihn im Stich.

„Ich habe wirklich immer den Eindruck, dass ich die Sachen nur halb mache", sagt er.

Es ist dasselbe mit seiner Arbeit in der Schule. Die Lehrer freuen sich über seine Begeisterung und seine kreativen Ideen, aber gewöhnlich wird nichts fertig, weil es an der tatsächlichen Umsetzung mangelt.

Baptiste hat die typische Statur eines Rugby-Spielers, er ist dunkelhaarig, breitschultrig, von karbonischem Typ und sehr schwer.

Seit einigen Monaten leidet er außerdem an linksseitigen Kopfschmerzen, die ihn immer am Abend überfallen, wenn er müde ist.

Er erhält *Hafnium metallicum* C 200.

Reaktion

Diese einmalige Gabe beendet seinen Erschöpfungszustand und hat dazu geführt, dass er umsichtiger geworden ist. In seine verschiedenen Initiativen ist Ruhe eingekehrt und er beschäftigt sich jetzt mit wenigen und nicht mehr so großartigen Projekten.

Kommentar

In diesem Fall ist deutlich zu erkennen, dass Baptiste Führungsqualitäten aufweist, die die Verordnung eines Metalls aus der Goldserie erforderlich machen. Die Art und Weise, wie er Projekte durchführt – er initiiert Dinge, führt sie aber nicht zu Ende – führt zur Verschreibung von *Hafnium*.

Materia medica

Pharmakologie und Geschichte

Der Name leitet sich von „Hafnia" ab, dem lateinischen Namen für Kopenhagen. Hier wurde *Hafnium* 1923 entdeckt, das chemische Symbol ist **Hf**.

Es ist ein Metall, das Neutronen sehr leicht absorbiert, daher wird es in der Atomindustrie und in Kernreaktoren eingesetzt, die dem Antrieb von U-Booten dienen.

Allgemeinsymptome

Schwäche, Nervosität, Ruhelosigkeit.

Bohrende und zusammenziehende Schmerzen.

Gefühl, geschwollen, aufgeblasen, schwer und voll zu sein.

Hafnium

Gefühllosigkeit.

Drüsen sind vergrößert, entzündet und verhärtet.

Nekrosen und Abszesse.

Paralyse, Parkinson-Syndrom. Multiple Sklerose.

Tonische, klonische und tetanische Epilepsie.

Zittern, schlimmer durch Zorn.

Krebs.

Kopfschmerzen. Geschwollenes Gesicht.

Beschwerden der Augen: Entzündung, Sehbehinderung.

Herzbeschwerden: Bluthochdruck, Herzinfarkt, Herzstillstand.

Der Puls ist zu schnell, zu langsam, voll, schwach, unregelmäßig.

Kongestion. Hirnblutung. Anämie.

Beschwerden von Ovarien und Hoden: Entzündung, Krebs, Kryptorchismus, Sterilität, Amenorrhö, Metrorrhagie.

Knochenerkrankungen, Nekrose, Entzündung.

Verletzungen der Leber.

Vergleich mit anderen Mitteln

Lanthanum

Lanthanum versucht, hier und da die Führung zu übernehmen, ohne sich tatsächlich zu verpflichten. Sobald etwas schiefgeht, geht er auf Abstand.

Hafnium ist nicht mehr in der Situation, in der er Dinge tun oder lassen kann, er hat offiziell einen Vertrag für eine führende Position unterzeichnet und handelt dementsprechend.

Hafnium in der Kinderheilkunde

1. **Führungspersönlichkeiten, die sich mit ihren Mitspielern auf dieselbe Stufe stellen**

Sie haben Angst zu herrschen und bleiben daher auf gleicher Ebene wie die Anderen. Aus diesem Grund handeln sie als Führer nur halbherzig und werden nicht respektiert.

Hafnium

In unserem Fallbeispiel hat diese Tatsache dazu geführt, dass das Projekt des jungen Mannes gescheitert ist.

2. **Kinder oder Jugendliche, die sich in einem Zustand des Versagens befinden**

Sie scheitern, weil sie nicht in der Lage sind, ihre Projekte bis zum Ende durchzuführen.

Einerseits, weil sie nur halbherzig führen, und andererseits, weil sie zu sehr Draufgänger sind und sich keine Zeit zum Nachdenken nehmen.

3. **Sie fühlen sich den anderen sehr nahe und wollen sich mit ihnen gleichstellen**

Diese Kinder sind grundsätzlich sehr gesellig und möchten sich daher im Bereich der Anderen aufhalten. Sie möchten nicht herausstellen, dass sie den Anderen überlegen sind.

4. **Sie sind depressiv, wenn aus ihren Ideen nichts wird**

Sie lieben es, Projekte in die Wege zu leiten und wiederholtes Scheitern kann sie in einen echten Depressionszustand stürzen. Hier kann *Hafnium* eine große Hilfe sein.

Zusammenfassung

Hafnium ist ein Mittel für erfinderische, sehr gesellige Kinder mit Führungsqualitäten, die ihre Vorhaben immer nur halb verwirklichen.

Goldserie • Stadium 5

Tantalum

Leitsymptome

Er zögert und zweifelt an seinen Plänen und Projekten.

Mittel bei Tics, Nystagmus und für unkonzentrierte und wenig selbstsichere Kinder.

Tantalum ist ein in der Homöopathie noch wenig bekanntes Mittel. Es wird erfolgreich in der Menopause eingesetzt und ist sehr hilfreich bei fliegender Hitze!

Fall: Jules

Der 5-Jährige Jules, der seit seiner frühesten Kindheit Verhaltensstörungen aufweist, kommt zur Behandlung in die Praxis. Inzwischen besucht er die Schule, aber auch hier werden die Schwierigkeiten nicht besser. Jules wird immer unruhiger und stört den Unterricht so sehr, dass die Schule eine psychopädagogische Untersuchung verlangt.

Seine Mutter arbeitet als Nachtschwester in einem Krankenhaus, ist tagsüber entsprechend müde und hat wenig Zeit für ihr Kind. So ist es hauptsächlich die Großmutter, die sich mit ihm beschäftigt. Sein Vater ist als Lastwagenfahrer in der Woche unterwegs und nur am Wochenende zu Hause. Das verbringt er dann dösend vor dem Fernseher. Seit sechs Monaten gibt es Schwierigkeiten in der Ehe und die Stimmung in der Familie ist unerträglich geworden. Wenn der Vater nicht im Haus ist, schimpft die Mutter ständig über ihn, zählt alle seine Fehler auf, bezeich-

Tantalum

net ihn als eine Null und behauptet, dass er wegen seiner dauernden Abwesenheit seine Vaterrolle nicht richtig ausfüllt.

Als Jules etwa 3 Jahre alt war, wurde bei ihm eine ernsthafte Störung der Sehschärfe festgestellt, die durch eine Brille korrigiert wurde. Trotz nachfolgender augenärztlicher Behandlung entwickelte sich ein Strabismus convergens, der von einem fast ständig vorhandenem Nystagmus begleitet wird. Dieser Zustand ist für einen Gesprächspartner, der ihn direkt anblickt, sehr verwirrend.

Dieses Kind anzuschauen ist sehr schwierig, genauso wie sein Verhalten für seine Umgebung schwer zu ertragen ist.

Tagsüber leidet er häufig an Schluckauf und er beklagt sich oft über Kopfschmerzen.

Jules ist ein trauriges und apathisches Kind, das aber auch heftige Wutausbrüche haben kann oder sein Spielzeug durch das Zimmer schleudert.

In der Schule kann er sich nicht konzentrieren, er stört den Unterricht und spielt lieber wie ein verrückter junger Hund herum anstatt zu arbeiten. Er macht keinerlei Fortschritte.

Bei kaltem Wetter geht es ihm schlechter und er bekommt dann leicht eine Halsentzündung. Das Meer mag er furchtbar gern.

Er schwitzt stark. Fleisch mag er nicht, liebt aber Gewürze.

Ich gebe ihm zunächst *Magnesium phosphoricum*, das ihn zwar beruhigt, aber seinen Nystagmus nicht beeinflusst. Auch verschiedene andere Mittel werden ohne Erfolg probiert. Schließlich erhält er *Tantalum* C 200.

Reaktion

Die Reaktion ist erstaunlich: Der Nystagmus verschwindet, das Kind wird ruhig und kehrt langsam wieder zu einem normalen Zustand zurück.

Kommentar

Der Nystagmus scheint das Zentrum seiner Unbeständigkeit zu sein. Wenn man die Rubrik „Nystagmus" im Repertorium einmal beiseite lässt, so gibt es außerdem die Rubrik Zucken und Rucken der Augen. Das führt zu *Niobium* im fünften Stadium der Silberserie und deutet auf Zögern und Zweifel hin. Der Bereich der Augen allerdings gehört in die Goldserie und aus diesem Grund ist hier *Tantalum* angezeigt.

Tantalum

Materia medica[37]

Pharmakologie und Geschichte

Dieses Metall wurde nach dem griechischen König Tantalus benannt, der so anmaßend wurde, dass die Götter ihn in die Unterwelt verbannten und mit den bekannten Tantalus-Qualen straften.

Er musste in einem Wasserbad unter einem Obstbaum mit tief hängenden Zweigen stehen. Immer, wenn er nach den Früchten greifen wollte, bewegten sich die Zweige aus seiner Reichweite, und wann immer er sich hinabbeugte, um etwas zu trinken, ging das Wasser zurück.

Außerdem war er Niobes Vater und das Element *Niobium* steht im Periodensystem genau unter *Tantalum*. Von Tantalus wurde gesagt, er hätte seinen Sohn Pelops als Menschenopfer in Stücke schneiden müssen, um sie den Göttern als Mahl darzubringen, was ein interessantes Echo im Fall des jungen Mannes hat.

Tantalum wurde 1802 entdeckt, das chemische Symbol ist **Ta**.

Es ist ein hartes, sehr korrosionsbeständiges Metall und hat die Fähigkeit, sich direkt mit hartem Gewebe zu verbinden. Daher wird es bei orthopädischen und kardiovaskulären Implantaten verwendet.

Tantalum hat einen sehr hohen Schmelzpunkt – er liegt bei 3000°C – und kann dazu beitragen, dass andere Metalle hitzebeständiger werden. Es kommt in Kondensatoren, Kühlern, chirurgischen Instrumenten, Vakuumröhren und Objektiven zum Einsatz.

Die Arzneimittelprüfung wurde von Kees Dam und Yvonne Lassauw durchgeführt. Es ist ein wenig bekanntes Mittel und wurde nur von Dr. Jan Scholten untersucht.

Allgemeinsymptome

Schwäche, Nervosität, Ruhelosigkeit.

Bohrende und zusammenziehende Schmerzen.

Gefühl, geschwollen, aufgeblasen, schwer und voll zu sein.

---

[37] Dr. Jan Scholten

Gefühllosigkeit.

Drüsen sind vergrößert, entzündet und verhärtet.

Nekrosen und Abszesse.

Paralyse, Parkinson-Syndrom. Multiple Sklerose.

Tonische, klonische und tetanische Epilepsie.

Zittern, schlimmer durch Zorn.

Krebs.

Kopfschmerzen. Geschwollenes Gesicht.

Beschwerden der Augen: Entzündung, Sehbehinderung; Nystagmus.

Herzbeschwerden: Bluthochdruck, Herzinfarkt, Herzstillstand.

Der Puls ist zu schnell, zu langsam, voll, schwach, unregelmäßig.

Kongestion. Hirnblutung. Anämie.

Beschwerden von Ovarien und Hoden: Entzündung, Krebs, Kryptorchismus, Sterilität, Amenorrhö, Metrorrhagie.

Knochenerkrankungen, Nekrose, Entzündung.

Ekzeme.

Tantalum in der Kinderheilkunde

1. Labile Kinder

Sie zweifeln sehr stark an sich, können sich im Unterricht nicht konzentrieren und haben großartige Ideen, die sie aber nicht wagen in die Tat umzusetzen.

Im Allgemeinen sind sie sehr unruhig, und wollen nicht wahrhaben, dass ihre Ideen und Vorhaben unrealistisch sind.

2. Unruhige und wenig selbstsichere Kinder

Sie wissen, dass sie in der Lage sind, ihre Ideen zu verwirklichen, aber sie haben enorme Selbstzweifel.

Das macht sie extrem nervös und unruhig.

Tantalum

3. **Wutausbrüche und Unruhe als klinische Symptome**

Tantalum ist daher ein ausgezeichnetes Mittel bei Wutausbrüchen, Tics und Nystagmus bei Kindern, die eine Fülle von Ideen aber kein Selbstvertrauen haben.

4. **Sie glauben, alles im Griff zu haben, machen sich aber etwas vor und das Projekt löst sich in Luft auf, wenn sie es realisieren wollen**

Eine wahre Tantalus–Qual!

Zusammenfassung

Tantalum ist ein hilfreiches Mittel für labile und unruhige Kinder, die glauben, alles meistern zu können und am Ende doch nichts erreichen.

Goldserie • Stadium 6

Tungstenium

Leitsymptome

Er muss sich selbst als Führer beweisen und zeigt dies, indem er sich mitten in das Geschehen stürzt.

Mittel bei Schlaflosigkeit und Angst vor Feuer. Verschlimmerung um 5 Uhr morgens.

Tungstenium ist ein wenig bekanntes Mittel, obwohl es eine Traum-Prüfung von Scholten (1993) und vollständige moderne Arzneimittelprüfungen von Bond (1994) und Chabra (1995) gab.

Fall: 6-jähriges Mädchen

Ein 6-jähriges kleines Mädchen wird in die Sprechstunde gebracht – sie hat Schlafstörungen und Albträume, seit das Haus ihrer Großmutter vor zwei Wochen gebrannt hat. Das war entsetzlich für sie und seither träumt sie jede Nacht davon, wacht plötzlich sehr beunruhigt auf und kann nicht gleich wieder einschlafen. Im Laufe der Nacht erwacht sie häufiger, wobei das Erwachen immer schlimmer wird und dann gegen 5 Uhr morgens so beängstigend ist, dass sie von dem Moment an gar nicht mehr einschlafen kann.

Sie ist sehr müde und klagt über Schmerzen in der rechten Schläfe, die sie abends am Einschlafen hindern. Sie ist empfindlich gegen Wind und Kälte und bei feuchtem Wetter anfällig für Erkältungskrankheiten.

Tungstenium (Wolfram)

Sie ist ein waghalsiges Kind, das immer nach Herausforderungen sucht. Sie klettert gern auf hohe Bäume, obwohl die Eltern sie warnen: „Vorsicht! Das schaffst du nicht, du wirst herunterfallen!"

Sie scheut keine Gefahr, ist andererseits aber auch sehr vorsichtig und erstaunlicherweise ist ihr noch nicht viel passiert.

Feuer fasziniert sie. Die Eltern haben schon öfter mit ihr geschimpft, weil sie leichtsinnig damit gespielt hat.

Sie isst gern Fleisch, hat ein großes Verlangen nach Bananen und eine Abneigung gegen Milch.

Sie bekommt *Tungstenium* C 1000.

Repertorium

» Allgemeines: Morgens 5 Uhr – 9 Uhr: agg.: 5 Uhr
» Allgemeines: Speisen und Getränke: Bananen: Verlangen
» Geist, Gemüt: Träume, Trauminhalte: Feuer, von: Gefahr durch
» Geist, Gemüt: Träume, Trauminhalte: klettert

Reaktion

Die Gabe *Tungstenium* beendet ihre Schlafstörungen ein für alle Mal.

Kommentar

Dieses Kind liebt die Tat und ist die ganze Zeit in Aktion. Das ist die Dynamik der Goldserie.

Auffallend ist, dass sie die Herausforderung sucht, und dass sie ihre Aktionen mit Überheblichkeit und einem gewissen Leichtsinn betrachtet, was typisch für das sechste Stadium ist.

Materia medica[38]

Pharmakologie und Geschichte

Der Name ist von den schwedischen Wörtern „tung" (schwer) und „sten" (Stein) abgeleitet. *Tungstenium*, mitunter auch „Wolfram" genannt, wurde 1783 entdeckt, das chemische Symbol ist **W**.

---

[38] Dr. Jan Scholten

Tungstenium (Wolfram)

Wegen seiner hohen Hitzeresistenz – *Tungstenium* hat mit 3410° den höchsten Schmelzpunkt aller Elemente – wird es in Atomreaktoren verwendet.

Schutzwesten und andere kugelsichere Materialien sowie Schneid- und Bohrwerkzeuge werden aus *Tungstenium* hergestellt, weil es eine große Härte aufweist. Es erhöht die Elastizität und verbessert die Schneideigenschaften von Stahl.

Allgemeinsymptome

Schwäche, Nervosität und Ruhelosigkeit.

Bohrende und zusammenziehende Schmerzen.

Gefühl, geschwollen, aufgeblasen, schwer und voll zu sein.

Gefühllosigkeit.

Drüsen sind geschwollen, entzündet und verhärtet. Nekrosen und Abszesse.

Paralyse, Parkinson-Syndrom und Multiple Sklerose. Klonische, tonische und tetanische Epilepsie. Rucken und Zucken. Zittern, schlimmer durch Zorn.

Krebs.

Kopfschmerzen: stechend, drückend, linksseitig, hinter der Schädelbasis, über dem Auge, in der Schläfe; mit dumpf, drückendem Schmerz im Auge; sieht Schimmer und dünne schwarze Linien, verschlimmert durch Licht und Geräusche; mit geschwollener, steifer, gelähmter rechter Hand, als ob sie nicht zu ihm gehören würde; mit rosa und violetten Lichtblitzen; mit steifem Arm und steifer Schulter, schlimmer durch Berührung; schlimmer oder besser durch Hinlegen, schlimmer bei Sturm; mit reichlichem Harnfluss und Diarrhö vor den Kopfschmerzen; mit Schmerzen in den Kiefern, vom Nacken aus.

Sinusitis. Geschwollenes Gesicht, wässriger Fließschnupfen, rauer, brennender Hals. Trockener Husten, unmöglich zu unterdrücken. Wunder, schmerzender Hals, schlimmer abends und beim Schlucken, mit Übelkeit. Heraufhusten und Hochwürgen von Schleim. Lungenfibrose.

Augenbeschwerden, Entzündung, Sehstörungen, Glaukom.

Herzbeschwerden, Bluthochdruck, Herzinfarkt und Herzstillstand. Arteriosklerose.

Puls: zu schnell, zu langsam, voll, schwach, unregelmäßig.

Tungstenium (Wolfram)

Kongestion. Hirnblutung. Anämie.

Schmerzen in der Brust, links, direkt neben dem Brustbein im dritten und vierten Interkostalraum; drückend, als ob ein schweres Gewicht darauf lastet; besser durch starken Druck, besser durch kleine Schlückchen kalten Wassers. Empfindung als ob das Wasser hinter einem harten Klumpen versickern würde, das Herz fühlt sich wie ein harter Klumpen an.

Magenschmerzen sind schlimmer durch Essen, morgens und durch warmes Wetter, besser durch Aufstoßen. Magenbeschwerden: Auftreibung, Schmerzen schlimmer durch Druck. Darmkollern, Blähungen mit fauligem Geruch, Krämpfe, aber nur bei Blähungsabgang.

Probleme mit Hoden und Eierstöcken, Entzündung, Krebs, Kryptorchismus, Sterilität, Amenorrhö, Metrorrhagie.

Knochenbeschwerden, Nekrose, Entzündung.

Nagelpilz. Die Nagelhaut wächst über das Nagelbett hinaus.

Nacken und Schultern sind steif, die Ellbogen kalt; Schmerzen im Steißbein, schlimmer bei Wehen; Rückenschmerzen sind nachts schlimmer, beim Liegen und beim Aufstehen, besser durch Austrecken der Beine, wenn er die Beine angezogen hat. Ischiasschmerz, unterhalb des Gesäßes.

Ekzem in der Mitte der Stirn.

Energie: müde, matt.

Vergleich mit anderen Mitteln

Tantalum

Tantalum versucht, seine Aufgabe als Führer aufzuschieben, weil er sich noch nicht bereit dazu fühlt. Seine Pläne sind noch nicht ausgereift genug um zu wissen, wie er mit seiner Organisation zu Werke gehen soll. *Tungstenium* spürt, dass es keinen Grund gibt, noch länger zu warten. Er hat die Brücken hinter sich abgebrochen, und nun muss er unverzüglich handeln.

Tungstenium (Wolfram) in der Kinderheilkunde

1. **Kinder mit einem problematischen Verhältnis zu Feuer**

Sie haben Angst davor, und gleichzeitig ist es eine Herausforderung für sie. Diese Kinder spielen gern mit dem Feuer. So können sie sich mit

Gefahren auseinandersetzen und offenbaren damit auch ihre Lust an Herausforderungen.

2. Kinder, die gern klettern

Sie müssen immer am höchsten klettern. Für sie ist es eine Herausforderung und außerdem wollen sie die Situation beherrschen.

Diese Thematik ist auch bei *Lac caprinum* anzutreffen. Die Ziege klettert immer weiter in die Höhe und versucht damit, die Welt zu ihren Füßen zu beherrschen.

Aus diesem Grund ist es auch ein Mittel für Kinder, welche die Berge lieben.

3. Sie zeigen die typischen Probleme der Goldserie

Schlafstörungen und Schlaflosigkeit in Zusammenhang mit dem Thema Feuer.

Tungstenium war ein wichtiges Mittel nach dem Terroranschlag in den USA am 11. September, wo das Flammeninferno die empfänglichen Kinder genauso beeindruckt hat wie die Heldentaten der New Yorker Feuerwehr.

Zusammenfassung

Das Hauptthema von **Tungstenium** ist die Herausforderung, die tapfer angenommen und deren Gefahr geleugnet wird. Bei diesen Kindern hat ein Attentat oder ein Unfall, mit dem sie entweder unmittelbar oder entfernt in Berührung gekommen sind, Spuren hinterlassen.

Goldserie • Stadium 7

Rhenium

Leitsymptome

Er praktiziert und schult seine Funktion als Führer.

Mittel bei Ekzem, Asthma und Heuschnupfen.

Rhenium ist ein neues Mittel, das von Dr. Jan Scholten untersucht wurde.

Fall: Zoé

Die junge Zoé, 13 Jahre alt, kommt mit einem stark reizenden und juckenden Ekzem am ganzen Körper in die Sprechstunde. Sie leidet jetzt seit zwei Monaten an dieser Erkrankung, die nach ihrer Aufnahme in einen speziellen Sportzweig der Schule auftrat, in der sie das Tanzen intensiv betreiben kann. Das Training ist sehr wichtig für sie. Tanzen hat ihr immer viel bedeutet, aber der Ablauf dort gefällt ihr nicht so gut, sie ist sehr müde und sie würde es gut finden, wenn man ihr etwas genauer erklären würde, was ihr durch diese Art der Schulung – sie trainiert mehr als drei Stunden täglich – beigebracht werden soll. Sie will dieses Fach unbedingt beherrschen und muss deshalb die anstrengende Zeit überstehen, um es in dieser schwierigen Tanzkunst zur Meisterschaft zu bringen.

Sie ist sehr empfänglich für die Bemerkungen ihrer Lehrer, aber auch für die ihrer Freunde in der Klasse.

Dies wirkt tatsächlich stimulierend auf sie. Um die Situation in den Griff zu bekommen, braucht sie die Bestätigung und Ermutigung ihrer Lehrer und ihrer Kameraden.

Sie mag Wind, ist aber sehr empfindlich bei Frost, und am Meer und in der Sonne geht es ihr besser. Unter den Achseln schwitzt sie stark. Sie hat ein heftiges Verlangen nach Orangen und Zucker.

Ich verschreibe *Rhenium metallicum* C 1000.

Reaktion

Rhenium tut ihr gut, löst aber nur einen Teil ihrer Probleme. Die Gabe, die ich ihr in der Praxis verabreiche, bewirkt zunächst eine Erstverschlimmerung, nach einigen Wochen dann verschwindet das Ekzem langsam.

Ein paar Monate später reinigt eine Gabe *Silicea* ihre Haut vollkommen und bestätigt ihr damit auch, dass sie die richtige künstlerische Wahl getroffen hat.

Kommentar

Das Auftreten des Ekzems genau in dem Moment, in dem sie sich in einer Lage befindet, in der sie Stellung beziehen oder Verantwortung übernehmen muss, ist bezeichnend für die Goldserie. Sie möchte mit ihrer Situation eigenverantwortlich umgehen, benötigt aber auch Unterstützung und Rückhalt. Die Tatsache, dass sie ständig trainiert, um sich in ihrer Kunst hervorzutun, deutet auf das siebte Stadium.

Materia medica

Pharmakologie und Geschichte

Rhenium wurde nach dem Fluss „Rhein" benannt. Es wurde 1925 entdeckt, das chemische Symbol ist **Re**.

Rhenium ist ein seltenes Metall, das sehr hitzebeständig ist und daher in Lichtschaltern und elektrischen Thermometern verwendet wird. Außerdem wird es als Katalysator in der petrochemischen Industrie und für Flugzeugmotoren genutzt. Schmuckstücke sind häufig mit einer dünnen Schicht *Rhenium* überzogen, weil es ihnen einen schönen silbrigen Glanz verleiht.

Allgemeinsymptome

Schwäche, Nervosität, Ruhelosigkeit.

Rhenium

Bohrende und zusammenziehende Schmerzen.

Gefühl, geschwollen, aufgeblasen, schwer und voll zu sein.

Gefühllosigkeit.

Drüsen sind vergrößert, entzündet und verhärtet.

Nekrosen und Abszesse.

Paralyse, Parkinson-Syndrom. Multiple Sklerose.

Tonische, klonische und tetanische Epilepsie.

Zittern, schlimmer durch Zorn.

Krebs.

Kopfschmerzen. Geschwollenes Gesicht.

Beschwerden der Augen: Entzündung, Sehbehinderung.

Herzbeschwerden: Bluthochdruck, Herzinfarkt, Herzstillstand.

Der Puls ist zu schnell, zu langsam, voll, schwach, unregelmäßig.

Kongestion. Hirnblutung. Anämie.

Beschwerden von Ovarien und Hoden: Entzündung, Krebs, Kryptorchismus, Sterilität, Amenorrhö, Metrorrhagie.

Knochenerkrankungen, Nekrose, Entzündung.

Vergleich mit anderen Mitteln

Tungstenium

Tungstenium spürt die Herausforderung. Er sucht die Gefahr, um sich zu beweisen, dass er ein mächtiger Führer ist.

Rhenium bleibt ruhig in seiner Führungsposition und schaut sich um, um herauszufinden, wie er seine Arbeit vernünftig ausführen kann.

Rhenium in der Kinderheilkunde

1. Kinder oder Jugendliche, die viel üben und praktizieren müssen, um sich wohl zu fühlen

Diese Kinder arbeiten hart und viel, um das hohe Ziel, das sie sich gesteckt haben, zu erreichen.

Sie arbeiten sehr gleichmäßig und haben einen Sinn für Regelmäßigkeit und für die alltägliche Arbeit. Oftmals sind sie sehr gute Schüler.

2. Sie sind sehr empfänglich für Bemerkungen und Ermutigungen von Lehrern, aber auch Freunden

Für sie ist diese Unterstützung notwendig, um das ungeheure Trainingsprogramm aufrecht erhalten zu können, das sie sich auferlegt haben.

3. Kritik belastet sie oftmals sehr

Kritik tut ihnen nicht gut, sie sind unbedingt darauf angewiesen, dass ihnen Mut gemacht wird.

4. Ekzeme, Asthma und Heuschnupfen

Diese Kinder haben häufig eine Neigung zu Allergien, besonders zu Ekzemen, die ihr Bedürfnis nach Berührung und Liebe zeigen.

Zusammenfassung

Rhenium ist ein Mittel für zähe und beharrliche Kinder, die sich einem sehr regelmäßigen Trainingsprogramm unterwerfen und in dem, was sie tun, ermutigt werden müssen.

Goldserie • Stadium 8

Osmium

Leitsymptome

Er ist beharrlich in seiner Machtausübung und wendet dazu einen gewissen Druck an. Angst vor Unfällen.
Mittel bei Laryngitis, Asthma und Blähungen.

Osmium ist ein Mittel für Asthma und Blähungen in der Kindheit, und sein psychisches Bild ist schwer fassbar. Die Methode von Dr. Jan Scholten ist hilfreich, um den eher versteckten Führungsanspruch dieses Patienten zu erkennen.

Fall: Anais

Die 7-jährige Anais, die schon seit frühester Kindheit an Asthma leidet, kommt in die Sprechstunde. Sie hat bereits verschiedene homöopathische Behandlungsversuche hinter sich, ohne dass sich das Asthma gebessert hat. Inzwischen wurden verschiedene Lungen- und Allergietests durchgeführt, die bestätigen, dass Anais eine Allergie gegen Hausstaubmilben hat. Während der Zeiten, in denen das kleine Mädchen an Infekten leidet, tritt ein ausgesprochen hohler Husten in der Art einer Laryngitis auf, der sich bei jedem Anfall in einen pfeifenden Husten mit Druck auf der Brust verwandelt.

Da die homöopathische Behandlung nicht sehr erfolgreich und nicht mehr ausreichend war, wurde vor zwei Jahren mit einer Inhalationstherapie während der Wintermonate begonnen.

Osmium

Dieses Kind ist sehr willensstark und gibt sowohl zuhause als auch in der Schule den Ton an. Sie ist sehr selbstlos und uneigennützig und viele ihrer Freunde bewundern sie.

In der Schule arbeitet sie fleißig, aber sie braucht einen gewissen Druck, ohne den sie nicht viel zu Stande bringt. Bei den Hausaufgaben hilft ihr ihre Mutter. Wenn sie jedoch etwas tut, was ihr Spaß macht, zögert sie nicht und führt die Sache geradewegs bis zu Ende durch.

Sie ist sehr aufgeweckt und hilft ihrem Vater bei kleinen Gelegenheitsarbeiten, die im Haus nötig sind. Sie strickt auch gern – ihre Mutter hat ihr beigebracht, wie sie mit den Nadeln umgehen muss, und sie hat wirklich eine große Begabung dafür. Einen Pullover zu stricken ist für sie überhaupt kein Problem.

Auffällig ist eine andauernde Angst, dass einem Familienangehörigen ein Unfall zustoßen könnte. Wenn sich ihre Mutter verspätet oder nicht nach Hause kommt, tritt diese Angst auf. Und die Angst lässt auch solange nicht nach, wie ihre Mutter nicht angerufen hat oder zurückgekommen ist.

Sie leidet oft an Erkältungen, die besonders in der kalten Jahreszeit und bei Wetterwechsel ausgeprägt sind. Katzen kann sie nicht ausstehen, weil diese bei ihr endlose Hustenanfälle auslösen.

Sie leidet sie oft an Blähungen und reagiert sehr empfindlich auf Sahne und Fett. Auch Hausstaub bereitet ihr Probleme.

Sie verabscheut Radieschen, Milch und Blumenkohl. Sie liebt Fruchtsäfte und alles, was gut gewürzt ist.

Ich verschreibe für einen Monat *Osmium metallicum* in aufsteigender Potenz (C 9, C 12, C 15, C 30).

Repertorium

- » Geist, Gemüt: Gedanken: hartnäckig: Unfälle, die anderen zugestoßen sind, an
- » Kehlkopf und Luftröhre: Empfindlichkeit: Kehlkopf: Luft, gegen kalte
- » Brust: Zusammenschnürung, Spannung, Enge, Empfindung von
- » Abdomen: Auftreibung, Flatulenz, allgemeine Arzneien

Osmium

Reaktion

Nach *Osmium* beruhigen sich die Verdauungssymptome. Für ihre Arbeit in der Schule benötigt sie weniger Druck, und vor allem das Asthma ist vollkommen verschwunden.

Kommentar

Ihr Organisationstalent im sozialen Bereich weist auf die Goldserie hin.

Auch ihre Angst vor Unfällen ist ein Symptom, das die Verordnung eines Metalls erfordert. Die Tatsache, dass sie etwas Anstoß braucht, um ihre Arbeit zu beginnen, dann aber bis zum Ende durchzieht, deutet auf Scholten Stadium 8. Ihre Verdauungsstörungen und der hartnäckige Husten bestätigen die Verschreibung von *Osmium*.

Materia medica

Pharmakologie

Osm. *Osmium metallicum*. Osmium. Ein Element. Trituration des ausgefällten Metalls. *Osmium acidum*. Osmiumtetroxid. Die Dilutionen werden mit absolut reinem Wasser hergestellt.

Klassische Dosierung: Trituration und alle Potenzen.

Eine Arzneimittelprüfung wurde von Berzelius (Poggendorf's Annals, 1835) durchgeführt (T. F. Allen: Encyclopedia of Pure Materia Medica, Band VII, S.241).

Der Name *Osmium* ist vom griechischen Wort „osmos" abgeleitet, was „Geruch" bedeutet, und diesen Namen verdankt das Metall dem sehr unangenehmen, beißenden Geruch seiner Säure.

Osmium wurde 1804 entdeckt, das chemische Symbol ist **Os**.

Dieses Metall ist sehr hart und lässt sich nur schwer formen. Es ist das schwerste Metall im Periodensystem und entsprechend widerstandsfähig gegen Druck. Aufgrund seiner Korrosionsbeständigkeit und Härte wird es gern als Bestandteil von Füllfederhaltern, Uhren und Schmuck verwendet. Kompassnadeln enthalten ebenfalls *Osmium*, da es magnetische Eigenschaften hat. Außerdem wird es in der Produktion von Ammoniak als Katalysator gebraucht.

Osmium

Geschichte

Osmium ist ein Metall der Platin-Gruppe, und es wird immer in Verbindung mit *Platinum* gefunden. Wenn *Platinum* von seinem Erz getrennt wird, bildet sich Osmiumsäure, deren Dämpfe diesen üblen Geruch hervorrufen.

Der Geruch von *Osmium* ist dem von *Chlor* sehr ähnlich und *Osmium* hat eine ebenso stark reizende Wirkung auf die Schleimhäute der Atemwege. Auch die Absonderungen nehmen die verschiedenartigsten Gerüche an.

Die Grundlage der Arzneimittelprüfung sind die Triturationen des reinen Metalls, und die Symptome des Metalls und seiner Säure werden zusammengezogen.

Allgemeinsymptome

Osmium greift den Respirationstrakt an, besonders die Luftröhre. Es kommt zu einer Reizung und einem Katarrh der Atemorgane. Ekzem. Schmerzen in der Trachea. Achselschweiß tritt verstärkt auf und weist den spezifischen Geruch auf. *Osmium* verursacht eine Verklebung der Nagelfalte. Albuminurie. Obwohl die Sekretionen stinken, riecht der Urin wie Veilchen, das Aufstoßen wie Radieschen und der Achselschweiß wie Knoblauch. Kribbeln auf dem Rücken und an den Schultern.

Klinisches Bild

Asthma. Blutungen, retronasale. Bronchitis. Ekzem. Erektionen. Erkältungen, Neigung zu. Glaukom. Hautausschläge, syphilitische. Hernie. Herpes. Hoden, Schmerzen im. Husten, krampfartiger. Kehlkopf, Schmerzen im. Kopfschmerzen. Penis, Geschwüre am. Pollutionen. Samenstränge, Schmerzen in den. Schnupfen. Sternum, Schmerz im. Syphilis. Trachea, Schmerzen in der. Wucherungen, retronasale. Zunge, schmerzhafte.

Modalitäten

Schmerzen in den Augen werden besser durch frische Luft. Schlechter beim Husten und Sprechen, durch Berührung, Reiten, abends. Husten schlimmer bis Mitternacht. Frische Luft verschlimmert Husten und Schnupfen.

Gemütssymptome

Er ist mürrisch, reizbar und ungeduldig. Weinerliche Stimmung und Schreien beim Husten. Er ist schwach, gibt auf, ist sich seiner geistigen und seiner allgemeinen Schwäche bewusst, verwechselt Wörter. Er denkt an Unfälle, die anderen passiert sind und hat eine Abneigung gegen Arbeit.

Körperliche Symptome

Abdomen

Auftreibung von Abdomen und Bauch am Abend, mit schwierigem Abgang von Blähungen. Schmerzen in der Leiste, beim Husten strahlt der Schmerz in die Hoden aus. Druck auf den Leistenring. Schwächegefühl in den Leisten, bis zu den Samensträngen. Einschnürung im Epigastrium vor der Mahlzeit.

Augen

Konjunktivitis. Der Augeninnendruck ist erhöht, die Sicht ist trübe und er ist lichtscheu. Glaukom mit schillernder Sicht. Heftige supra- und infraorbitale Neuralgie, heftige Schmerzen und Jammern. Er sieht grüne Farben oder Regenbogenfarben rund um eine Lichtquelle.

Brust

Wandernde Pneumonie. Stechen nahe der linken unteren Rippe. Schmerzen unter dem Brustbein beim Husten, die sich auf die Seiten der Brust ausdehnen. Das Brustbein ist schmerzhaft, berührungsempfindlich, unabhängig vom Husten. Auf- und absteigende Stiche im Brustbein. Beklemmung, die sich durch tiefes Einatmen bessert. Enge und Trockenheit in der Brust.

Empfindungen

Gefühl eines Bandes um den Kopf. Als ob er zerbrochene Steine geschluckt hat. Gefühl, als ob der Husten durch eine Resonanz anderer Körperteile ausgelöst wird.

Extremitäten

Der Achselschweiß riecht wie Knoblauch. Die Finger zucken beim krampfhaften Husten. Die Nagelhaut bleibt auf dem nachwachsenden Nagel haften. Schwere und Schwäche der Gliedmaßen, besonders in den Knien.

Hals

Akute Laryngitis, Husten und Auswurf von dickflüssigem, fadenziehendem Schleim. Schmerzen im Kehlkopf durch Sprechen. Heiserkeit, schmerzhaftes Brustbein.

Haut

Ekzeme. Juckende Pickel. Gereizte Haut. Bromakne. Achselschweiß mit Knoblauchgeruch, schlimmer abends und nachts. Die Nagelhaut verbleibt auf dem wachsenden Nagel.

Herz

Herzklopfen mit Angst, schneller Puls.

Kopf

Gefühl wie von einem Band um den Kopf. Schwere, dumpfe Kopfschmerzen. Heftige Kopfschmerzen über und unter den Augen. Heftige, verwirrende Kopfschmerzen in der Mitte der Stirn. Nachts Schmerzen in der Hirnbasis und im Kiefer. Schmerzen am Scheitel und im Hinterkopf, schlimmer, wenn er den Kopf nach hinten wirft. Die Haare fallen aus (*Kalium carbonicum, Fluoricum acidum*).

Lunge

Feuchtes Rasseln beim Atmen und im Kehlkopf. Trockener, harter und heftiger Husten, der in kurzen Stößen kommt, die aus der Tiefe aufsteigen und den ganzen Körper erschüttern. Krampfhafter Husten mit dem Gefühl, als ob die Membran vom Kehlkopf gerissen wird. Gekrümmte Finger während der krampfartigen Hustenanfälle. Krampfhusten, der klingt, als ob in eine leere Röhre gehustet wird, und dem Gefühl, als ob etwas losgerissen wird, und klebrigem Sekret. Furcht zu atmen, Wundheitsschmerz beim Eintreten der Luft in die Lunge. Empfindlichkeit der Luftwege.

Osmium

Magen

Der Magen fühlt sich an wie mit zerbrochenen Steinen oder Klumpen gefüllt. Aufstoßen mit einem Geruch wie Rettich. Aufstoßen, Übelkeit und Erbrechen. Unwohlsein und extremes Unbehagen mit dumpfen Schmerzen in der Magengrube. Morgendliche Übelkeit. Erbrechen von wässrigem Schleim mit Geruch und Geschmack der Säure. Chronisches Erbrechen mit Magendrücken.

Männlich

Ständiger Schmerz in der Glans penis. Schmerzen in Hoden und Samenstrang. Heftige Schmerzen an der Penisspitze und an der Vorhaut. Erektionen am frühen Morgen, früher und härter. Die Schmerzen in den Hoden hindern ihn am Einschlafen.

Mund

Schmerzen in den Kiefern und in der Kaumuskulatur. Der Mund ist verklebt und teigig. Reichlicher Speichelfluss. Blutiger und metallischer Geschmack im Mund. Er kann keine Zigarre rauchen, weil diese Husten hervorruft und die Rauigkeit im Kehlkopf verschlimmert.

Nahrungsmittel

Abneigung gegen Kakao, Kaffee und Tabak, Ekel vor ihrem Geruch.

Nase

Fließschnupfen, sehr klebrig und mit dem Gefühl einer verstopften Nase. Schniefen. Gefühl, die „Nase voll" zu haben. Empfindlichkeit von Nase und Kehlkopf gegen frische Luft. Kleine Schleimklumpen aus den Choanen.

Nieren

Parenchymatöse Nephritis (Bright'sche Krankheit). Verminderung oder Unterdrückung der Harnsekretion. Eiweißartiger Urin, mit starkem Geruch, Veilchengeruch. Der Urin ist stark gefärbt, mit Galle versetzt, dunkelbraun und spärlich. Ablagerung eines leuchtend roten Sediments.

Osmium

Ohren

Klingeln im rechten Ohr. Ohrenschmerzen am Abend, erst rechts, dann links. Perforationen mit Reizung des Gehörgangs. Jucken in den Ohren und heftiger Nasenkatarrh. Taubheit, Ohrenschmerzen beim Naseputzen. Offener Mund und geräuschvoller Schlaf.

Rektum

Die Stühle sind weich, häufig, biliös, mit einem Brennen am Anus. Obstipation. Der Stuhl ist erst hart, dann weich. Neigung zu Hämorrhoiden. Brennen des Anus während und nach dem Stuhlgang.

Rücken

Kribbeln auf Rücken und Schultern. Drückende Schmerzen in Rücken und Leiste. Schmerz in der Kreuzbeinregion. Eigenartige Schmerzen, die vom Schulterblatt zum Kreuzbein ziehen, schlimmer durch Bewegung und Husten.

Als ob Insekten über Rücken und Schultern krabbeln. Als ob Beine und Füße geschwollen sind.

Schlaf

Die Schläfrigkeit ist überwältigend. Schlaflosigkeit. Der Schlaf ist nicht erholsam, die Träume sind schmerzlich. Schwerer und von Albträumen unterbrochener Schlaf. Träume von Feuer, verworren, aber nicht schrecklich. Träume von ernsten Ereignissen und Aktivität. Keine Erinnerung an die Träume.

Temperatur

Frösteln, besonders am Rücken. Fieber mit erschwerter Atmung. Heiße und trockene Haut bei Fieber. Achselschweiß mit Knoblauchgeruch, besonders abends und nachts.

Zunge

Belegte Zunge, und Kaffee hat einen schlechten Geschmack. Fissuren und eine rohe Stelle. Die Ränder der Zunge sind rau und mit Pickeln

Osmium

bedeckt. Rote Zunge mit einem Streifen in der Mitte. Die Zunge ist berührungsempfindlich beim Essen und Trinken.

Kommentar

Einem 14-jährigen Mädchen mit retronasalen Wucherungen ging es schnell besser mit *Osmium acidum* D 3. Sie entwickelte jedoch einen Zustand von Erschöpfung und konnte erst mit *Hydrocyanicum acidum* geheilt werden (Cooper).

Der Respirationstrakt ist von vorne bis hinten schmerzhaft gereizt. Nasenlöcher und Kehlkopf sind empfindlich gegen Kaltluft. Beim Husten treten im Kehlkopf, in der Trachea und in und unter dem Brustbein Schmerzen auf. Sogar Sprechen verursacht Schmerzen im Kehlkopf.

Krampfhafter Husten, der anfallsweise auftritt und hohl klingt, als ob er in eine leere Röhre hustet, ausgelöst durch eine Reizung im Kehlkopf, und tief unten in der Brust. Husten und Asthmaanfälle. *Osmium* hat außerdem eine hautreizende Wirkung und ruft ekzematöse und herpesartige Ausschläge hervor.

Bei einem Fall von Blackley entwickelte ein Kind, das zu der Zeit geboren wurde, als der Vater unter der Wirkung von *Osmium acidum* stand, ein Ekzem, das keiner seiner Brüder je gehabt hatte.

C. M. Boger heilte einen Fall, bei dem die Schmerzen in zwei Richtungen ausstrahlten. „Stechende Schmerzen nach oben im linken Samenstrang, kribbelndes Gefühl nach unten im linken Samenstrang. Schwäche in den Waden, die beim Gehen nachgeben". Stiche im Brustbein, nach oben und unten.

In einem anderen Fall geht es um einen 44-jährigen syphilitischen Mann, der von „dumpfen, anhaltenden Schmerzen im Hypogastrium, schmerzhaft bei Druck, und ständigen Schmerzen in der Glans penis" geheilt wurde. In den Arzneimittelprüfungen waren die Erektionen fast so heftig wie ein Priapismus und die Ejakulationen dauerten länger und waren stärker als normal. In einem anderen Fall von Blackley wurden die Nieren angegriffen und es kam zu einer Nephritis.

Auch die Kopfschmerzen in den Arzneimittelprüfungen waren von sehr heftiger Natur, und betrafen besonders die Schädelbasis.

Eine Frau von 62 Jahren, die von Clarke wegen ihres krampfartigen Hustens und ihrer Kopfschmerzen mit *Osmium* D 2 behandelte wurde, erlebte eine ernstzunehmende Erstverschlimmerung, bei der die Kopfschmerzen in Form von „scharfen Schmerzen in der Stirnmitte, sich nach hinten ausbreitend, besser durch festen Druck auf die Stirn, auftraten.

Nachdem sie *Osmium* abgesetzt hatte, verschwand der Schmerz innerhalb von zwei Tagen und es blieb nur der gewöhnliche Kopfschmerz zurück. Der Husten hatte keine Besserung erfahren. Nach Meinung von Norton könnte *Osmium* ein Mittel bei vielen Fällen von Glaukom sein.

Vergleich mit anderen Mitteln

Argentum metallicum, Selenium, Manganum.

Iridium, Tellurium, Thallium, Platinum, Palladium.

Augen und Lunge: *Chlorum, Bromium.*

Nagelhaut: *Fluoricum acidum.*

Jucken: *Sulphur.*

Schnupfen, Husten mit Schmerz im Kehlkopf: *Allium cepa*, besser durch frische Luft.

Hautausschläge: *Arsenicum, Rhus toxicodendron.*

Antidotiert durch: Schwefelwasserstoff, *Phosphoricum acidum;* Geschwollenes Zahnfleisch: *Silicea;* Schmerz im Kehlkopf: *Hepar sulphuris* und *Spongia;* Kehlkopfkatarrh: *Belladonna* und *Mercurius.*

Osmium in der Kinderheilkunde

1. **Kinder, die überraschend schwere Leistungen vollbringen können**

Sie tun Dinge, die man ihnen weder vom Alter noch von der Kraft her zugetraut hätte, und sie tun es außerdem auch ohne Angst. So können sie beispielsweise ausreißen, um ihre Ideen zu verwirklichen.

2. **Sie müssen sich dennoch zur Arbeit zwingen**

Weil die Aufgabe zu groß erscheint, brauchen sie einen Köder oder einen gewissen Druck, entweder durch sich selbst oder durch andere, um mit der Arbeit zu beginnen und insbesondere um die tägliche Arbeit zu erledigen.

3. **Haben sie jedoch einmal mit einer Arbeit begonnen, führen sie diese auch zu Ende**

Sie sind durch ihre Willenskraft und Stärke und ihr beeindruckendes Durchhaltevermögen motiviert und sind Arbeitstiere, die keiner stoppen kann.

4. **Erkrankungen der Lunge**

Sie sind Allergiker (Asthma und Heuschnupfen) und haben auch mit Magen- und Verdauungsproblemen zu tun.

Zusammenfassung

Osmium ist das Mittel, das faule Kinder zum Arbeiten bringt. Wenn sie erst einmal auf dem Weg sind, können sie Berge versetzen.

Goldserie • Stadium 9

Iridium

Leitsymptome

Es ist der letzte Schritt vor Erreichen des Gipfels. Kurz bevor er am Ziel angekommen ist, wird er behindert.

Mittel für Kinder, die viel lesen, Gelenkprobleme oder Schwierigkeiten mit ihren Geschlechtsorganen haben.

Dieses Mittel ist angezeigt, wenn jemand den Höhepunkt seiner kreativen Leistung fast erreicht hat und ein letztes Hemmnis verhindert, dass er bis zum Schluss durchhält.

Fall: Bastian

Bastian, der seit vier Tagen an Schmerzen im rechten Hoden leidet, wird in die Praxis gebracht. Er ist 10 Jahre alt und bei mir in Behandlung, seit er ein ganz kleines Kind war. Er ist ein freundlicher Junge mit einem starken Charakter. Sein Vater ist ein begabter Koch in einem bekannten Hafenrestaurant in der Nähe der Praxis und hat zurzeit drängende Probleme zu bewältigen, die seine berufliche Zukunft betreffen.

Tatsächlich hat er seinem Restaurant mit seinen hervorragenden Fähigkeiten als Koch internationales Ansehen verschafft, und jetzt, seit sechs Monaten, droht ihm die Zwangsenteignung, weil die Stadt eine Strandpromenade bauen will.

Iridium

Er kämpft dagegen an und versichert, dass er Erfolg haben wird und dass diese Entscheidung der Stadt sein Unternehmen nicht zerstören wird. Zuhause herrscht daher eine sehr angespannte Stimmung, und der kleine Bastian leidet darunter. Auch er möchte Koch werden wie sein Vater und ist sehr besorgt.

Wegen des Verdachts auf eine Hodentorsion verschreibe ich ihm eine Gabe *Bombyx* C 30 und überweise ihn an einen Chirurgen zu einer Kontrolluntersuchung. Dieser teilt mir telefonisch mit, dass die Durchleuchtung nichts Ungewöhnliches gezeigt hat und der Hoden gesund ist.

Bastian ist übrigens ein Kind, das Kälte und Nässe fürchtet, und davon ganz nervös wird. Er ist gern im Freien, sowohl in den Bergen als auch am Meer.

Bei der kleinsten Anstrengung schwitzt er heftig.

Er ist eine Leseratte, liest den ganzen Tag und erzählt, dass er sogar von seinen Büchern träumt.

Er liebt Fleisch und Gewürze und Fisch mag er überhaupt nicht. Er schläft normalerweise auf der rechten Seite.

Er kommt eine Woche später wieder. Jetzt erhält er *Iridium metallicum* in aufsteigender Potenz – und sein Vater bekommt das gleiche Mittel.

Repertorium

» Geist, Gemüt: Träume; Büchern, von
» Geist, Gemüt: Reizbarkeit: Wind: kaltem, bei
» Genitalien, männliche: Schmerz: Hoden: rechts
» Schweiß: Anstrengung: leichter, bei

Reaktion

Die Mittelgabe verschlimmert seine Hodenschmerzen und führt zu einer eindrucksvollen Schwellung, die dann langsam wieder bis zur normalen Größe zurückgeht.

Einige Wochen später läuft alles bestens. Der Vater hat die Enteignung erfolgreich abgewendet, die Familie muss sich keine Sorgen mehr machen und Bastian kann weiter Zukunftspläne schmieden.

Iridium

Kommentar

Die Hodenentzündung indiziert ein Mittel der Gold- oder der Silberserie. Da es um die Lösung eines so schwerwiegenden Problems geht, ist ein Mittel des neunten Stadiums angezeigt, besonders deswegen, weil der Vater nicht selber Herr über Beschlüsse und Entscheidungen ist, die seine Projekte betreffen. Offensichtlich haben die Probleme des Vaters auch den Sohn beeinflusst. Der Vater hat den Gipfel erreicht und seine Kunst beinahe zur Meisterschaft gebracht. Aber er muss dieses Hindernis überwinden, um seine Kunst weiter ausüben zu können. Das ist typisch für das neunte Stadium.

Materia medica[39]

Pharmakologie

Irid. *Iridium metallicum* Ein Metall.

Trituration und alle Potenzen. Klassische Dosierung: 6. Stufe und höher.

Geschichte

Iridium ist ein seltenes Metall der Platin-Gruppe, das im Platinerz gefunden wird. Es ist eine der schwersten bekannten Substanzen. Zusammen mit *Osmium*, *Palladium* und *Platinum* ist es für die Behandlung von Rheumatismus und Gicht von Bedeutung.

Nach Meinung von Laboucher wirkt *Iridium* bei Tumoren des Uterus besser als *Platinum* und *Osmium*.

Der Name ist wegen der Buntheit seiner Salze von dem griechischen Wort „irideios", abgeleitet was „iridisierend" oder „regenbogenfarben" bedeutet. Iridium wurde 1804 entdeckt und das chemische Symbol ist **Ir**.

Es ist ein hartes Metall und schwer zu formen. Es wird bei der Herstellung von Tintenfüllern und Injektionsnadeln, und in Verbindung mit Platin auch für internationale Standardmaße und –gewichte verwendet.

Iridium wird ziemlich häufig in Überresten von Meteoriten gefunden. Der große Meteoriteneinschlag in Mexiko vor 65 Millionen Jahren führte vermutlich nicht nur zum Aussterben der Dinosaurier, sondern ließ auch große Ablagerungen von *Iridium* auf der Erde zurück.

---

[39] Robin Murphy

Iridium

Allgemeinsymptome

Iridium leidet an Darmfäulnis und Septikämie, Anämie, Epilepsie, Lupus, Rheumatismus und Gicht. Intrauterine Tumoren, Spinalparese, Erschöpfungszustände nach Krankheiten. Nephritis in der Schwangerschaft. Schwächliche Kinder mit schwachen Gliedmaßen, die zu schnell wachsen.

Das klinische Bild

Anämie. Axilla, Abszess in der. Bronchitis, chronische. Hemiplegie. Gicht. Krämpfe. Neuralgie. Rheumatismus. Spinalparese. Taubheitsgefühl.

Gemütssymptome

Fördert geistige Arbeit. Schwäche der Beine, gefolgt von einer günstigen Reaktion, Gefühl von Selbstvertrauen. Er hat Konzentrationsschwierigkeiten und das Gefühl geistiger Leere. Verwirrte Gedanken.

Körperliche Symptome

Augen

Gefühl, als ob die Augen von unten nach oben angegriffen sind.

Brustdrüsen

Durchbohrende, nagende Schmerzen in den Brüsten.

Kopf

Die rechte Seite der Kopfhaut ist empfindlich. Schmerzen in der Mitte des Hinterhauptknochens. „Hölzernes" Gefühl in der rechten Seite des Kopfes. Neuralgie des Kopfes, besonders an den Schläfen, die ihn verrückt macht. Frische Luft und Lärm rufen Kopfschmerzen hervor.

Extremitäten

Neuralgie der Gliedmaßen. Druckgefühl im linken Oberschenkel. Spannung in beiden Schenkeln, besonders links. Gefühl, als ob die linke Hüfte ausgerenkt ist, und dumpfer Schmerz in Richtung der linken Gesäßregion.

Gesicht

Schmerzen im linken Wangenknochen, wie stechend. Die Schmerzen sind auch im rechten Wangenknochen zu spüren, wie ein Druck.

Lunge

Heiserer Husten, schlimmer durch Reden. Chronischer Kehlkopfkatarrh.

Magen

Magenkrämpfe.

Mund

Vermehrter Speichel mit Empfindung in den Wangenknochen, die auf der linken Seite stärker wahrnehmbar ist.

Nase

Choanen entzündet, Gefühl wie roh. Reichliche, dicke, gelbliche Absonderungen. Reichlicher, wässriger Schnupfen, besser im Zimmer.

Ohren

Taubheitsgefühl in den Ohren und im ganzen Körper, das nur kurze Zeit dauert.

Rücken

Schwäche in der Nierengegend. Spinalparese, besonders bei alten Menschen und nach Krankheiten.

Weiblich

Schwellung der Ovarien ohne Ödeme. Fressende und eitrige Geschwüre im Uterus, bläuliche Flecken auf dem Uterus.

Tumoren des Uterus mit Eiterung.

Kommentar

A.J. Tafel nahm 1, 3 g der Trituration C 3 ein und innerhalb der darauf folgenden zwei Stunden traten zahlreiche Symptome auf. Die bedeutendsten waren ein Taubheitsgefühl in den Ohren und am ganzen Körper, ein Gefühl, als ob die Augen von unten nach oben angegriffen sind und das Gefühl wie von einem Dreieck im Gesicht, dessen Basis durch die beiden Wangenknochen gebildet wird, während der Scheitel die Spitze darstellt.

Die Taubheit und die krampfartigen Kontraktionen in der rechten Wade zeigen Ähnlichkeit mit der Wirkung von *Platinum*. Für *Iridium* ist eine noch ausgedehntere Arzneimittelprüfung notwendig. Die Mehrzahl der Symptome traten auf der linken Seite auf.

Laboucher bestätigt, dass es in allen Fällen von Anämie großartig wirkt, und behauptet, dass es vor allem bei älteren Menschen, bei Menschen, die nach schweren Krankheiten erschöpft sind und bei schwächlichen, zartgliedrigen Kindern, die zu schnell gewachsen sind, *China* überlegen ist. Er erwähnt auch einen Wechsel von Symptomen oder Reaktionen und außerdem eine schmerzhafte Schwäche in den Beinen und in der Nierengegend. Auf diese Krankheitszustände folgt eine günstige Reaktion, ein gesundes Selbstvertrauen, und erleichterte geistige Arbeit.

Vergleich mit anderen Mitteln

Platinum, Palladium, Osmium.

Erkrankungen des Uterus: *Aurum, Aurum muriaticum.*

Erschöpfung nach einer Krankheit: *China, Iridium muriaticum.*

Iridium in der Kinderheilkunde

1. Zarte, zerbrechliche Kinder mit mageren Gliedmaßen, die zu schnell gewachsen sind

Diese könnten auch *Silicea*-Kinder sein, die ebenso zartgliedrig, leicht ermüdbar und zerbrechlich sind.

Iridium

2. **Träume vom Lesen**

Diese Kinder lesen sehr gern und träumen davon. In den Büchern finden sie die Antwort für diese letzte Etappe, die sie noch von der Verwirklichung ihrer Werke trennt.

3. **Sie setzen Dinge in die Tat um und der Gipfel ist fast erreicht**

Jetzt, wo sie mit der Vollendung ihres Werkes kurz vor dem Erfolg stehen, schleicht sich ein Fehler ein und das ganze Kartenhaus fällt in sich zusammen.

Sie werden in letzter Minute an der Verwirklichung ihrer Pläne gehindert.

Diese Kinder sind fleißige Arbeiter und haben die Absicht, eine Führungsposition einzunehmen, werden aber durch Andere oder durch ein gesundheitliches Problem daran gehindert.

4. **Mittel bei Problemen mit den Hoden**

Wie viele Metalle der Goldserie leiden sie an Problemen mit den Hoden oder Ovarien.

5. **Mittel bei Bänderzerrungen oder Synovialzysten**

Diese Erkrankungen treten oft bei jungen Sportlern auf der Höhe ihrer Karriere auf, die sich zu Höchstleistungen zwingen und irgendwann von ihrem Körper im Stich gelassen werden.

Zusammenfassung

Iridium ist ein Mittel für Kinder, die ihre Pläne in die Tat umsetzen, voller Ideen sind, ihre Aufgaben in der Schule oder ihre anderen Aktivitäten meistern, aber über den letzten Schritt vor Erreichen ihres Ziels nicht hinauskommen.

Wie der Name bereits sagt, hat **Iridium** wie der Regenbogen alle Farben seiner Palette gezeigt, nun bleibt nur noch zu demonstrieren, wo das Ende ist.

Goldserie • Stadium 10

Platinum

Leitsymptome

Er übt Autorität auf höchster Ebene aus. Weiter und länger ist nicht mehr möglich.

Mittel bei Uterusproblemen, Hautentzündungen, Allergien und Hysterie.

Platinum ist ein wohl bekanntes Mittel, besonders für Frauen. Auch bei Kindern wird es oft gefunden, allerdings in verdeckter Form.

Stolz und Empfindlichkeit sind die Hauptsymptome.

Fall: Ludivine

Die 17-jährige Ludivine, die bereits seit vier Jahren bei mir in Behandlung ist, kommt wegen Depressionen in die Sprechstunde. Sie leidet schon lange an Heuschnupfen und seit sechs Monaten ist sie chronisch müde.

Momentan macht sie eine Ausbildung zur Kosmetikerin, sie arbeitet viel, die Arbeit ist anstrengend und ihre Müdigkeit wird durch die allergischen Symptome noch verstärkt.

Ihr chronischer Schnupfen scheint sich durch kosmetische Produkte, mit denen sie in Berührung kommt, zu verschlimmern. Aus diesem Grund wurden mehrere Allergietests durchgeführt, deren Ergebnisse aber negativ waren.

Platinum

Sie ist eine sehr stolze junge Dame und leicht beleidigt. Wenn sie sich verletzt fühlt, hält sie sich von anderen fern und grübelt über ihr Leid nach.

Sie hat das Gefühl, dass sie anders ist als ihre Kolleginnen und nicht akzeptiert wird. Sie erzählt mir von einem Traum, der wiederholt aufgetreten ist. In diesem trägt sie Sportkleidung, die ihr viel zu groß ist, und dafür schämt sie sich beim Sport.

Sie gibt zu, dass sie die jungen Männer überhaupt nicht mag, weil die sich über ihre Größe lustig machen. Mit 1,90 m ist sie tatsächlich außergewöhnlich groß. So hat sie ausschließlich weibliche Freunde, die scheinbar auch nicht einfacher sind als sie.

Kinder kann sie nicht ertragen und ist ihnen gegenüber recht unduldsam.

Als ich das Thema Sexualität anspreche, reagiert sie gereizt, darüber möchte sie nicht sprechen.

Sie ist eine sehr gute Basketballspielerin und fühlt sich in der Frauenriege, in der sie spielt, viel wohler als mit den anderen Mädchen, mit denen sie die Berufsausbildung macht.

Sie ist eine Träumerin und schwebt oft ein wenig in höheren Regionen. Spirituelle Themen fesseln sie sehr und sie nimmt an einer Qi Gong-Gruppe teil.

Ihre Beschwerden verschlimmern sich bei kaltem und feuchtem Wetter. Sie liebt die Sonne. „Ich bin eine richtige Eidechse!", sagt sie.

Auch im warmen Zimmer verschlimmert sich ihr Zustand und das kann so weit gehen, dass sie anfängt zu weinen.

Gewürze und zu Alkohol mag sie sehr, Milch lehnt sie ab. Sie hat schon immer unter Verstopfung gelitten.

Während der Menstruation ist sie sehr empfindlich und hat sehr schlechte Laune.

Sie erhält zunächst *Sabadilla*, wodurch der Heuschnupfen geheilt wird.

Platinum befreit sie dann in einem zweiten Schritt von ihren Depressionen.

Repertorium

» Allgemeines: Sexuelle Beschwerden
» Allgemeines: Sonne amel.

Platinum

» Geist, Gemüt: Geistesabwesend
» Geist, Gemüt: Hass: Kinder, auf
» Geist, Gemüt: Weinen, tränenreiche Stimmung: Zimmer, im

Reaktion

Wo *Sabadilla* verschrieben wurde, um den Heuschnupfen zu beseitigen, beendet *Platinum* den Zustand der chronischen Müdigkeit.

Kommentar

Das Typische an diesem Fall sind der Stolz und die Empfindlichkeit, die ein Metall der Silber- oder der Goldserie indizieren. Der Traum, in dem sie ein zu großes Kleidungsstück trägt, zeigt ihr Verlangen, etwas Großartiges zu vollbringen. Auch das findet man bei *Platinum*.

Die wichtigen Symptome sind: Gefühl, zu groß zu sein, leicht gekränkt, Angst vor der Sexualität, Anziehungskraft des eigenen Geschlechts.

Die depressive Seite, die Abneigung gegen die Realität und der Wunsch nach Spiritualität finden sich ebenfalls in der Goldserie.

Die Symptome von *Platinum* sind: Sich absondern und das Gefühl, beiseite geschoben, einsam und krank zu sein.

Materia medica[40]

Pharmakologie

Plat. Platin. *Platinum metallicum* und *Platina* sind beides gängige Bezeichnungen. Ein Element. Trituration.

Klassische Dosierung: Alle Potenzen, 6. bis 30. Stufe.

Geschichte

Das spanische Wort „plata" bedeutet „Silber" und der Name dieses silbrigen Elementes kommt ursprünglich vom Spanischen „platina" – „kleines Silber". Es wurde in der Mitte des 18. Jahrhunderts aus Südamerika nach Europa eingeführt. Es tritt immer in Verbindung mit anderen Metallen auf, besonders mit *Rhodium*, *Osmium*, *Iridium* und *Palladium*. Hahnemann war der erste, der *Platinum* als Heilmittel betrachtete und die Arz-

---

40 Robin Murphy

neimittelprüfung in den „Chronischen Krankheiten" ist die Grundlage unseres Wissens über die Wirkung dieses Mittels.

Platinum ist sehr hart, starr und korrosionsbeständig. Es reagiert nur mit Fluor. Es wird in Waagen und Messgeräten, elektronischen Apparaten, Präzisionsinstrumenten und Bechergläsern für Laboratorien gebraucht, und außerdem als Katalysator für chemische Reaktionen und unter anderem in Fahrzeugkatalysatoren verwendet.

Allgemeinsymptome

Platinum ist vorwiegend ein Frauenmittel.

Starke Neigung zu Lähmungen, Anästhesie, lokalem Taubheitsgefühl und Kälte. Hysterische Krämpfe, Schmerzen kommen und gehen allmählich (*Stannum*). Zittern.

Ein anderes allgemeines Leitsymptom von *Platinum* ist der Wechsel zwischen geistigen und körperlichen Symptomen. Wenn die körperlichen Symptome verschwinden, treten Gemütssymptome auf und umgekehrt.

Viele Symptome betreffen die Ovarien, den Uterus und andere Sexualorgane.

Platinum hat eine Wirkung auf die Nerven, den Vagus, die sensorischen Nerven und den Trigeminus und ruft heftige, krampfartige Schmerzen, Druck- und Taubheitsgefühl und später Spasmen hervor, die sich mit Dyspnö abwechseln.

Gemüt, Emotionen und Nerven weisen eine Überempfindlichkeit auf. Stellenweise lokale Kälte, an den Augen und Ohren, oder Taubheitsgefühl von Kopfhaut, Gesicht, Steißbein und Waden. Blutungen mit schwarzen Klümpchen und Flüssigkeit. Schmerzhaftes Zittern. Unregelmäßige Spasmen und Blutandrang. Schmerzen nehmen allmählich zu und ab. Gefühl, bandagiert zu sein.

Sexuelle Probleme abwechselnd mit Gemütssymptomen und körperlichen Symptomen.

Klebrige Absonderungen, Tränen, Stuhl und Menses. Hysterische Krämpfe. Katalepsie während der Menstruation. Tonische und klonische Krämpfe mit Lachen. Stechendes Gefühl. Heftige Stöße, wie von Schmerzen. Die Gliedmaßen sind verdreht. Epilepsie, Katalepsie. Perverses sexuelles Verlangen.

Platinum

Das klinische Bild

Amenorrhö. Ängste. Bandwürmer. Bleichsucht. Bleivergiftung. Depressionen. Dysmenorrhö. Gähnen, krampfhaftes. Geisteskrankheit. Gicht. Hämorrhagie. Hämorrhoiden. Hysterie. Konvulsionen. Manie, sexuelle. Masturbation. Melancholie. Menorrhagie. Menstruation, unterdrückte. Missbrauch, sexueller. Neuralgie. Neurasthenie. Nymphomanie. Obstipation. Ovarien, Beschwerden der. Persönlichkeitsstörung, multiple. Pruritus vulvae. Rheumatismus. Spasmen. Taubheitsgefühl. Uterus, Erkrankungen des. Vaginismus. Vaginitis. Vergewaltigung, Folgen von. Wahnideen. Zahnung.

Ursachen

Folgen von Schreck, Ärger, Verlust, Wutausbrüchen, sexuellen Ausschweifungen, verlängerten Blutungen und Masturbation.

Konstitution

Platinum passt zu dunkelhaarigen, dünnen, sanguinischen, biliösen Frauen mit zu häufigen und zu reichlichen Menses und sehr empfindlichen Sexualorganen. Hysterische Patientinnen, mit Hämorrhoiden.

Modalitäten

Es geht ihr besser beim Gehen an der frischen Luft, durch Sonne, Strecken und Bewegung.

Sie muss sich strecken, weil das ihre Beschwerden bessert. Verschlimmerung durch Gemütsbewegungen, Koitus, Ärger, Berührung. Schlimmer durch sexuelle Ausschweifungen. Verschlechterung im Sitzen, im Stehen, beim Zurücklehnen, am Abend. Schlimmer durch Druck und Berührung, während der Menses, abends und nachts, im warmen Zimmer.

Gemütssymptome

Die körperlichen Symptome verschwinden, wenn Gemütssymptome auftreten. Psychische Probleme bei unterdrückter Menstruation. Verachtung für andere. Hochmütig, blickt herablassend auf jeden und alles. Sie fühlt sich groß und stattlich, ist arrogant, stolz und erotisch. Überheblichkeit. Unfreundlich, schroff und streitsüchtig. Unwiderstehliches Verlangen zu töten. Alles erscheint ihr verändert und ungewöhnlich. Sie lacht im falschen Moment.

Platinum

Gefühl, als ob die Proportionen verändert sind, Dinge erscheinen klein, fremd und schrecklich. Gefühl von Furcht und Schrecken, sie schreit um Hilfe. Wechselhafte Stimmung, sie lacht und weint abwechselnd.

Sie glaubt, dass ihr Ehemann nie wieder zurückkommt, dass ihm etwas zustoßen wird. Bei Anblick eines Messers Impuls, ihr eigenes Kind oder ihren Ehemann zu töten, den sie heimlich verabscheut oder leidenschaftlich liebt. Sie pfeift, singt und tanzt.

Verletzter Stolz. Sexuelle Erregung zieht psychische Symptome nach sich. Sie weint vor Schmerzen. Gefühl, dass sie nicht zu ihrer Familie gehört, alles scheint verändert. Gefühl von Einsamkeit und Verlassenheit. Sie hat schlechte Laune und weint. Tadelsucht, Nörgelei, unkeusches Reden.

Die psychischen Schwierigkeiten bessern sich in der Dämmerung und bei unterdrückter Menstruation. Reizbarkeit wegen Kleinigkeiten. Sie sitzt in einer Zimmerecke, grübelt und sagt keinen Ton.

Körperliche Symptome

Abdomen

Gärung, starke Blähungen. Blähende Schmerzen bis in das Hypogastrium. Koliken als Folge von Bleivergiftung. Schmerzen in der Nabelgegend, die sich bis zum Rücken ausdehnen, er dreht und windet sich in den verschiedensten Stellungen. Malerkolik.

Drückendes und herabdrängendes Gefühl im Abdomen, das bis in das Becken ausstrahlt. Einschnürung. Stechen in der Nabelregion.

Augen

Schmerzen in den Augen bei Ermüdung des Sehvermögens durch intensives Betrachten eines Gegenstandes, der kleiner erscheint als er ist. Zucken der Augenlider (*Agaricus*). Die Augen fühlen sich kalt an. Krampfartige Schmerzen in den Augenhöhlen. Augenbeschwerden im Schlaf. Undeutliches Sehen, wie durch einen Vorhang, oft mit schmerzlosem Zucken um die Augen. Flattern und Funkeln vor den Augen.

Brust

Ängstliche Brustbeklemmung, die vom Epigastrium hochsteigt. Schmerzen in der Brust, als ob ein Gewicht darauf liegt, mit dem Verlangen, tief

Platinum

einzuatmen, was durch ein Schwächegefühl behindert wird. Anspannung, Druck und Stiche in den Seiten der Brust, so dass sie nicht auf der Seite liegen kann. Schmerzen und dumpfe Schläge in der Brust, die eine bestimmte Stärke erreichen und dann abflauen. Dumpfe Stiche in den Seiten beim Einatmen.

Empfindungen

Als ob ihre Sinne verschwinden würden. Als ob Teile der Wangenknochen sich zwischen Schrauben befinden. Als ob alles um sie herum sehr klein ist. Als ob sie immer größer und größer werden würde. Als ob sie nicht zu ihrer Familie gehört. Als ob ihr Kopf vergrößert ist. Als ob ihr Hals eingeschnürt, der Gaumen verlängert und die Zunge verbrüht ist. Als ob Abdomen, Brust, Nacken, Glieder, Schenkel, großer Zeh eng umwickelt oder abgeschnürt wären. Rücken und unterer Rücken wie gebrochen. Gefühle von Kribbeln, Prickeln und Taubheit.

Extremitäten

Die Gliedmaßen fühlen sich schwach und taub an. Krampfartiges Zucken und ziehende Schmerzen in Gliedmaßen und Gelenken. Wadenkrämpfe. Gefühl von Enge in den Oberschenkeln, als ob sie eng eingebunden sind. Die Finger sind deformiert. Taubheit des kleinen Fingers oder aller Finger. Lähmende Schwäche. Anfälle von krampfhafter Starre in den Gliedmaßen. Ruhelosigkeit, Schwächegefühl und Zittern der Gliedmaßen.

Gesicht

Verzerrung der Gesichtsmuskulatur. Grimassen. Schmerzen im Gesicht wie verschraubt. Schmerz an der Nasenwurzel. Kälte und Taubheit der ganzen rechten Gesichtshälfte. Bohren im Kiefer. Krampf im Kiefer. Kiefersperre. Brennende Bläschen auf den Lippen. Die Lippen sind taub, trocken und rissig. Die Schmerzen verstärken und vermindern sich allmählich (*Stannum*).

Hals

Aphonie. Krampfartiges Ziehen im Hals wie eine Einschnürung. Schleimansammlung im Hals und Schleimauswurf.

Haut

Kribbeln, nagendes Gefühl mit Schmerzen wie von einer Abschürfung und mit Jucken oder Brennen und stechenden Schmerzen an verschiedenen Hautstellen, was zu Kratzen führt. Geschwüre an Fingern und Zehen.

Herz

Brennen und Stechen tief unten im Herzen. Dumpfer Druck in der Herzspitzenregion. Herzklopfen mit Angstgefühlen.

Kopf

Unklare Spannung in der Stirn, als ob der Kopf von einem Schraubstock zusammen gepresst wird. Krampfartiger, quetschender Schmerz. Einschnürung in Stirn und rechter Schläfe. Kopfschmerzanfälle mit Übelkeit und Erbrechen. Gespannter, drückender Schmerz, auf einen kleinen Punkt begrenzt. Taubheitsgefühl mit Kopfschmerz. Gespannte Kopfhaut. Kopfschmerzen mit Leukorrhö. Gefühl wie von Wasser in der Stirn. Die Kopfschmerzen beginnen beim Erwachen. Zusammenziehende Kopfschmerzen, als ob ein Band fest herumgezogen ist, mit Taubheitsgefühl im Gehirn. Schmerzen in den Seiten des Kopfes, wie durch einen Pflock.

Lunge

Neigung, tief einzuatmen, wird verhindert durch ein Gefühl der Schwäche in der Brust. Kurzatmigkeit mit einschnürender Beklemmung der Brust. Nervöser, kurzer, trockener Husten mit Herzklopfen und Dyspnö. Kurze, erschwerte Atmung mit Ängstlichkeit. Plötzliches Aussetzen der Atmung beim Gehen gegen den Wind.

Magen

Schmerz und Druck im Magen, besonders nach den Mahlzeiten. Einschnürungsgefühl in der Magengrube, das sich in das Abdomen ausdehnt. Leeres und geräuschvolles Aufstoßen. Ständige Übelkeit mit Trägheit, Ängstlichkeit und Zittern. Gärung im Epigastrium.

Männlich

Lustvolles Jucken, Kitzeln und Kribbeln, mit übermäßigem sexuellen Verlangen. Satyriasis. Üble Folgen von Masturbation vor der Pubertät. Per-

Platinum

verses sexuelles Verlangen. Brennender Schmerz und nagendes Gefühl im Skrotum. Unnatürliche Steigerung des sexuellen Verlangens mit häufigen Erektionen und erotischen Träumen, besonders nachts. Absonderung von Prostatasekret. Der Koitus ist von kurzer Dauer und wenig lustvoll. Wollüstiges Kribbeln in den Genitalien und im Abdomen, mit ängstlicher Beklemmung und Herzklopfen, dann schmerzloser Druck nach unten auf die Genitalien und Erschöpfung.

Mund

Der Mund fühlt sich kalt an. Süßer Geschmack an der Zungenspitze. Heftige Zahnbeschwerden mit pulsierenden und grabenden Schmerzen. Gefühl, als ob die Zunge verbrüht ist. Gefühl, als ob Gaumen oder Uvula verlängert sind.

Nahrungsmittel

Hastiges Essen, isst alles, was man ihr vorsetzt, oder verabscheut es. Appetitverlust nach dem ersten Bissen. Heißhunger, ständige Übelkeit mit Ängstlichkeit und Schwäche. Widerwillen gegen Speisen bei Traurigkeit.

Nase

Krampfartige Schmerzen mit Taubheitsgefühl in der Nase und an der Nasenwurzel. Kribbeln in der Nase mit vergeblichem Versuch zu niesen. Trockener Schnupfen, oft einseitig. Ätzendes Gefühl an der Nase, wie von etwas Scharfem.

Nieren

Langsames, aber häufiges Wasserlassen. Der Urin ist rot mit einer weißen Wolke, oder wird später trübe mit rotem Sediment.

Ohren

Krampfartiges Stechen. Stöße in den Ohren. Dröhnen im Ohr. Dröhnende, pfeifende, klingelnde, dumpfe Ohrgeräusche. Grollen und Rumpeln im Ohr.

Rektum

Obstipation nach Bleivergiftung, manchmal sehr hartnäckig. Obstipation in der Schwangerschaft und bei Reisenden, die ständig anderes Wasser und andere Speisen zu sich nehmen. Stuhlgang verzögert, und die geringen Mengen werden nur unter Schwierigkeiten entleert. Juckreiz an Anus und Rektum. Wollüstiges Kribbeln im Rektum. Stühle sind spärlich und selten. Der Stuhl ist schwer zu entleeren und scheint am Anus zu kleben. Häufiger Stuhldrang mit wenig Entleerung, kleine Stückchen werden mit großer Mühe ausgeschieden.

Rücken

Schmerz in Rücken und unterem Rücken, mit Gefühl wie gebrochen, nach einem Spaziergang, schlimmer beim Zurücklehnen. Rückenschmerzen wie von einer Prellung, schlimmer durch Druck und Zurücklehnen. Taubheitsgefühl im Steißbein, wie nach einem Schlag. Nackensteifheit. Schwäche und gespanntes Taubheitsgefühl im Nacken. Gefühl einer Quetschung in den Lenden und im Rücken, besonders bei Druck oder Zurücklehnen.

Schlaf

Schlafen mit gespreizten Beinen, auf dem Rücken mit angezogenen und auseinandergespreizten Knien und dem Verlangen, sich vollkommen aufzudecken. Konvulsives und krampfartiges Gähnen, besonders nachmittags. Wollüstige Träume. Angstträume von Krieg und Blut. Er schläft morgens lange, am Abend will er schlafen. Nachts erwacht er mit schrecklichen Träumen, Bewusstlosigkeit oder mit ängstlichen, traurigen und sorgenvollen Gedanken.

Schwindel

Vorübergehende Schwindelanfälle am Abend mit Bewusstlosigkeit. Schwindel beim Hinsetzen und Treppensteigen. Schwindel mit dem Gefühl, zerrissen oder von Fäden gezogen zu werden.

Stuhl

Stuhl wie verbrannt. Der Stuhl ist hart, schwarz und kann nur in kleinen Mengen und unter starkem Pressen entleert werden. Er haftet am Rek-

Platinum

tum wie weicher Lehm und ist klebrig. Ausscheidung von Fadenpilzen und Askariden. Würmer.

Temperatur

Der Puls ist klein, schwach und zittrig. Ständiges Zittern des ganzen Körpers, besonders im Freien. Frösteln ist vorherrschend, mit Niedergeschlagenheit, die bei Fieber nachlässt. Hitze mit einem Gefühl von Brennen im Gesicht, ohne dass sich die Gesichtsfarbe verändert. Schwitzen nur während des Schlafs, hört beim Erwachen auf.

Weiblich

Die Genitalien sind schmerzhaft und empfindlich, sie jucken, kitzeln und kribbeln. Äußerliches und innerliches Prickeln (*Kalium bromatum*). Vermehrtes sexuelles Verlangen, das zu Masturbation führt. Nymphomanie, schlimmer im Wochenbett. Sexuelle Manie. Menses kommen zu früh, zu reichlich, sind dunkel und klumpig, rufen Krämpfe und Rückenschmerzen hervor und sind von einem Gefühl des Herabdrängens begleitet. Menses mit Frösteln und erhöhter Empfindlichkeit der Genitalien. Dysmenorrhö mit Kreischen und Zuckungen. Vaginismus durch übermäßige Empfindlichkeit der Genitalien, der Koitus ist daher unmöglich (*Staphisagria*). Pruritus vulvae mit lustvollem Kribbeln. Uterusprolaps. Verhärtung, Gebärmutterkrebs, Fibrom, Leukorrhö wie rohes Eiweiß. Unfruchtbarkeit durch Eierstockentzündung oder übermäßige sexuelle Erregung. Amenorrhö bei Emigranten. Häufig besteht das Gefühl, als ob die Menses erscheinen. Überempfindlichkeit und Brennen der Ovarien.

Kommentar

Platinum hat den Sinn für Proportionen sowohl im visuellen als auch im geistigen Sehen verloren.

Die Gegenstände erscheinen klein oder der Patient findet, dass sie klein sind. Der Patient (gewöhnlich eine Frau) ist stolz und hochmütig und sieht auf alles und jeden herab.

Das ist ein Leitsymptom von *Platinum*. Ein anderes wichtiges Symptom ist das Auftreten von Krämpfen, krampfartigen Schmerzen und Spasmen, die sich zu Konvulsionen entwickeln. Die krampfartigen Schmerzen rufen Taubheit und Kribbeln in den betroffenen Körperteilen hervor. Schmerzen wie eingeklemmt, wie in einem Schraubstock eingezwängt, sie nehmen allmählich bis zu einem Höhepunkt zu und fallen dann allmählich wieder ab. Rektale Krämpfe werden zu vaginalem Tenesmus und Vaginismus.

Nash heilte einen Fall von länger bestehender Geisteskrankheit mit *Platinum*. Er wurde durch den Wechsel von Gemütssymptomen mit einem Schmerz entlang der ganzen Wirbelsäule zum Mittel geführt.

Dieses Auftreten wechselnder Symptome wird auch zwischen verschiedenen Gemütszuständen beobachtet. Stimmungen wechseln sich ab, einmal ist er traurig, einmal fröhlich, einmal lacht er und einmal weint er. Auch ein widernatürlicher Zustand ist möglich: Er lacht unmäßig, aber an der falschen Stelle und im falschen Moment oder über ernste Dinge. Die geistige Störung kann ihn zum Mörder werden lassen.

Jahr heilte mit *Platinum* eine Patientin, welche den Impuls hatte, ihr Kind zu töten.

Jules Gaudy berichtete von einer Frau, die von einem beinahe unwiderstehlichen Drang gequält wurde, ihren Mann, den sie leidenschaftlich liebte und mit dem sie sehr glücklich war, zu töten.

Der Anblick eines Messers übte eine derartig überwältigende Faszination auf sie aus, dass sie den Esstisch verlassen musste, um sich von diesem Impuls zu befreien. Einige Monate vorher hatte sie kurz nach der Entbindung ein Kind verloren, und danach war eine reichliche und andauernde Blutung aufgetreten. Nachdem sie sich davon erholt hatte, wurde sie ruhelos und gereizt und ihr ganzes Leben wurde von diesem schrecklichen Impuls beherrscht. *Platinum* D 6 und D 30 brachte Linderung und heilte schließlich.

Kent berichtet von dem Fall einer Dame mittleren Alters, Mutter mehrerer erwachsener Töchter, die sich über ein seltsames Gemütssymptom beklagte. Wenn ihr Mann abwesend war, hatte sie Angst, dass er niemals zurückkehren würde, dass er sterben und überfahren werden würde. Sie weinte die ganze Zeit, solange er nicht da war. Kent fand heraus, dass sie wegen einer Gebärmutterverlagerung behandelt worden war. Die Menstruation war reichlich, schwarz und klumpig.

Die äußeren Genitalien waren so empfindlich, dass sie sogar den Kontakt mit einer normalen Monatsbinde nicht ertragen konnte. *Platinum* heilte sämtliche Symptome.

Fast alle Symptome dieses Falles waren charakteristisch. Die Empfindlichkeit der äußeren Genitalien ist häufig so stark, dass der Koitus unmöglich

Platinum

wird. Die manuelle Untersuchung dieser Patientinnen ruft große Schmerzen hervor. Die Wirkung von *Platinum* konzentriert sich meistens auf die Geschlechtsorgane, sowohl bei Männern als auch bei Frauen. Masturbation vor der Pubertät gehört ebenso dazu wie die Folgen von Masturbation.

Platinum war für Gallavardin eines der Mittel für die Impulse zu Päderastie und Sodomie. Auch die Neigung, sich im Schlaf vollkommen zu entblößen, ist charakteristisch.

Gesteigertes sexuelles Verlangen, besonders bei Jungfrauen. Vorzeitige und übermäßige Entwicklung von Geschlechtstrieb und Geschlechtsorganen. Nymphomanie, die sich im Wochenbett verschlimmert.

Uterusspasmen und Konvulsionen während der Menstruation. Konvulsionen im Wochenbett. Katalepsie während der Menses. Spasmen im Wechsel mit Konvulsionen und Opisthotonus bei vollem Bewusstsein. Spasmen abwechselnd mit Dyspnö. Juckreiz der Vulva.

Platinum hat eine Neigung zu Krämpfen, was es zu einem Antidot für Bleivergiftung macht. Die Obstipation ähnelt der von *Plumbum*, obwohl es Unterschiede gibt. Die Stühle von *Platinum* sind zäh und klebrig, haften wie Kitt am Rektum und am Anus, oder sie sind hart und wie verbrannt. Die Obstipation tritt beim Reisen, bei Emigranten oder während der Schwangerschaft auf.

Krampfartiges Gähnen. Schmerzen wandern von rechts nach links. Die rechte Seite ist etwas stärker betroffen als die linke. Heftige, stechende Schmerzen im rechten Ovar. Die Symptome treten periodisch und anfallsartig auf und wechseln einander auch ab.

Vergleich mit anderen Mitteln

Rhodium, Stannum, Valeriana, Sepia.

Platinum muriaticum. Platinum muriaticum natronatum.

Sedum acre: Sexuelle Reizbarkeit, Erleichterung der Reizung der Nervenzentren und Beruhigung.

Stolz: *Palladium*. (*Platinum* egoistisch, verachtet andere – *Palladium* leicht verletzt, misst Anderen große Bedeutung bei – *Lycopodium* anmaßend, autoritär).

Spasmen, Abmagerung durch Masturbation vor der Pubertät: *Staphisagria*.

Harnwegsinfekte. Nymphomanie: *Aurum, Sepia* (Die Nymphomanie von *Platinum* ist viel intensiver. *Platinum* steht zwischen *Aurum* und *Sepia* bei Lebensüberdruss. Den Krämpfen im Uterus von *Platinum* folgt ein Taubheitsgefühl, die Krämpfe von *Sepia* sind ein Umklammern, wie plötzlich gegriffen und plötzlich losgelassen).

Hysterie mit verhärteten Geschwüren: *Tarantula*.

Sieht Dämonen, Geister und Gespenster: *Hyoscyamus, Kalium bromatum*.

Schamlosigkeit, entblößt sich: *Phosphorus, Hyoscyamus* – sieht Dinge größer, *Platinum* sieht alles kleiner.

Glaubt, dass der Tod bevorsteht und hat Angst: *Aconitum, Arsenicum*.

Dunkle und fadenziehende Blutungen: *Chamomilla, Crocus* – hat das Gefühl von etwas Lebendigem.

Antidote: *Pulsatilla*. *Platinum* antidotiert Bleivergiftung.

Antidotiert durch: *Pulsatilla, Nitri spiritus dulcis*.

Komplementär: *Palladium* – beide wirken wenn der rechte Eierstock betroffen ist, aber *Palladium* hat Besserung durch Druck.

Kompatibel: *Belladonna, Ignatia, Lycopodium, Pulsatilla, Rhus toxicodendron, Sepia, Veratrum*.

Platinum in der Kinderheilkunde

1. Kinder, die sich anderen überlegen fühlen

Diese kleinen Mädchen sind sehr kokett und weiblich und können auf eine gewisse Art und Weise verführen. Sie tragen grelle und bunte Kleidung und viel, oft sehr auffälligen Schmuck. Sie lieben es, die Prinzessin zu spielen.

2. Kinder, die in der Gruppe oft einsam sind, sie fühlen sich anders, weil sie schon weiter entwickelt sind

Sie spüren, dass sie anders als die Anderen sind, und diesen sowohl in intellektueller als auch in körperlicher Hinsicht überlegen sind. Aus diesem Grund sondern sie sich ab und trotz ihres Bedürfnisses, die

Platinum

Aufmerksamkeit der Anderen auf sich zu lenken, ziehen sie sich in ihre kleine Kinderwelt zurück.

3. **Sexuelle Entwicklungsstörungen, im Allgemeinen zeigen sie eine Frühreife auf sexuellem Gebiet**

Diese Kinder erreichen die Geschlechtsreife vorzeitig. Deshalb schließen sie sich gern mit *Fluoricum*-Kindern zusammen, die ebenso frühreif sind.

4. **Abneigung gegen Windeln, daher sind sie bereits früh sauber**

Ihre Genitalien sind sehr empfindlich, und sogar der Kontakt mit einer Windel führt zu Reizungen. Das führt oft dazu, dass sie frühzeitig sauber werden.

5. **Angst vor scharfen Gegenständen und Messern**

Diese Angst ist sehr typisch für *Platinum*, und tritt mitunter bei Kindern auf.

6. **Starkes Verlangen nach Fleisch und Zucker**

Zusammenfassung

Das kleine **Platinum**-Mädchen ist verführerisch, aber durch sein Gefühl der göttergleichen Überlegenheit auch oft allein. Sie träumt davon, einen sehr prunkvollen oder edlen Beruf zu ergreifen oder Prinzessin oder Königin zu sein.

Goldserie • Stadium 11

Aurum

Leitsymptome

Er hält an seiner Macht fest und hält seine Verantwortung aufrecht. Religiöses Empfinden und Besserung durch Musik und Genauigkeit.

Mittel für Kinder, die langsam, waghalsig und jähzornig sind und kleine genetische Anomalien aufweisen.

Aurum ist in der Kinderheilkunde ein sehr wichtiges Mittel bei syphilitischen Kindern, die verwegen, aber doch ängstlich sind.

Fall: Jean Eude

Der 8-jährige Jean Eude, der dritte Sohn einer streng katholischen Familie mit vier Kindern, macht seinen Eltern wegen schulischer Verhaltensprobleme große Sorgen.

Er ist bereits seit seiner Geburt bei mir in Behandlung. Dieser kleine Blondschopf ist ein echter Draufgänger – er ist regelmäßig Patient in der Notaufnahme des Krankenhauses!

Seine Kopfhaut musste schon mehrfach genäht werden, ein Paar Krücken steht immer zuhause bereit, und im Alter von 3 Jahren entkam er nur knapp dem Tod, als er vor den Augen seiner entsetzten Mutter über die Straße rannte und unter die Räder eines riesigen Sattelschleppers geriet.

Von klein an war er ein sehr anstrengendes Kind, in der Schule aber ist seine Auffassungsgabe seltsamerweise extrem langsam. Es ist offensicht-

Aurum

lich, dass er sehr unruhig ist und seine Eltern weisen darauf hin, dass er nicht lächelt – tatsächlich lacht er nicht ein einziges Mal.

Seine Lehrerin beklagt sich über seinen Mangel an Aufmerksamkeit und die Tatsache, dass er seine Aufgaben nicht zu Ende bringt. Dieses schulische Versagen trägt er mit Würde, obwohl seine Mutter auch berichtet, dass ihm die Zurechtweisungen in letzter Zeit sehr missfallen und dass er schweigsam wird und sich zurückzieht. Andererseits verfällt er in düstere Stimmungen und hat dann plötzlich ohne jede Vorwarnung heftige Wutanfälle, die bei Familie und Freunden gefürchtet sind.

Mit 18 Monaten hatte er eine Hodenoperation, weil die Hoden im Abdomen verblieben waren.

Jean Eude ist sehr gesellig. Er hat eine Gruppe von Freunden, die er auf seine eigene Art beherrscht.

Am liebsten spielt er „Karl der Große". Sein größter Wunsch ist es, so zu sein wie dieser König und eine Schule nach seinen Vorstellungen zu gründen.

Er schwitzt stark an den Füßen.

In der Nacht erwacht er regelmäßig, besonders um 5 Uhr morgens, wenn er das Bedürfnis hat zu urinieren. Oft kann er dann nicht wieder einschlafen und fällt dafür abends früh in den Schlaf.

Musik beruhigt ihn. Er ist aktiver Pfadfinder und hat verschiedene Verantwortlichkeiten in der Gruppe. Diese Aufgaben erfüllt er sehr gut, und seine Mutter bestätigt, dass er für sich selbst völlig haarsträubende Risiken eingeht, aber äußerst zuverlässig ist, wenn er die Verantwortung für seine kleine Schwester oder einen jüngeren Pfadfinder trägt.

Er hat ein Verlangen nach Fleisch und Schokolade. Bemerkenswert und überraschend ist seine Vorliebe für Kaffee.

Ich verschreibe *Aurum* C 1000.

Repertorium

- » Allgemeines: Morgens, 5 Uhr – 9 Uhr: agg.
- » Allgemeines: Speisen und Getränke: Kaffee: Verlangen
- » Geist, Gemüt: Zorn: heftig
- » Geist, Gemüt: Albernes, Benehmen

» Geist, Gemüt: Lächeln: nie
» Genitalien, männliche: Kryptorchismus, Hodenretention

Reaktion

Seine Schulprobleme bessern sich allmählich. Ein Jahr später kommt er wieder in die Praxis, und in diesem Jahr musste der Notdienst seinetwegen nicht mehr alarmiert werden.

Kommentar

Die Tollkühnheit, in Verbindung mit dem Verantwortungsgefühl für Andere und das cholerische Temperament lassen bei diesem Kind an *Aurum* denken. Auch der religiöse Bezug sowie die Besserung durch Musik und sein Verantwortungsbewusstsein erinnern stark an *Aurum*.

Materia medica[41]

Pharmakologie

Aur. *Aurum metallicum*. Blattgold. Trituration. Klassische Dosierung: Trituration und alle Potenzen, von der 3. bis zur 6. Stufe.

Geschichte

Aurum ist die Sonne der Alchimisten. Es wurde früher als antivenerisches und antiskrofulöses Mittel verwendet, geriet aber dann zeitweise in Vergessenheit und wurde erst später durch die Homöopathie wiederentdeckt.

Gold wirkt tiefgreifend auf den gesamten Organismus, es zersetzt Gewebe, erzeugt Geschwüre und lässt neue Wucherungen verschwinden. Daher ist es ein sehr gutes Antidot bei Überdosierungen von Quecksilber, besonders in der Behandlung von Syphilis. *Aurum* ist als Mittel bei Skrofulose und Knochenkaries geeignet, und ruft Hämorrhagien hervor.

Shelton beschreibt eine Leukorrhö bei Mädchen, die mit Blattgold arbeiten als „dicke, weiße oder gelbliche, nicht riechende Absonderung, gelegentlich reichlich, stets verschlechtert durch Gehen".

---

[41] Robin Murphy

Aurum

Aurum ist ursprünglich ein lateinischer Name. Das altenglische Wort „gold" ist möglicherweise abgeleitet von „geolu" und bedeutet „gelb". Es ist bereits seit Jahrhunderten bekannt, das chemische Symbol ist **Au**.

Gold wird schon seit jeher für die Herstellung von Münzen, Kronen, Medaillen, Schmuck und anderen Wertgegenständen verwendet. Ursprünglich wurde es zu Barren eingeschmolzen, um die Lagerung zu erleichtern. Obwohl das englische Wort „bar" anderer Herkunft ist, erinnert sein Klang an das griechische Wort „baros", was schwer bedeutet, wie in Baryta. Der edle Charakter des Goldes lässt sich nach wie vor in bestimmten Bezeichnungen erkennen, so wird es beispielsweise für die Herstellung von „Zahnkronen" verwendet. Auch in Steckdosen ist es zu finden.

Allgemeinsymptome

Kein anderes Mittel ruft so heftige Depressionen hervor wie *Aurum*. Es besteht ein Zustand von Melancholie, Hoffnungslosigkeit und tiefer Depression, verbunden mit Selbstmordneigung und Todeswunsch.

Beschwerden entstehen nach Kummer, Schreck, enttäuschter Liebe, Widerspruch und zurückgehaltenem Verdruss. Finanzielle Verluste. Menschenscheu. Verschlimmerung durch Gemütsbewegungen. Hysterie. Abwechselndes Schreien und Weinen. Langeweile. Verzweiflung und starkes Verlangen, Selbstmord zu begehen. Jede Gelegenheit zur Selbstzerstörung wird gesucht. Niedergeschlagen, leblos, Gedächtnisschwäche.

Geschwüre, die Knochen angreifen. Warzen, skrofulös, syphilitisch, merkurialisch. „Schlimmer von Sonnenuntergang bis Sonnenaufgang" als Leitsymptom. Exostosen, Knochenkaries, nächtliche Knochenschmerzen, vor allem im Schädelbereich, in der Nase und am Gaumen. Herzklopfen und Kongestionen.

Aurum ist im Sekundärstadium der Syphilis und bei Wirkungen von Quecksilber angezeigt. Wie bei den Opfern der Syphilis werden schwere depressive Gemütszustände hervorgerufen.

Aurum entwickelt im Organismus durch seine Wirkung auf das Blut, die Drüsen und die Knochen Zustände, die denen von syphilitischen Infektionen und Quecksilbervergiftung sehr ähnlich sind, und schädigt ebenso die Körperflüssigkeiten und die Gewebe.

Aszites, oft in Verbindung mit Herzerkrankungen. Ozaena. Sexuelle Übererregbarkeit.

Aurum

Arteriosklerose, erhöhter Blutdruck. Nächtliche Schmerzanfälle hinter dem Brustbein. Sklerose von Leber, arteriellem Gefäßsystem und Gehirn.

Das klinische Bild

Adipositas. Alkoholismus. Amenorrhö. Angina pectoris. Anthropophobie. Asthma. Aszites. Ataxie, lokomotorische. Augenerkrankungen. Depression. Doppeltsehen. Erysipel. Fieber. Flatulenz. Gelbsucht. Geruchssinn, gestörter. Gonorrhö. Hämorrhagien. Hämorrhoiden. Hemianopsie. Hoden, Erkrankungen der. Hoffnungslosigkeit. Hydrozele. Katarrh, nasopharyngealer. Knochenerkrankungen. Kopfschmerzen. Leistenhernie. Leukorrhö. Melanose. Mundgeruch. Paralyse. Pavor nocturnus. Quecksilbervergiftung. Schwäche. Schwindel. Sehstörungen. Skrofulose. Syphilis. Tuberkulose. Tumoren. Uterus, Erkrankungen des. Zunge, Knötchen an der.

Ursachen

Folgen von Kummer, Schreck, Zorn, enttäuschter Liebe, Widerspruch, zurückgehaltenem Verdruss, lang anhaltenden Angstzuständen, ungewöhnlicher Verantwortung und Besitzverlust.

Modalitäten

Besserung durch kühle, frische Luft, im Freien und durch kalte Bäder. Aber auch besser durch Erwärmung, Musik, Gehen, Mondschein.

Verschlechterung durch Gemütsbewegungen, bedrückende Gefühle und geistige Anstrengung.

Es geht ihm schlechter bei kaltem Wetter, durch Kaltwerden, bei bewölktem Wetter, im Winter, abends, von Sonnenuntergang bis Sonnenaufgang, durch Quecksilber und Alkohol.

Konstitution

Es passt für sanguinische Patienten mit schwarzem Haar, dunklen Augen und olivbraunem Teint. Merkurialische und syphilitische Patienten, oder auch für Patienten mit einer skrofulösen Konstitution, die sich mit Syphilis infiziert haben.

Aurum ist passend für nervöse, hysterische Frauen und pubertierende Mädchen, aber auch für skrofulöse, hellhaarige Menschen, schmächtige

Aurum

Jungen und für das Alter. Alte Leute mit Herzkrankheiten. Niedergeschlagene, leblose Personen, die ein schwaches Gedächtnis haben, aber sehr schmerzempfindlich sind, was sie an den Rand der Verzweiflung treibt.

Gemütssymptome

Akute Depressionen. Hoffnungslosigkeit. Kummer. Die Zukunft erscheint düster. Hoffnungslosigkeit bei Herzerkrankungen, Hoffnung bei Lungenerkrankungen. Gefühl von Selbstverachtung und völliger Wertlosigkeit. Tiefe Verzweiflung und erhöhter Blutdruck. Er hat die Liebe zum Leben verloren, hat Abscheu vor dem Leben und Selbstmordgedanken und redet von Selbstmord.

Allerdings hat er auch große Angst vor dem Tod. Furcht vor dem geringsten Geräusch. Gereiztheit und Zorn bei dem kleinsten Widerspruch. Er ist hasserfüllt und streitsüchtig, nörgelt und will nicht reden. Geistige Verwirrung. Weinen, Beten und Selbstvorwürfe bei Herzkrankheit. Überempfindlichkeit gegen Lärm, Aufregung und Verwirrung.

Schwaches Gedächtnis und ärgerliche Stimmung. Geschwätzigkeit. Er stellt schnell und andauernd Fragen, ohne die Antwort abzuwarten.

Sie macht alles falsch, glaubt, dass sie etwas vernachlässigt hat, ihre Pflicht, ihre Freunde, und kann Dinge nicht schnell genug erledigen.

Körperliche Symptome

Abdomen

Aszites mit Herzproblemen. Koliken mit starkem Unwohlsein und dem Verlangen, den Darm zu entleeren. Nicht abgehende Blähungen. Aufgeblähtes Abdomen. Grummeln und Grollen im Abdomen. Rechtes Hypochondrium heiß und schmerzhaft. Häufige Blähungen, übelriechende Winde.

Augen

Extreme Photophobie, die Augenhöhlen sind schmerzhaft. Doppeltsehen. Hemianopsie, die obere Hälfte des Gesichtsfelds ist nicht sichtbar. Spannungsgefühl. Heftige Schmerzen in den Knochen um das Auge (*Asa foetida*). Interstitielle Keratitis. Vaskularisierte Hornhaut. Schmerzen im Inneren des Auges oder von außen nach innen. Stechende Schmerzen nach innen. Trachom. Unregelmäßige Pupillen. Glaukom. Gelbe, bogenförmige Körper schweben schräg nach oben und er sieht feurige Gegenstände. Alles sieht blau aus. Schwarze Punkte, Flammen und Funken vor den Augen.

Brust

Linksseitige Schmerzen im Brustkorb. Gefühl, als ob ein Gewicht die Brust zerdrückt, schlimmer beim Steigen. Stechende Schmerzen im Brustbein. Einschnürende Beklemmung in der Brust. Schmerz, als ob ein Pfropfen unter den Rippen liegt. Starke Stauung in der Brust.

Extremitäten

Während des Anfalls von Herzklopfen hält er sich den linken Arm. Nächtliche Schmerzen in den Beinen. Alles Blut scheint vom Kopf in die Beine zu fließen. Wassersucht der Beine. Wallungen, als ob das Blut in den Venen kocht. Lähmende und reißende Schmerzen in den Gelenken. Schwache Knie. Schmerzen in beiden Knien, als ob sie fest eingebunden sind.

Lähmungsgefühl in den Beinen. Die Nägel werden blau. Zitternde Füße, heiße Fußsohlen nachts, die sich wie zerschlagen anfühlen. Kalter, saurer Fußschweiß.

Gesicht

Entzündung der Gesichtsknochen. Blutandrang mit bläulich-rotem Gesicht. Das Gesicht ist geschwollen und glänzt wie von Schweiß. Reißendes Gefühl im Jochbein. Mastoid und Gesichtsknochen sind entzündet. Geschwollene Parotisdrüsen, berührungsempfindlich, als ob sie gequetscht oder gedrückt sind. Geschwollene Wangen. Roter Hautausschlag auf Stirn und Nase, der sich später abschält. Schmerzen in Unterkieferdrüsen.

Hals

Stechende Schmerzen beim Schlucken. Schmerzen in den Drüsen. Karies des Gaumens. Getränke kommen durch die Nase hoch. Geschwollene und geschwürige Tonsillen. Nasale Stimme.

Haut

Akne. Große Pickel. Lipome. Warzen. Verhärtungen unter der Haut. Pusteln im Gesicht, am Hals und auf der Brust. Ameisenlaufen am ganzen Körper. Intensiver Juckreiz am Abdomen, an den Hüften, Knien, Armen und Handgelenken.

Herz

Hoher Blutdruck. Herzklappenveränderungen durch Arteriosklerose. Beim Gehen fühlt sich das Herz schlaff an. Gefühl, als ob das Herz für zwei oder drei Sekunden aussetzt, sofort gefolgt von einem stürmischen Rückschlag mit einem flauen Gefühl im Epigastrium. Beklemmung am Herzen. Das Herz fühlt sich wie zerschlagen und wund an, schlimmer durch Unterdrückung von Fußschweiß. Das Herzklopfen zwingt ihn zum Stehenbleiben. Starkes Herzklopfen in der Pubertät. Der Puls ist schnell, schwach und unregelmäßig.

Hypertrophie, Angina pectoris. Erkrankung der Aorta. Heftiges Klopfen von Karotiden und Temporalarterien.

Knochen

Zerstörung der Knochen wie bei sekundärer Syphilis. Schmerzen in den Knochen des Kopfes, Klumpen unter der Kopfhaut, Exostosen mit nächtlichen Knochenschmerzen. Karies der Knochen von Nase, Gaumen und Mastoid.

Schmerzen in den befallenen Knochen, besser im Freien, schlimmer nachts.

Kopf

Heftige Kopfschmerzen, die sich während der Nacht verschlimmern, mit Druck nach außen, der Verwirrung hervorruft. Dröhnen im Kopf. Schwindel. Reißendes Gefühl durch das Gehirn bis in die Stirn. Knochenschmerzen, die sich bis zum Gesicht erstrecken. Blutandrang zum Kopf. Er ist heiß und voll. Furunkel auf der Kopfhaut.

Kopfschmerzen bei Studenten mit präkordialer Angst und Hitzewallungen zum Kopf. Exostose mit bohrenden Schmerzen. Klumpen unter der Kopfhaut. Kahlköpfigkeit durch Syphilis. Gefühl, als ob Luft über das Gehirn streicht.

Aurum

Leber

Die Leberregion ist heiß und schmerzhaft. Hepatitis. Leberbeschwerden mit Herzsymptomen. Gelbsucht während der Schwangerschaft.

Lunge

Plötzliches Husten beim Einatmen nachts. Husten mit dickflüssigem gelbem Schleim morgens beim Erwachen. Die Atemnot verschlimmert sich beim Lachen und am Abend. Tiefes Einatmen, aber die Luft reicht nicht aus. Häufiges tiefes Atmen, Stiche im Brustbein. Trockener, nervöser, krampfhafter Husten, besonders bei Frauen von Sonnenuntergang bis Sonnenaufgang. Schleimansammlungen in der Trachea, die sich nur unter Schwierigkeiten abhusten lassen.

Magen

Schwellung des Epigastriums. Brennen im Magen und heißes Aufstoßen. Brennende, ziehende und schneidende Schmerzen, Magendrücken. Magenschmerzen, als ob er Hunger hat. Unwohlsein im Epigastrium.

Männlich

Orchitis. Schmerz und Schwellung der Hoden. Chronische Verhärtung der Hoden. Hodenatrophie bei Jungen. Epididymitis. Sarkozele. Vermehrtes sexuelles Verlangen. Nächtliche Erektionen und Pollutionen. Absonderung von Prostatasekret bei Erschlaffung des Penis. Bubo und Schanker.

Mund

Übler Mundgeruch, wie vergammelter Käse. Fauler Atem bei pubertierenden Mädchen. Fauliger oder bitterer Geschmack. Milchiger oder süßlicher Geschmack, auch Wasser schmeckt faulig. Geschwüre an Zahnfleisch und Gaumen. Das Zahnfleisch ist dunkelrot, geschwollen und blutet.

Nahrungsmittel

Verlangen nach Milch und Kaffee. Appetitverlust oder vermehrter Appetit und Durst. Heißhunger und großer Durst. Verlangen nach Nahrung und vor allem nach Fleisch.

Aurum

Nase

Entzündung der Nase. Nekrose mit übelriechender, eitriger und blutiger Absonderung. Die Nasenspitze ist rot, Knollennase. Stupsnase. Die Nase ist geschwürig, schmerzhaft geschwollen und verstopft. Bohrende Schmerzen in der Nase, schlimmer nachts. Fürchterlicher Geruch aus Nase und Mund. Stinkende, eitrige, blutige Absonderungen. Der Geruchssinn ist sehr empfindlich (*Carbolicum acidum*).

Nieren

Schmerzhafte Harnverhaltung bei dringendem Bedürfnis zu urinieren. Druck auf der Blase. Der Urin ist trübe, wie Buttermilch, mit dickem, schleimigem Sediment. Häufiges Entleeren von wässrigem Urin.

Ohren

Karies des Mastoidfortsatzes. Hartnäckige, stinkende Otorrhö nach Scharlach. Übelriechender, eitriger Ausfluss aus dem Ohr. Der äußere Gehörgang ist mit Eiter gefüllt. Erkrankung des Labyrinths infolge von Syphilis.

Nervöse Taubheit mit Sprachschwierigkeiten. Überempfindlichkeit gegen Lärm, aber besser durch Musik. Schwerhörigkeit mit erschwerter Sprache. Summende, brummende Ohrgeräusche.

Rektum

Obstipation, sehr große Stühle, oder sehr hart und knotig. Die Stuhlverstopfung bessert sich während der Menstruation. Warzen um den Anus. Reichliche Ausscheidungen. Nächtliche Diarrhö mit Brennen im Rektum.

Rücken

Stechende Schmerzen im unteren Rücken, als ob sich die untere Wirbelsäule nach hinten wölbt. Die Lumbalmuskulatur ist steif und schmerzhaft, die Oberschenkel können kaum angehoben werden. Die zervikalen Lymphknoten sind geschwollen und wie ein verknotetes Seil.

Spannung im Nacken, als ob die Muskeln zu kurz sind, sogar in Ruhe und schlimmer beim Bücken. Ziehende und akute Schmerzen im Rücken, die manchmal so heftig sind, dass die Bewegung der Beine nicht möglich ist.

Schlaf

Der Schlaf ist schlecht, er kann nicht ruhen und auch nicht schlafen. Chronische Schlaflosigkeit mit Traurigkeit. Schluchzen im Schlaf. Schreckliche Träume. Der Schlaf ist unruhig, mit Angstträumen, Träume von Dieben. Sexuelle Erregung stört den Schlaf. Schläfrig nach dem Essen. Erwacht durch Knochenschmerzen. Müdigkeit und Schwäche morgens beim Aufstehen. Nächtliches Murmeln im Schlaf.

Schwindel

Schwindel beim Bücken. Schwindel, als ob er sich im Kreis dreht, besser beim Aufstehen. Schwindel, als ob er betrunken ist beim Gehen im Freien. Er hat das Gefühl, nach links zu fallen und muss sich hinlegen.

Temperatur

Schmerzhafte Empfindlichkeit gegen Kälte, Frösteln im Bett. Er ist kalt und feucht am ganzen Körper und schwitzt im Genitalbereich. Fieberschauer über den ganzen Körper, abends im Bett. Kälte des ganzen Körpers mit bläulichen Nägeln, Übelkeit erregender Geschmack und Neigung zu erbrechen. Hitze im Gesicht, aber Kälte in Händen und Füßen. Frühmorgens reichlicher Schweiß, besonders im Genitalbereich.

Weiblich

Amenorrhö mit großer Traurigkeit. Die Menstruation ist verzögert, spärlich oder bleibt ganz aus. Vor den Menses Anschwellen der Achsellymphknoten. Infertilität, besonders bei Frauen, die wegen ihrer Unfruchtbarkeit niedergeschlagen sind. Uterusbeschwerden, schlimmer durch Hochstrecken der Arme. Vergrößerung und Prolaps des Uterus. Wehenschmerzen bringen sie zur Verzweiflung. Verhärtung und Ulzeration des Uterus durch wiederholte Fehlgeburten. Beschwerden des Uterus mit Niedergeschlagenheit und Suizidneigung. Vaginismus. Große Empfindlichkeit der Vagina. Reichliche, wundfressende, gelbe, dicke, weiße, nicht übelriechende Leukorrhö, schlimmer beim Gehen. Während der Schwangerschaft Melancholie mit Selbstmordneigung, Gelbsucht.

Zähne

Zahnkaries. Zahnschmerzen mit Hitze und Blutandrang zum Kopf. Lockere Zähne, Zahnfleischgeschwüre mit Schwellung der Wangen. Die

Aurum

Zahnschmerzen verschlimmern sich nachts und beim Einziehen von kalter Luft in den Mund.

Zunge

Die Zunge ist ledrig und hart. Sie ist geschwollen und hart wie bei einem Szirrhus, wenn er sich im Schlaf auf die Zunge gebissen hat. Die Zunge ist trocken, belegt und mit Geschwüren bedeckt.

Warzen auf der Zunge.

Kommentar

Bohrende Schmerzen und das Gefühl von brennenden Stichen sind vorherrschend. Der Kopf ist schwindelig und fühlt sich voll und heiß an. Blutandrang zum Kopf. Schwindel beim Bücken, als ob er sich im Kreis dreht, der beim Aufstehen aufhört. Wenn er ins Freie geht, fühlt er sich wie betrunken. Gefühl, als ob ein Luftzug durch seinen Kopf streicht, wenn dieser nicht warmgehalten wird. Die Schädelknochen schmerzen, besonders beim Liegen. Vertikale Hemianopsie. Feurige Funken vor den Augen. Nekrose des Mastoidfortsatzes oder der Nase. Wie bei *Mercurius* ist die Leber geschwollen, Gelbsucht. Leisten- oder Nabelhernie, auch bei Kindern. Masturbation.

Die Sexualorgane sind ganz besonders betroffen. Verhärtung der Hoden. Bei schwächlichen Jungen sind die Hoden nicht entwickelt. Schwellung oder Neuralgie der Hoden. Prolaps und Verhärtung des Uterus, Gebärmuttersenkung wegen des Gewichts. Das Chlorid von Gold und Natrium (*Aurum muriaticum natronatum*) wirkt auf diesen Zustand noch kraftvoller.

Anfälle von Atemnot mit Beklemmung in der Brust. Ängstliches Herzklopfen durch Stauung in der Brust. Herzklopfen mit großer Qual und zitternder Ängstlichkeit. Schmerzen in der Herzgegend, die sich den linken Arm entlang bis in die Finger ausdehnen.

Bohrende Schmerzen in den Knochen, schlimmer nachts. Hysterische Spasmen, mit Lachen und Weinen im Wechsel. Überempfindlichkeit gegenüber jeder Art von Schmerz. Häufige Blutwallungen mit Blutandrang zum Kopf und zur Brust, mit Herzklopfen. Schreckliche Träume, er schluchzt laut im Schlaf. Frösteln herrscht vor, er zittert im Freien und hat kalte Hände und Füße, manchmal die ganze Nacht hindurch. Hitze tritt nur im Gesicht auf. Schwitzen in den Morgenstunden, meistens im

Bereich der Genitalien. Lähmendes Ziehen in den Gliedmaßen am Morgen beim Erwachen und wenn ihm kalt wird.

Vergleich mit anderen Mitteln

Aurum arsenicosum.

Verhärtung und Blutungen des Uterus: *Aurum muriaticum kalinatum.*

Aurum sulphuricum.

Karies der Knochen von Ohren und Nase: *Asa foetida.*

Syphilis: *Kalium iodatum, Hepar sulphuris, Mercurius, Mezereum, Nitricum acidum, Phosphorus, Syphilinum.*

Karies des Mastoids: *Belladonna, Capsicum.*

Pavor nocturnus: *Calcium.*

Herzbedingte Hyperämie der Lunge: *Digitalis, Ferrum, Glonoinum.*

Herzangst mit Verlangen nach Bewegung: *Kalium bromatum.*

Lachesis, Lycopodium, Mercurius, Nitricum acidum.

Leistenhernie, Prolaps des Uterus: *Nux vomica.*

Als ob das Herz umgedreht würde: *Tarantula.*

Antidotiert durch: *Belladonna, China, Cocculus, Coffea, Cuprum, Mercurius, Pulsatilla, Spigelia, Solanum nigrum.*

Antidot für: *Mercurius, Spigelia*, chronische Folgen von Alkohol.

Aurum in der Kinderheilkunde

Das Mittelbild von *Aurum* zeigt ein Kind, das sowohl vom Verhalten als auch von seiner körperlichen Entwicklung her langsam ist. Seltsamerweise kann es trotzdem vor Wut explodieren oder sich in eine tiefe Melancholie zurückziehen.

1. Das *Aurum*-Baby

Ein *Aurum*-Baby ist dunkelhaarig, klein und nach der Geburt oft unterernährt. Es entwickelt sich langsam, kann nur schwer seinen Kopf halten, lächelt erst spät. Es sind kleine Missbildungen vorhanden, wie Verlage-

Aurum

rung der Hoden oder überzählige Brustwarzen. Sehr schnell lassen sich heftige Wutanfälle beobachten, die nur von kurzer Dauer sind.

2. Das *Aurum*-Kind

Das *Aurum*-Kind ist meistens dunkel, hat schwarzes Haar und macht einen blühenden Eindruck. Auffällig bei diesen Kindern ist ihre kleine Körpergröße. Sie sind ungenügend entwickelt und das ist keine Frage des Gewichts oder der Masse, sondern vielmehr eine langsame und verzögerte Entwicklung.

Kleine Jungen haben oft eine Hodenatrophie, einen Hodenhochstand, ein unterentwickeltes Skrotum oder Hodenverlagerungen.

Aurum passt häufiger zu Jungen als zu Mädchen. Auch im intellektuellen Bereich besteht eine Entwicklungsverzögerung.

Das *Aurum*-Kind ist sehr langsam in der Schule und hat ein schlechtes Gedächtnis.

Vom Verhalten her ist es lustlos, schläfrig und traurig, ohne Energie und Lebhaftigkeit. Es bewegt sich nicht mehr als nötig, am liebsten nur wenig.

Sobald es von seinen Eltern getrennt ist, wird es ängstlich und unruhig. Es fürchtet sich vor Erwachsenen und vor hochgelegenen Orten.

Doch trotz seiner Weichheit und Trägheit ist das *Aurum*-Kind ausgesprochen überempfindlich und explodiert wegen einer Nichtigkeit. Schon die geringste Meinungsverschiedenheit ruft einen heftigen Wutausbruch und Jähzorn hervor, der seine Umgebung völlig überrascht und den er nicht unter Kontrolle hat.

Meistens allerdings dauert der Wutanfall nicht lange und das Kind bereut seine Heftigkeit, obwohl es noch vor Zorn zittert.

Wenn es seinen Zorn nicht ausleben kann, wird es schweigsam und schwermütig, gibt sich tagelang seinem Kummer hin und schluchzt im Schlaf.

Aurum-Kinder sind außerordentlich empfindlich und ihre heftigen Reaktionen stehen in keinem Verhältnis zu denen anderer Kinder. Die Depressionen sind so stark, dass Selbstmord als Ausweg angesehen wird.

Die Überempfindlichkeit kann sich aber auch auf andere Weise ausdrücken. Beispielsweise hat das *Aurum*-Kind eine furchtbare Angst vor

Schmerzen und erträgt diese sehr schlecht. Auch Lärm kann es nicht vertragen.

3. Organische Beschwerden

Die Schmerzen von *Aurum* verschlimmern sich in der Nacht und durch Kälte. Es sind durchdringende, intensive, tiefgreifende Schmerzen, die oftmals in den Knochen auftreten.

Er leidet an Beschwerden und Infektionen, die langwierig sind und oft chronisch werden. Häufig sind es Entzündungen, Stauungen und Schwellungen der Drüsen, adenoide Wucherungen mit chronischem, eitrigem Schnupfen. Auch die Tonsillen sind enorm vergrößert und entzündet und dazu kommt oft noch eine Otitis mit eitrigen und übelriechenden Absonderungen.

Bezeichnend ist bei *Aurum* die Häufigkeit, mit der die Knochen befallen sind, und dabei tritt vielfach eine Karies der Knochen von Mastoid und Nase auf.

Außerdem leidet er an Herzklopfen und vasomotorischen Beschwerden (Blutandrang im Gesicht, Hitzewallungen, sichtbares Klopfen der Karotiden.) Diese Symptome werden von Beklemmung und einem Druckgefühl in der Brust mit Atemnot begleitet, treten meistens in der Nacht auf, und zwingen ihn sich aufzusetzen und sich nach vorn zu beugen.

Zusammenfassung

Aurum ist ein wichtiges Mittel für die Kinderheilkunde, und bei Säuglingen genauso angezeigt wie bei Kindern aller Altersstufen.

Goldserie • Stadium 12

Mercurius

Leitsymptome

Sein Territorium und seine Macht sind bedroht.

Mittel für den Anführer, bei Unruhe, Angina und Stomatitis.

Mittel für herrschsüchtige Kinder, die sich in ihrem Machtanspruch bedroht fühlen. Bei diesen Kindern verwenden wir oft *Mercurius*.

Fall: Paul

Der 8-jährige Paul kommt in die Sprechstunde, weil er seit sechs Monaten an Verdauungsbeschwerden und Bauchkrämpfen leidet. Diese Probleme mit dem Bauch hat er, seit ein neuer Mann in das Leben seiner Mutter getreten ist, den er nicht mag. Sein Vater starb an Leukämie, als er vier Jahre alt war, und der kleine Junge ist darüber nie hinweggekommen.

Aber jetzt ist der neue Mann da und übt Autorität aus, und das kann Paul nicht ertragen. Er sagt, dass dieser Mann, der ihn beherrschen und erziehen will, sein ärgster Feind ist. Paul kann ihn nicht leiden. Manchmal hat er Angst vor ihm. Wenn er wegen seiner schlechten Noten mit ihm schimpf, schluckt Paul seine Wut hinunter und zieht sich zurück.

In der Schule ist er langsam und träge und die Lehrerin beklagt sich über ihn.

Aber er ist sehr empfindlich und mag keine Kritik.

Mercurius

Seit dem Tod seines Vaters leidet er unter Schlafstörungen. Er hat öfters Albträume, besonders wenn er vom Krieg träumt, wo er versucht, seinen Feinden zu entkommen. Er benutzt gern Kraftausdrücke und schreckt davor auch in Gegenwart des Stiefvaters nicht zurück!

Kälte verträgt er nicht, aber seine Beschwerden verschlimmern sich auch bei Hitze. Er liebt Schokolade, isst leidenschaftlich gern Obst und hat eine Abneigung gegen alles, was fett oder zu gehaltvoll ist. Er mag Käse, aber von Gruyère bekommt er Bauchkrämpfe.

Einige Angaben aus dem Repertorium bestätigen das Mittel.

Repertorium

» Geist, Gemüt: Wahnideen: Verfolgung, von: Feinden, von
» Geist, Gemüt: Faulheit, Abneigung gegen Arbeit, obwohl er sehr intelligent ist.
» Allgemeines: Speisen und Getränke: Fett, fettige Speisen: Abneigung
» Allgemeines: Speisen und Getränke: Käse: Abneigung: Gruyère, Schweizer Hartkäse.

Er bekommt *Mercurius vivus* C 200.

Reaktion

Nach der Gabe von *Mercurius* geht es ihm innerhalb von drei Tagen besser und die Bauchschmerzen verschwinden. Ein altes Ekzem hinter den Ohren bleibt vorerst bestehen, wird aber allmählich ebenfalls besser.

Kommentar

Sein Verhalten ist typisch für die Goldserie. Er mag es nicht, wenn er beherrscht wird, er will sein eigener Herr sein. Im Moment fühlt er sich sehr unsicher, und der neue Mann seiner Mutter stellt für ihn eine Bedrohung seines Territoriums dar. Das ist typisch für das zwölfte Stadium und lässt an *Mercurius* denken.

Auch die Bauchschmerzen und die Schlafstörungen passen zu *Mercurius*.

Mercurius

Materia medica[42]

Pharmakologie und Geschichte

Merc. Schwarzes Quecksilberoxid. *Mercurius solubilis Hahnemannii*. Auch bekannt als *Mercurius oxydulatus niger*. Seine chemische Formel ist 2 $(NH_2Hg_2)NO_3H_2O$. Das heißt es enthält genauso Wasserstoff, Sauerstoff und Stickstoff wie Quecksilber. Es wird durch Auflösung von Quecksilber in einer Salpertersäurelösung hergestellt. Diese Art der Herstellung, „Hahnemanns Quecksilber" genannt, wurde von den Allopathen aufgegriffen, die eine weniger aggressive Quecksilber-Rezeptur suchten.

Mercurius vivus ist das reine Element. Das „vivus" zeigt sein lebhaftes Verhalten bei Raumtemperatur. Auch das Synonym „Quecksilber" und der lateinische Name „Hydrargyrum" (von dem das chemische Symbol **Hg** stammt) spiegeln uns diese Eigenschaft, sich wie „wässriges Silber" schnell aus einer Masse aufzulösen und sich in alle Richtungen zu zerstreuen.

Hahnemann selbst forderte das reinst mögliche Mittel zum homöopathischen Gebrauch.

Viele spätere Autoren neigten dazu, beide Zubereitungen als austauschbar anzusehen, während Scholten und andere Autoren einen subtilen, aber merklichen Unterschied zwischen beiden Mittel benennen.

Quecksilber ist glänzend wie Silber, und das einzige Metall, das bei Raumtemperatur und normalen Druckbedingungen flüssig ist. Es löst Gold, Silber, Natrium und Kalium. In Legierung mit Silber, Zinn und Kupfer wird es für Zahnfüllungen (Amalgam) verwendet. Weitere Anwendung findet es in Batterien, fluoreszierenden und Niedrigenergie-Lampen, elektrischen Schaltern und Gleichrichtern, sowie Messinstrumenten wie Barometern, Thermometern und Blutdruckmessgeräten. Knallquecksilber nutzt man als Zünder für Sprengstoffe.

Mercurius verdankt seinen Namen dem Gott Merkur, nach dem auch der Planet Merkur benannt ist.

Allgemeinsymptome

Das klinische Bild

Schwäche, Nervosität und Ruhelosigkeit.

---

[42] Robin Murphy und Dr. Jan Scholten

Mercurius

Bohrende, zusammenziehende Schmerzen.

Gefühl von Schwellung und Aufgeblasenheit, Schwere und Völle.

Gefühllosigkeit.

Drüsen sind geschwollen, entzündet und verhärtet. Abszesse und Nekrose.

Paralyse, Parkinson-Syndrom, Multiple Sklerose. Tonische, klonische und tetanische Epilepsie. Stöße und Zuckungen, Zittern.

Krebs: Knochen, Lymphdrüsen, inklusive Hodgkin-Krankheit, Uterus, Hoden, Ovarien, Multiples Myelom, Leukämie.

Bohrende, zusammenziehende Kopfschmerzen, in den Knochen und über dem rechten Auge.

Geschwollenes Gesicht.

Zittern, schlimmer durch Zorn.

Augenbeschwerden, Entzündungen, Kurzsichtigkeit. Strabismus. Farbenblindheit.

Infektionen von Ohren, Hals und Nase. Sinusitis. Ozaena.

Gehörverlust.

Scheußlicher, süßlicher Mundgeruch, metallischer Geschmack, vermehrter Speichelfluss, vor allem im Schlaf.

Aphthen, Zahnabdrücke in der Zunge, gelber Zungenbelag. Ulzera.

Probleme mit den Zähnen, Entzündung von Wurzeln und Zahnfleisch.

Zitternde Stimme, Stottern.

Halsinfektion, entzündete Tonsillen.

Schmerzen im Brustbein. Hyperventilation.

Herzbeschwerden, Bluthochdruck, Herzinfarkt, Herzversagen.

Puls: zu schnell, zu langsam, voll, schwach, unregelmäßig.

Blutandrang, Gehirnblutung, Anämie.

Brustdrüsen schmerzhaft, geschwollen, entzündet, Knötchen, Krebs.

Mercurius

Infektionen der Verdauungsorgane, dünner, stinkender Stuhl, mit Blut und Schleim versetzt.

Krämpfe und sehr schmerzhafter Stuhldrang. Morbus Crohn, Colitis ulcerosa.

Beschwerden von Hoden und Ovarien: Entzündungen, Krebs, Kryptorchismus, Sterilität.

Amenorrhö und Metrorrhagie. Syphilis. Urethritis, Leukorrhö, Zystitis.

Knochenerkrankungen, Nekrose, Entzündung, Gelenkentzündung.

Akne. Tiefe Geschwüre mit fettiger, grauer Basis. Lepra.

Vergleich mit anderen Mitteln

Mit den Säuren, mit *Magnesium, Natrium, Anacardium, Androctonus, Arsenicum, Baptisia, Causticum, Helonias, Hepar sulphuris, Medorrhinum, Mercurialis, Mezereum, Nux vomica, Stannum, Staphisagria, Syphilinum.*

Aurum

Er fühlt sich nicht bedroht, und weiß, dass er die Organisation nur aufrecht und am Laufen halten muss. *Mercurius* hat das Gefühl, dass er von allen Seiten bedroht wird und dass er manipulieren und alle möglichen Kniffe anwenden muss, um seine Macht zu erhalten.

Astatinum

Er ist ein wahrer Anarchist, der auf niemanden Rücksicht nimmt. *Mercurius* ist eher ein Revolutionär.

Mercurius in der Kinderheilkunde

1. Aggressive Kinder und Bandenführer, deren Territorium bedroht ist

Dieses Mittel kann bei Neid und Missgunst angezeigt sein und in Verbindung mit der Macht stehen, welche die Kinder über ihr Gebiet ausüben.

Mercurius hat ein Problem damit, dass die Herrschaft über sein Territorium bedroht sein könnte und fürchtet einen dauerhaften Verlust seiner Macht. Er befindet sich in der Defensive.

2. Hyperaktive wilde Kinder, die sich in der Schule nicht konzentrieren können

Wenn ihr Herrschaftsanspruch auf ihrem Gebiet bedroht ist, fließt ihre ganze Energie in die Organisation ihrer Verteidigung. Diese Kinder sind als Rädelsführer und Bandenchefs bekannt, aber nicht notgedrungen als Vorbilder für ihre Mitschüler.

3. Sie manipulieren und herrschen gern, um sich Macht und Kontrolle zu sichern

Manipulation und Listigkeit sind zwei Verhaltensmerkmale, die ihre Aktivitäten kennzeichnen. Sie müssen die Macht, die sie haben, erhalten und beziehen ihr gesamtes Umfeld in diesen Prozess mit ein.

4. Sie lieben oder verabscheuen Brot und Butter

Dieses Nahrungsmittelverlangen ist bei *Mercurius solubilis* gut bekannt.

5. Mittel bei Angina und Stomatitis

Sie haben die klassische *Mercurius*-Zunge – sie ist belegt und zeigt die Eindrücke der Zähne – und sondern enorm viel Speichel ab.

Das Mercurius-Baby

Das *Mercurius*-Baby ist unruhig, es zahnt spät, hebt spät den Kopf und sitzt auch erst spät.

Es ist gierig nach Milch, hat einen für sein Alter sehr starken Speichelfluss und schwitzt entsetzlich am Kopf.

Das *Mercurius*-Kind

Das *Mercurius*-Kind ist unruhig, häufig krank und meistens ein schlechter Schüler.

Es hat ein blasses Gesicht, das ein wenig aufgedunsen wirkt, und oftmals einen großen Kopf.

Häufig zahnt es spät und es dauert lange, bis es die ersten Schritte tut.

Mercurius

Anfälle von Hyperaktivität wechseln bei diesem Kind mit Depressionen ab. In der Regel ist es in Eile und handelt überstürzt.

Kaum beginnt der *Mercurius*-Patient ein Spiel oder eine Aktivität, will er auch gleich schon wieder damit fertig sein. Seine Gesten und sein Reden sind überhastet. Sogar nervlich bedingtes Zittern und Zucken können auftreten.

Er kann sehr schlechte Laune haben und ist dann ein sehr unangenehmer Zeitgenosse. Er kann auch ausgesprochen boshaft sein, sogar gewalttätig werden und ist sehr impulsiv.

Das *Mercurius*-Kind ist immer der Anführer in einer Gruppe, der „Bandenchef".

Wenn er es nicht ist, kann er deprimiert, willenlos und geistig träge werden, und er beantwortet Fragen nur falsch oder gar nicht und niemals genau. Sein Gedächtnis ist schlecht, er kann nicht rechnen und vergisst die Namen von Personen. Das ist die geistige Schwäche von *Mercurius*.

Organische Beschwerden

Er hat oft katarrhalische Beschwerden der Augen, der Ohren und des Rachens. Die Absonderungen sind eitrig, gelb und grünlich. Die Halslymphknoten sind oft geschwollen.

Er neigt auch zu Verdauungsproblemen mit Leberbeschwerden und grüner, wässriger Diarrhö. Manchmal hat er Blut im Stuhl. Die Durchfälle sind sehr lästig, und es treten rektale Krämpfe auf, die bei dem Kind den Eindruck entstehen lassen, dass es den Darm gar nicht entleert hat.

Diese Kinder lieben Butterbrote!

Er leidet möglicherweise an Schmerzen von Knochen und Periost, die immer nachts schlimmer werden.

Diese Kinder schwitzen am Kopf und am Körper. Der Schweiß ist ölig und riecht unangenehm. Außerdem haben sie Mundgeruch.

Die Zunge hat typischerweise einen gelben Belag und die Zahneindrücke sind zu sehen.

Starker Speichelfluss.

Mercurius verschlechtert sich immer durch extreme Temperaturen (kalt und heiß), besonders nachts, durch Bettwärme und Schwitzen.

Zusammenfassung

Mercurius ist ein unruhiges oder lethargisches Kind und neigt im Allgemeinen zu Angina und Diarrhö. Das Aussehen seiner Zunge ist genauso charakteristisch wie sein starker Speichelfluss.

Goldserie • Stadium 13

Thallium

Leitsymptome

Er versucht, an der Macht festzuhalten, die ihm entgleitet.

Mittel bei Alopecia areata, Haarausfall und sehr heftigen Schmerzen.

Thallium ist ein hervorragendes Mittel bei Haarausfall, sowohl für Erwachsene als auch für Kinder, wenn diese in ihrer Machtausübung auf ihrem Gebiet bedroht sind.

Fall: Yann

Yann, ein dunkelhaariger, lebhafter, sympathischer Junge, leidet seit seinem Eintritt in die Grundschule an heftigem Haarausfall. Bis zu diesem Zeitpunkt hatte er nie besondere gesundheitliche Probleme.

Er hat die Vorschule in seinem Wohnviertel besucht, bis seine Eltern beschlossen, ihn in einer privaten Schule anzumelden.

Yann ist seit sechs Monaten dort und sehr unglücklich.

Er hat Konzentrationsschwierigkeiten und seine schulischen Leistungen leiden darunter.

Am Mittwochnachmittag, der normalerweise schulfrei ist, muss er regelmäßig nachsitzen, weil er sowohl verbal als auch körperlich oft gewalttätig ist.

Thallium

An diesem Tag im März 2001 kommt er mit einer Schirmmütze zur Behandlung, die er sich tief ins Gesicht gezogen hat. Erst nach längerem Zögern ist er bereit, seinen spärlich behaarten Kopf mit den großen kahlen Stellen zu zeigen.

Normalerweise weigert er sich, die Mütze abzunehmen und schläft sogar damit.

Er ist ein selbstsicheres, temperamentvolles Kind, ein Führertyp und Chef einer kleinen Bande. Als ältester von drei Geschwistern wächst er in einer sehr strikten Umgebung auf, die Eltern sind streng mit ihm und er fühlt sich wegen der vielen Geschwister oft schlecht behandelt. Ungerechtigkeit kann er nicht ertragen, wie auch seine Mutter, die ihn begleitet, bestätigt. Er ist unabhängig und lässt sich nicht einschüchtern. Dieses Kind ist ein verantwortungsbewusster und zuverlässiger Ältester.

Das amerikanische Boxen begeistert ihn, er betreibt diesen Sport seit zwei Jahren und kann darüber offensichtlich seine Aggressivität abbauen. Seine Eltern sagen, dass sich diese aggressive Neigung schon als ganz kleines Kind gezeigt hat. Seine widersetzliche Seite drückt sich dann dadurch aus, dass er seine Hände zu Fäusten ballt und seine Eltern und seine kleinen Brüder schlägt.

Er mag Zucker und Schokolade und verabscheut Milch und Joghurt.

Saure Früchte, besonders Orangen, verschlimmern seine Beschwerden.

Ein besonders auffallendes Symptom, über das er sich beklagt, ist ein starker Speichelfluss, der dazu führt, dass seine Mutter sein Kopfkissen fast täglich waschen muss.

Er erhält *Thallium metallicum* C 200.

Repertorium

- » Geist, Gemüt: Ungerechtigkeit ertragen, kann keine
- » Geist, Gemüt: Gewalttätigkeit, Heftigkeit, Beschwerden durch
- » Geist, Gemüt: Schlagen: Fäusten, mit den
- » Allgemeines: Speisen und Getränke: Obst: Abneigung
- » Allgemeines: Speisen und Getränke: Joghurt: Abneigung
- » Kopf: Ausfallen der Haare, Alopezie: Alopecia areata, umschriebener Haarausfall

Thallium

Mangialavori

» Geist, Gemüt: Kinder, Abneigung gegen
» Geist, Gemüt: Kinder, Abneigung gegen, ihre eigenen

Reaktion

Thallium stellt den Haarwuchs in drei Monaten wieder her. Auch ist Yann inzwischen auf eine andere Schule gewechselt.

Sechs Monate später erscheint er wieder in der Praxis, ohne Mütze, lächelnd, zuversichtlich und völlig verändert. Er hat beschlossen, segeln zu lernen. Das Boxen hat er aufgegeben.

Kommentar

Er ist ein Anführertyp, ein Organisator, der auch aggressiv und gewalttätig werden kann. Außerdem ist er Bandenchef. Aus diesem Grund könnte auch *Mercurius*, das in der Serie benachbarte Mittel, angezeigt sein, aber seine plötzliche Kahlköpfigkeit als Folge des Positionsverlustes in der Schule spricht doch eher für *Thallium*.

Darüber hinaus wird die Verschreibung von *Thallium* durch die Frustration erhärtet, die er in seiner Situation als Bandenchef durch die Strenge in der neuen Schule erfährt.

Er kann seine Macht nicht mehr ausüben, seine Gewalttätigkeit bleibt ohne Ergebnis und wird erfolgreich durch die verschiedenen Strafen und das Nachsitzen unterbunden.

Materia medica[43]

Pharmakologie

Thal. *Thallium metallicum*. *Thallium aceticum*. Ein seltenes Metall. Trituration. Lösung des Sulfats. Klassische Dosierung: Alle Potenzen, von der 3. bis zur 30. Stufe.

---

[43] Robin Murphy

Geschichte

Thallium ist ein seltenes Metall, das 1861 von Crookes entdeckt wurde. Er fand es in den Destillationsrückständen von *Selenium*, und nannte es *Thallium*, nach dem griechischen Wort „thallos", was „grüner Spross" bedeutet, weil es eine leuchtend grüne Farbe in seinem Spektrum aufweist. Das chemische Symbol ist **Tl**.

Thallium wurde von Lamy und Marmé untersucht. Es ist in der Natur weit verbreitet und das Metall und seine Derivate sind giftig.

Die Arzneimittelprüfung wurde 1965–66 von Panos, Rogers und Stephenson an sieben männlichen und neun weiblichen Probanden durchgeführt.

Combermale aus Lille setzte *Thallium* erfolgreich bei nächtlichen tuberkulösen Schweißen ein. Die Behandlung hatte jedoch einen derartig starken Haarausfall zur Folge, dass diese daraufhin eingestellt werden musste.

Auch Huchard beobachtete bei Patienten nach einer Behandlung mit *Thallium* einen starken Haarausfall. Hansen bestätigte, dass die Schmerzen bei Tabes dorsalis durch *Thallium* gelindert wurden.

Allgemeinsymptome

Thallium ist bei heftigen, krampfartigen, neuralgischen, schießenden Schmerzen indiziert, die plötzlich auftreten wie elektrische Schläge. Muskelatrophie. Zittern. Es erleichtert die heftigen Schmerzen der lokomotorischen Ataxie. Lähmung der Beine. Schmerzen in Magen und Darm wie elektrische Schläge. Paraplegie. Nächtlicher Schweiß bei Tuberkulose. Polyneuritis. Offene Hauterkrankungen.

Thallium hat auch einen Einfluss auf die endokrinen Drüsen, besonders die Schilddrüse und die Nebennieren. Symptome von Hyperthyreose. Haarausfall nach akuten, schweren Krankheiten. Verlust der Körperhaare und der Kopfhaare. Taubheitsgefühl und Ameisenlaufen, das an den Fingern und Zehen beginnt und sich bis zum Unterbauch, Perineum und zur unteren Brust ausbreitet. Tremor. Muskelatrophie. Lokomotorische Ataxie. Hyperämie, Schwellung und übermäßige Sekretion.

Muskelschmerzen. Zittern. Allgemeine Abmagerung mit Kräfteverlust. Die Beschwerden sind periodischer Natur, sie treten in gleicher Stärke und zur gleichen Stunde auf und verschwinden dann wieder.

Thallium

Abmagerung. Hypotonie und Frösteln. Er befindet sich in einem Zustand permanenter Nervosität und Reizbarkeit. Schlechter Zustand der Nägel.

Thallium zeigt auch choreaähnliche Bewegungen. Neuritis. Trigeminusneuralgie. Spinale Neurasthenie. Pseudobulbärparalyse. Intermittierende Paralyse. Schmerzen in den Beinen, schlimmer im Liegen, besonders auf der befallenen Seite. Im Bett findet er keine bequeme Lage, die seine Schmerzen lindert. Schmerzen im rechten Knie beim Beugen oder Strecken. Beschwerden der Ischiasnerven.

Das klinische Bild

Abmagerung. Ataxie, lokomotorische. Ischialgie. Kahlköpfigkeit. Konjunktivitis. Malaria. Muskelatrophie. Myelitis. Nachtschweiße. Paralyse. Paraplegie. Polyneuritis. Rheumatismus. Tuberkulose. Zittern.

Modalitäten

Besser durch Gehen. Schlimmer nachts, durch Berührung und Druck.

Gemütssymptome

Ungeheure, grundlose Angst. Wachsende Ungeduld. Reizbarkeit. Symptome von Hysterie, zunächst mit Hyperästhesie, dann Hypoästhesie. Extremes Unbehagen mit Schlaflosigkeit. Ständige Anspannung der Nerven durch Übererregbarkeit, er jammert, weint und schreit. Apathie und Depression.

Körperliche Symptome

Abdomen

Schmerzen im Darm. Das Abdomen ist eingezogen oder eingesenkt. Auftreibung des Abdomens. Starke Blähungen, sogar nach einer leichten Mahlzeit. Krampfartige Schmerzen in Magen und Darm mit abdominalen Schmerzen.

Augen

Häufig auftretende Konjunktivitis mit starker Schleimproduktion. Schleimig-eitrige Absonderung aus dem rechten Auge, schlimmer morgens.

Glitzernde Punkte vor den Augen mit Ameisenlaufen im Gesicht. Sehstörungen mit Schweregefühl hinter dem Auge. Eitrige Konjunktivitis. Iritis. Blepharitis.

Blut

Anfälle von Hypertonie mit hyperthyroiden Beschwerden. Blutungen aus den Kapillargefäßen. Arteriosklerose. Zyanose. Zunahme von Kohlendioxid im Plasma.

Brust

Schmerzen, Schweregefühl hinter dem Brustbein. Retrosternale Schmerzen im Ösophagus.

Extremitäten

Störung der Bewegungskoordination. Choreaartige und schnelle Bewegungen wie bei Konvulsionen. Zittern. Lähmungsgefühl. Scharfe Schmerzen wie elektrische Schläge. Große Müdigkeit. Chronische Myelitis.

Taubheitsgefühl in Finger und Zehen, das sich die Beine entlang bis zu Unterbauch und Perineum ausdehnt. Lähmung der Beine. Zyanose der Gliedmaßen. Ameisenlaufen, das an den Fingern beginnt und sich durch das Becken erstreckt. Verstärkte Reflexe und Muskelatrophie.

Haut

Akne. Follikulitis. Pigmentstörungen. Achsel- und Schamhaare fallen aus. Die Haut ist an manchen Stellen überempfindlich, vor allem an der Fußsohle. Trockene Haut. Pustelbildung. Ernährungsstörungen der Nägel, sie sind deformiert. Nagelbettentzündung.

Herz

Verminderte Pulsfrequenz. Schneller Puls mit dem Gefühl präkordialer Einschnürung.

Kopf

Alopezie. Das Haar fällt sehr schnell aus.

Thallium

Leber
Die Gallenblase ist gedehnt, die Leber ist weiß und erscheint granulös.

Lunge
Langsames und schwieriges Atmen. Zyanose. Atemnot. Erschwerte Atmung mit Schmerzen im gesamten Brustkorb. Lungenemphysem. Pleuritis. Staublunge.

Magen
Scharfe Dyspepsie. Bitterer Geschmack im Mund nach Aufstoßen. Ihm ist übel, aber er kann nicht erbrechen. Schmerzen in Magen und Darm, furchtbar heftige Stiche, die so schnell aufeinanderfolgen wie elektrische Schläge.

Männlich
Impotenz.

Mund
Zahnkaries. Zahnschmerzen. Trockene Lippen mit Durstgefühl. Schlechter Atem. Die Mundschleimhaut ist gereizt und der Speichelfluss ist übermäßig stark. Gingivitis. Stomatitis. Aphthen.

Nahrungsmittel
Durst, Heißhunger. Appetitverlust.

Nieren
Unwillkürlicher Harnabgang. Zylinder im Urin. Akute Glomerulonephritis. Dysurie, Proteinurie, Hämaturie.

Rektum
Diarrhö, blutiger Stuhl. Obstipation. Hartnäckige und krampfartige Stuhlverstopfung im Wechsel mit Anfällen von Diarrhö und Schmerzen in Anus und Rektum.

Rücken

Ameisenlaufen auf dem Rücken. Schmerzen in den Lenden.

Schlaf

Leichter Schlaf und häufiges Erwachen. Schwierigkeiten beim erneuten Einschlafen.

Temperatur

Starkes Schwitzen bei schweren Krankheiten. Nächtliche Schweiße bei Tuberkulose.

Weiblich

Langanhaltende Menses mit schwarzem Blut. Amenorrhö.

Vergleich mit anderen Mitteln

Plumbum, Lathyrus, Causticum, Argentum nitricum.

Kahlheit: *Jaborandi, Pilocarpinum, Petroleum.*

Kahlheit und Tuberkulose: *Phosphorus.*

Anhaltendes Kältegefühl, periodisch rezidivierende Symptome, starke Schmerzen in den Fersen: *Aranea diadema.*

Periodizität der Symptome, Supraorbitalneuralgie, periodische Migräne: *Cedron.*

Aranea ixobola.

Nach Clarke gehört *Thallium* zur Blei-Gruppe und ist von dem Symptomen her *Plumbum* am nächsten.

Thallium in der Kinderheilkunde

1. Kinder, die unter Gewalt in ihrer Umgebung gelitten haben

Das kann eine Trennung sein, Streit, starker Druck, ein Kriegszustand und andere Umstände, die zu einer gewissen Gewalttätigkeit beitragen.

Thallium

Gewalt wird außerdem regelmäßig durch das Fernsehen vermittelt, das in vielen Familien ständig eingeschaltet ist.

2. Kinder, die sich einer Situation des Scheiterns befinden

Sie bewegen sich aus einer Führungsposition in den Zustand einer totalen Niederlage, der sie zum Rückzug treibt.

Daher haben sie Konzentrations- und Verhaltensstörungen, sind aggressiv und sogar gewaltbereit.

3. Sie mögen Kampfsportarten, besonders Boxen

Schon als Babys haben sie Wutanfälle und versetzen den anderen Schläge mit ihren winzigen Fäusten, mit der Absicht, ihnen weh zu tun.

4. Alopezie

Der Haarausfall steht in Verbindung mit dem Verlust der Kontrolle über eine Situation – das Fallbeispiel spricht für sich.

5. Mittel bei sehr heftigen Schmerzen

Die Heftigkeit der Schmerzen ist eine Reaktion auf den Machtverlust. Er erträgt diese Situation nicht und zeigt dies auf körperlicher Ebene mit extrem starken Schmerzen.

Zusammenfassung

Thallium ist ein Mittel für gewalttätige Kinder, die zur Gewalt gedrängt wurden, weil sie die Macht über die Umwelt, die sie einst beherrschten, verloren haben.

Dieser Zustand kann zu einem rapide fortschreitenden Haarausfall führen, der die Verzweiflung der Kinder in dieser Situation zeigt. Er zwingt sie, den Rückzug anzutreten, denn sie wollen sich so nicht zeigen.

Goldserie • Stadium 14

Plumbum

Leitsymptome

Nach außen hin sieht er mächtig und stark aus, aber es ist nur Schein.

Mittel für Kinder, die zu viel Verantwortung tragen müssen und sich hinter einer Maske verbergen, um sich zu schützen. Mittel bei Obstipation.

Plumbum ist als Kindermittel wohlbekannt. Es heilt viele „Alltagsbeschwerden", besonders die Obstipation der Neugeborenen.

Fall: Louis

Der 7-jährige Louis wird in der Praxis vorgestellt. Seit er in die Schule geht, hat er dort Schwierigkeiten – er ist unaufmerksam und hat ein schlechtes Gedächtnis. Er war schon als kleines Kind sehr unruhig und ist eine Strapaze für seine Umgebung.

Wie seiner Vorgeschichte zu entnehmen ist, verlief die Schwangerschaft normal, nach der Geburt allerdings entwickelte seine Mutter eine schwere Wochenbettdepression, die einen Klinikaufenthalt nötig machte.

Schon von klein auf leidet Louis an einer chronischen Obstipation, die sich wirklich nie richtig gebessert hat. Er nimmt regelmäßig zwei verschiedene Abführmittel, aber trotz dieser Medikamente sind seine Stühle furchtbar hart und trocken. Außerdem leidet er nachts bisweilen an Stuhlinkontinenz, was ihn schrecklich beschämt, vor allem wenn er bei Freunden übernachtet.

Plumbum

Louis hat eine kleine Schwester, die viel zu früh geboren wurde und behindert ist. Seine Mutter kann sich daher nicht viel um ihn kümmern, und er musste schon als kleines Kind vieles ganz allein machen. Daher ist er verhältnismäßig selbständig, zieht sich alleine an und isst allein, und seine Mutter betont, dass es wegen der Schwierigkeiten, die seine kleine Schwester macht, nicht anders geht.

In der Schule ist er sehr gesellig und bei seinen Mitschülern ist er der Organisator. Mit den schulischen Vorschriften kommt er dagegen sehr schlecht zurecht. Das erklärt, warum er in der Schule oft frech ist und bestraft wird.

Bei seinen Freunden verhält er sich jedoch ganz anders. Wenn Konflikte auftreten, ist er derjenige, der alles regelt, und aus diesem Grund ist er sehr beliebt.

Louis spielt gern, er liebt es sich zu verkleiden und ist von Masken fasziniert. Von diesen besitzt er eine ganze Sammlung, er entwirft sie und stellt sie auch selbst her. Beim letzten Halloweenfest hatte er daher großen Spaß!

In der Schule ist er in der Mathematik begabter als auf sprachlichem Gebiet. Er scheint ein außergewöhnlich gutes Zahlengedächtnis zu haben. So kann er sich beispielsweise die Autokennzeichen der Freunde seiner Mutter merken, und ebenso eine beeindruckende Anzahl von Telefonnummern. Mit dem Lesen hat er jedoch Schwierigkeiten. Er kann keinen Text richtig lesen, weil er Zeilen überspringt.

Er ist ein ziemlich rundliches und schweres Kind, ein karbonischer Typ, dem es durch Kälte ebenso wie durch Sonnenhitze schlechter geht. Ein typisches Symptom ist auch die Tatsache, dass Louis im Sitzen schläft.

Was die Ernährung betrifft, so hat er ein Verlangen nach Schokolade, Kaffee, Käse und besonders nach Brot.

Ich verschreibe ihm *Plumbum metallicum*, das er einen Monat lang einnehmen soll (C 9, C 12, C 15 und C 30).

Repertorium

» Allgemeines: Speisen und Getränke: Brot: Verlangen
» Geist, Gemüt: Widerspruch, verträgt keinen: Regeln, gegen die, bei Kindern
» Geist, Gemüt: Gedächtnis: gutes, reges Gedächtnis: Zahlen, für
» Geist, Gemüt: Lesen: fällt schwer: überspringt Zeilen

» Rektum: Obstipation: schwergehender Stuhl, schwierige Stuhlentleerung
» Rektum: Unwillkürlicher Stuhlgang: nachts: Bett, im

Reaktion

Er erhält *Plumbum metallicum* C 1000 und sein Konzentrationsvermögen bessert sich.

Auch in der Schule tritt eine Besserung ein, und vor allem sind die Stuhlverstopfung und die nächtlichen Unfälle vollständig verschwunden.

Kommentar

Bei *Plumbum* treten Gedächtnisstörungen und Obstipation auf. Bezeichnend sind auch die postpartalen Depressionen der Mutter, und die Tatsache, dass er gezwungen ist, sein Leben selbst in die Hand zu nehmen (Goldserie).

Auch das Thema „Masken" ist bei *Plumbum* anzutreffen.

Materia medica[44]

Pharmakologie

Plb. *Plumbum metallicum*. Das Element. Blei. *Plumbum aceticum*. Bleiazetat. Bleizucker. *Plumbum carbonicum*. Bleikarbonat. Weißes Blei. Trituration. Klassische Dosierung: Alle Potenzen, von der 3. bis zur 30. Stufe.

Plumbum ist der lateinische Name für dieses Metall, das schon seit langer Zeit für die Herstellung von Rohren und Abwasserleitungen benutzt wird. Das Englische „plumber" und die französische Bezeichnung „plombier" für einen Klempner oder Installateur ist darauf zurückzuführen. Es ist eines der am längsten bekannten Metalle, das chemische Symbol ist **Pb**.

Blei ist sehr beständig, schwer, aber formbar. Es wird in Autobatterien und in Bleischürzen als Schutz vor Röntgenstrahlung verwendet. Weiterhin wird es als Gewicht, in Isolierungen gegen Lärm und Erschütterungen, Bedachungsmaterialien, Gewehrkugeln, Farben, Kraftstoffen und in alten Druckerpressen (zusammen mit Antimon und Zinn) gebraucht.

---

44 Robin Murphy

Plumbum

Geschichte

Plumbum, der Saturn der Alchimisten, wurde von Hartlaub, Trinks, Hering und Nenning geprüft. Diesen Prüfungssymptomen können jene Symptome zahlreicher Vergiftungsfälle hinzugefügt werden, die besonders durch Farben und das Arbeiten mit Blei, außerdem durch Trinken von mit Blei kontaminiertem Wasser, bleihaltige Wasserrohre oder bleihaltige Kosmetika hervorgerufen wurden. Auch Fälle von Suizid durch Bleivergiftung sind bekannt.

In der alten Schule wurde metallisches Blei selten verwendet, da es als wirkungslos angesehen wurde. Boerhaave jedoch hat es bei Leukorrhö, Dysenterie, Syphilis und Gicht innerlich in Pulverform verordnet (Teste).

Bleisalze wurden in Form von Pflastern und als „Goulard'sches Wasser" in großem Umfang für äußerliche Applikationen angewandt. Sie dienten der Behandlung von Hautkrankheiten und wurden in Urethra und Vagina injiziert. Oft und insbesondere durch die Unterdrückung von Hautausschlägen wurde damit großer Schaden angerichtet.

Bei Malern und Arbeitern von Bleifabriken sind Kolik und Radialislähmung mit der sogenannten „Fallhand" wohlbekannte Symptome. Es werden günstige Bedingungen für eine Nierenreizung mit Albuminurie geschaffen, die in Niereninsuffizienz mit begleitender Herzhypertrophie, Entzündung des Sehnervs und Blindheit endet.

Patienten, die unter dem Einfluss von Blei stehen, weisen einen zu hohen Harnsäuregehalt im Blut auf. Außerdem wurden Gichtablagerungen und Gichtanfälle beobachtet. In einem Fall von Bleivergiftung traten zunächst ein verdicktes Knie und eine Kontraktion der Gliedmaßen und schließlich die totale Lähmung des Patienten auf.

Allgemeinsymptome

Plumbum ist ein hervorragendes Mittel bei sklerotischen Beschwerden. Es greift Muskeln, Nerven, Rückenmark, Abdomen, Nabel, Nieren, Blutgefäße und das Blut an.

Das Blut, die Verdauungsorgane und die Nerven sind die spezifischen Stellen, an denen *Plumbum* wirkt. Lähmungen durch Blei betreffen vor allem die Extensoren der Unterarme oder Arme vom Zentrum zur Peripherie, und gehen mit partieller Anästhesie oder übermäßiger Hyperästhesie einher, denen Schmerzen vorausgehen. Lokalisierte neuralgische Schmerzen und Neuritis. Die Blutbildung ist gestört, bei schneller Ver-

Plumbum

minderung der Anzahl roter Blutkörperchen, und daher kommt es zu Blässe, Gelbsucht und Anämie.

Delirium, Koma und Konvulsionen. Bluthochdruck und Arteriosklerose.

Plumbum hat progressive Muskelatrophie. Kinderlähmung. Lokomotorische Ataxie. Starke und schnelle Abmagerung. Bulbärparalyse. Periphere Beschwerden. Die Angriffspunkte von *Plumbum* sind die Nervenfortsätze und die Vorderhornzellen des Rückenmarks.

Symptome von Multipler Sklerose. Gicht. Konvulsionen und bohrende Schmerzen. Alle Symptome einer akuten Nephritis treten in Verbindung mit Amaurose und zerebralen Symptomen auf.

Die Symptome schleichen sich langsam ein und schreiten, oftmals mit heftigen Nebenwirkungen, fort, weisen einen wechselhaften und unzusammenhängenden Charakter auf, und befallen einzelne Körperteile. Lähmung einzelner Körperteile, Fallhand, schlaff mit Hyperästhesie, schlimmer durch Berührung.

Konvulsives Zittern und Zuckungen der Gliedmaßen. Starke Abmagerung der Gliedmaßen mit plumpem Körper, Abmagerung gelähmter Körperteile oder einzelner Körperteile nach Neuralgie. Impuls sich zu strecken mit Bauchschmerzen. Einziehung von Abdomen, Anus, Hoden, Nabel usw. Die Anästhesie ist genauso ausgeprägt wie eine Hyperästhesie.

Einziehung, Gefühl als ob ein Faden nach hinten zieht. Heftige Kontraktionen. Er übertreibt den Zustand seiner Symptome. Blitzartige Schmerzen rufen Schreie hervor. Konvulsionen, chronische Epilepsie, mit Blutungsneigung. Heftige Krämpfe. Fortschreitende Muskelatrophie. Multiple Sklerose, Spinalsklerose. Einschnürungsgefühl in inneren Organen. Anämie, Gelbsucht, Arteriosklerose, Bluthochdruck. Kleine Aneurysmen im ganzen Körper. Ödeme und Schwellungen, Gicht. Marasmus bei Kindern mit aufgetriebenem, hartem Abdomen und extremer Obstipation, in hoffnungslos erscheinenden Fällen.

Die Wahrnehmung ist verlangsamt und die Auffassung erschwert. Den Lähmungen folgt Zittern. Gelenkschmerzen.

Das klinische Bild

Abmagerung. Amaurose. Analprolaps. Anämie. Anästhesie. Aneurysma. Appendizitis. Asthma. Ataxie, lokomotorische. Atrophie. Augenerkran-

Plumbum

kungen. Bleivergiftung. Bright'sche Krankheit. Darmverschluss. Depressionen. Doppelsehen. Dysurie. Epilepsie. Fieber, intermittierendes. Ganglion. Gehirnerkrankungen. Gelbsucht. Gicht. Hämoptyse. Hämorrhoiden. Harnsäure. Hernie, strangulierte. Hyperästhesie. Ichthyosis. Intussuszeption. Ischialgie. Kiefersperre. Kiefertumoren. Knochentumoren. Kolik. Kopfschmerzen. Leberbeschwerden. Metrorrhagie. Milzbeschwerden. Muskeldystrophie, progressive. Myelitis. Nabel, Abszess, Hernie. Nephritis. Nierenerkrankungen. Obstipation. Ödeme. Ösophagusstriktur. Paralyse. Parkinson-Syndrom. Perichondritis. Rauchen, Gewohnheit zu. Rektum, Schmerz im. Striktur. Tabes mesenterica. Taubheitsgefühl. Vaginismus. Varizen. Wirbelsäule, Erkrankungen der. Zungenlähmung. Zystitis.

Ursachen

Üble Folgen von unterdrücktem Ausschlag. Sexuelle Exzesse. Vergiftung mit Blei, Kadmium oder Aluminium.

Konstitution

Laut Teste passt *Plumbum* zu Erwachsenen, Männern wie Frauen, die an Gelbsucht leiden, jähzornig und hypochondrisch sind oder zu religiöser Monomanie neigen.

Modalitäten

Druck im Magen, Schmerzen im Epigastrium und Rückenschmerzen werden besser durch Zurückbeugen.

Koliken bessern sich, wenn er sich nach vorn beugt.

Besserung durch festen Druck, Ruhe, körperliche Bewegung, Strecken der Gliedmaßen und im Liegen.

Schlechter geht es ihm abends, durch Bewegung und geistige Arbeit, in einem Zimmer voller Menschen, wenn er weiche Gegenstände anfasst. Schlimmer durch Berührung, Liegen auf der rechten Seite (Schwellung im Abdomen, Husten), schlechtes Wetter und Nebel, aber auch durch schönes Wetter und im Freien. Feuchtes Wetter ruft starken Speichelfluss hervor.

Gemütssymptome

Amnesie, Aphasie. Physische Arbeit führt zu geistiger Erschöpfung. Schwäche und Gedächtnisverlust (*Anacardium*, *Barium carbonicum*).

Zunehmende Langsamkeit und Apathie. Langsame Wahrnehmung. Er ist ruhig und melancholisch, stumpfsinnig und schwachsinnig. Mentale Schwäche. Schweigsamkeit. Schüchtern, unruhig und ängstlich. Er ist rasend, beißt und schlägt. Angst vor Vergiftung und denkt, dass jeder um ihn herum ein Mörder ist. Angst, ermordet zu werden. Paretische Demenz. Nächtliches Delirium, das sich mit Kolik oder Gliederschmerzen abwechselt. Er neigt dazu, andere zu betrügen und zu täuschen. Er täuscht eine Krankheit vor oder übertreibt seinen Zustand. Hysterie, aber nur, wenn er beobachtet wird. Er schreit von Zeit zu Zeit. Grundlose Angst, Delirium durch Musikhören.

Körperliche Symptome

Abdomen

Nabelhernie. Strangulierte Hernie. Eingeklemmte Blähungen mit starken Koliken. Viele Symptome sind von Koliken begleitet. Koliken wechseln mit Delirium und starken Schmerzen in den atrophierten Gliedmaßen. Gefühl, als ob die Bauchwand mit einem Band zur Wirbelsäule gezogen wird. Die abdominalen Schmerzen strahlen zu allen Körperteilen aus. Der Schmerz ruft das Verlangen hervor sich zu strecken. Das Abdomen ist gespannt, eingezogen oder zu kleinen Beulen gezogen. Es ist eingestülpt, oder wie durch eine enge Öffnung gezwängt.

Augen

Die Pupillen sind kontrahiert. Gelbe oder bläulich-rote Skleren. Entzündung des Nervus opticus. Zentralskotom. Intraokuläre, eitrige Entzündung. Glaukom durch Beschwerden des Rückenmarks. Plötzlicher Verlust des Sehvermögens nach Ohnmacht.

Lähmung des oberen Augenlids. Heißer Tränenfluss.

Brust

Periodisch wiederkehrende Brustbeklemmung. Druck auf der Brust, wenn er tief atmet oder lacht. Stechende Schmerzen in der Brust und in den Seiten, manchmal mit Behinderung der Atmung. Die Lungenspitzen sind betroffen. Kleine rote Quaddeln auf der Brust, die sich abschuppen.

Plumbum

Brustdrüsen

Stechende Schmerzen in den Brüsten (*Apis, Conium, Carbo animalis, Silicea*). Verhärtung der Brüste. Die Brüste werden infolge von Koliken vorübergehend härter oder kleiner.

Empfindungen

Gefühl, als ob etwas oben auf dem Kopf arbeitet, mit einem schraubenden Gefühl vom Hals bis zum Gehirn. Gefühl von Weizenspelzen im Hals. Gefühl, als ob alles nach unten gedrückt wird. Als ob Abdomen und Rücken zu nahe zusammen sind, als ob ein Faden das Abdomen zur Wirbelsäule zieht.

Die Gedärme sind wie verdreht, zusammengeschnürt, ausgedehnt mit Luft. Gefühl, als ob sich ein Abszess am Nabel bilden würde. Als ob der Analsphinkter nach innen gezogen ist. Gefühl von einem nicht ganz mit Flüssigkeit gefüllten Sack im Darm. Gefühl einer Flüssigkeit, die von einer Seite des Bauches zur anderen schwappt. Als ob die Oberschenkel von Nadeln durchbohrt und die Füße aus Holz wären.

Extremitäten

Lähmung der Beine. Muskellähmung. Schmerzen in den atrophierten Gliedmaßen, die sich mit Kolik abwechseln. Schmerzhafte Lähmung und Schwäche in Armen und Händen.

Dehnung fällt schwer. Fallhand. Lähmung durch Überbeanspruchung der Streckmuskeln bei Pianisten (*Curare*). Die Arme beginnen zu zittern, wenn er versucht sie zu gebrauchen. Anfallsweise Schmerzen in der Oberschenkelmuskulatur. Wadenkrämpfe. Stechende und reißende Schmerzen in den Gliedmaßen, aber auch Zuckungen und Kribbeln, Taubheit und schmerzhaftes Zittern. Lähmungsgefühl in den Beinen nach der Entbindung. Blitzartige Schmerzen, besser durch Druck. Muskelatrophie und Ischialgie. Paralyse. Fehlender Patellarsehnenreflex. Hände und Füße sind kalt, die Füße sind geschwollen. Schmerzen im rechten großen Zeh, der sehr berührungsempfindlich ist. Gefühl, als ob die Füße als Holz wären.

Gesicht

Die Wangen sind gelb und eingesunken, die Haut ist grau und glänzt. Einseitige Schwellung des Gesichts. Es ist blass und abgemagert. Zucken der rechten Gesichtshälfte. Zittern der Nasen- und Lippenmuskulatur.

Hals

Er kann keine festen Speisen schlucken. Dysphagie. Einschnürung des Ösophagus durch Spasmen. Globus hystericus.

Haut

Gelbe, dunkelbraune Leberflecke. Gelbsucht. Bläuliche, rote Flecken. Überempfindlichkeit gegen frische Luft. Dekubitus. Trockene, brennende Geschwüre. Gangrän. Kleine Wunden entzünden sich leicht und eitern. Die Haut ist runzlig, schrumpelig und über die Knochen gezogen. Blasen, Hühneraugen, entzündete Fußballen. Venendilatation an Unterarmen und Beinen.

Herz

Herzschwäche. Der Puls ist klein und dikrot. Er ist drahtförmig und sinkt auf 40 Schläge herab. Schmerzhafte Einschnürung der peripheren Arterien.

Kopf

Kopfschmerzen, als ob eine Kugel vom Rachen in den Kopf aufsteigt. Delirium wechselt sich mit Kolik ab. Die Haare sind trocken und die Barthaare fallen aus.

Magen

Kontraktion in Ösophagus und Magen, Druck- und Engegefühl. Übelriechendes Aufstoßen. Erbrechen von fäkalienähnlichen Substanzen mit Kolik und Obstipation. Magenschmerzen, besser durch starken Druck und Beugen nach hinten. Anhaltendes oder periodisch auftretendes Erbrechen von Nahrung. Erbrechen einer braun-schwarzen Flüssigkeit oder von grünem Schleim.

Männlich

Die Hoden sind hochgezogen und fühlen sich wie eingeschnürt an. Häufige Pollutionen. Verlust der Sexualkraft.

Mund

Geschwollenes, blasses Zahnfleisch. Harte Knötchen am Zahnfleisch. Blaue Linien am Rand des Zahnfleisches. Das Innere des Mundes ist gelb.

Plumbum

Die Zunge zittert, sie ist am Rand sehr rot. Er kann sie nicht herausstrecken, sie scheint wie gelähmt. Klebriger Speichel, süßer Geschmack. Aphthen und übel riechende Geschwüre. Laute Bewegung der Unterkiefer und schreckliches Zähneknirschen. Blauer Speichel.

Nase

Geruchsverlust mit Epilepsie. Die Nase ist kalt. Erysipelatöse Entzündung der Nase. Stinkender Geruch in der Nase. Verstopfte Nase. Ansammlung von zähem Schleim in den Nasenlöchern. Wässriger Schnupfen und Absonderung von serösem Schleim.

Nieren

Häufiger, aber erfolgloser Tenesmus. Interstitielle Nephritis mit starken abdominalen Schmerzen. Der Urin ist reichlich, aber er fließt langsam, Tropfen um Tropfen. Albuminurie. Diabetes. Urämie. Spärlicher Urin. Schmerzhafter Harndrang. Blasenlähmung, das Urinieren ist nur unter Schwierigkeiten möglich, oder Harnretention und -suppression.

Ohren

Tinnitus (*China, Natrium salicylicum, Carboneum sulphuratum*). Gelegentliche plötzliche Taubheit. Er hört Musik mit schrecklichem Delirium.

Rektum

Der Anus scheint hochgezogen oder schmerzhaft kontrahiert. Obstipation. Harte Stühle mit Klumpen, schwarz und mit Tenesmus und Spasmen. Behinderte Stuhlentleerung wegen festsitzendem Kot (*Platinum*). Die Stühle sind körnig, schwarz und hart wie Kugeln oder Schafskot, und werden unter krampfartigem Stuhldrang ausgeschieden. Hartnäckige Obstipation bei Säuglingen. Neuralgie des Rektums. Analprolaps mit Lähmung.

Rücken

Sklerose des Rückenmarks. Blitzartig einschießende Schmerzen, die sich zeitweise durch Druck bessern.

Plumbum

Schlaf

Er schläft beim Reden ein.

Koma und Lethargie, manchmal mit Schwindelanfällen. Nächtliche Schlafstörungen mit Bauchkrämpfen. Hochschrecken aus dem Schlaf. Er muss sich in alle Richtungen strecken. Eigentümliche Stellungen im Schlaf. Viele Träume, manchmal wollüstig mit Erektionen. Er spricht im Schlaf.

Schwindel

Ohnmacht in einem Raum voller Menschen, oder beim Gehen von einem Zimmer in das andere.

Temperatur

Frösteln nach physischer Anstrengung. Allgemein kalter Schweiß während des Stuhlgangs. Kalte Füße, nur beim Gehen.

Weiblich

Vaginismus mit Abmagerung und Obstipation. Neigung zum Abort infolge des unterentwickelten Uterus. Gefühl von Platzmangel für den Fötus in der Gebärmutter. Menorrhagie mit dem Gefühl, dass ein Faden vom Abdomen zum Rücken zieht. Neigung zum Gähnen und Strecken. Beschwerden der Eierstöcke, bessern sich durch Strecken der Beine. Hypersensibilität von Vulva und Vagina. In der Schwangerschaft ist das Urinieren aufgrund von Gefühllosigkeit oder Lähmung kaum möglich.

Kommentar

Tunzelmann berichtet von einer Anzahl von Fällen akuter Bleivergiftung durch das Trinken von mit Blei kontaminiertem Wasser.

Ein Koch war seit drei Wochen krank. Er behielt weder Nahrung noch Flüssigkeit im Magen, litt unter andauerndem Erbrechen, und obwohl er nichts mehr zu sich nahm, erbrach er eine grünliche, wässrige Flüssigkeit, schlimmer bei Nacht. Gelbliche Haut, auch auf dem Rücken, ekelhafter Geschmack im Mund, übelriechender Atem, die Därme waren wie verstopft. Extreme Schwäche. *Hydrastis* brachte Erleichterung, aber drei

Plumbum

Monate später waren die Hände gelähmt, was darauf schließen ließ, dass das Wasser, das er getrunken hatte, die Ursache der Vergiftung war.

Frauen, die mit Blei arbeiten, haben öfter Fehlgeburten und Frauen, die nicht mit Blei arbeiten, deren Männer aber regelmäßig mit Blei in Kontakt kommen, haben sogar verhältnismäßig mehr Fehlgeburten. Die Kinder, die unter solchen Bedingungen geboren werden, sind häufig schwachsinnig oder Epileptiker.

Diese Fälle stellen einige Leitsymptome von *Plumbum* heraus, und das wichtigste ist: Einziehung und Gefühl von Einziehung. „Heftige Kolik, Gefühl, als ob die Bauchwand von einem Faden nach hinten zur Wirbelsäule gezogen wird." Das tatsächliche Einziehen des Abdomens ist häufig vorhanden und charakteristisch.

Die Wangen sind eingezogen und eingesunken. Übermäßige und rapide Abmagerung. In die gleiche Kategorie wie Kolik gehören auch Krämpfe, Spasmen, Konvulsionen, Paralyse und Zittern.

Fröhling schildert den Fall des Bauern N., 46 Jahre alt, der im November 1893 unter Kolikanfällen, Erbrechen und extremer Obstipation litt. Auch in den Jahren davor war Stuhlverstopfung aufgetreten, ohne dass er krank war. Er erhielt *Opium,* danach kam es jedoch nur zu einer vorübergehenden Erleichterung. Nach dem Dezember 1893 ließ das Erbrechen nach, aber die Koliken wurden bis zum Februar 1894 noch heftiger. Zu diesem Zeitpunkt, als Fröhling den Patienten das erste Mal sah, war dieser zum Skelett abgemagert. Das Abdomen war eingezogen, der Appetit schlecht, und er konnte auf keine Frage eine vernünftige Antwort geben, denn auch sein Verstand war betroffen. Er hatte heftigen Stuhldrang, konnte aber nur harte, kleine Kotbällchen ausscheiden. Die Leberdämpfung war nur vom oberen Rand der sechsten bis zum oberen Rand der siebten Rippe hörbar.

Der Verdacht auf Bleivergiftung lag nahe, aber weil dafür kein Hinweis vorlag, wurde *Plumbum* C 6, dreimal täglich, verschrieben. Nach sechs Tagen traten die Koliken seltener auf, zwei Stühle waren bereits normal und der Verstand war klarer. Nach 14 Tagen war die Genesung so weit fortgeschritten, dass der Kranke sein Bett verlassen konnte, an das er seit November gefesselt war. Mitte März reiste er zu Fröhling, der ihn kaum wieder erkannte. Auch seine Leber hatte sich auf normale Größe zurückgebildet.

Wingfield berichtet über zwei typische Fälle. Einer betraf Frau D., 50 Jahre alt, kinderlos, sehr nervös, Obstipation seit 15 Jahren, jeden zweiten Abend Einnahme von einem Löffel Cascaraextrakt.

Sie hat gelblich-weißen Zungenbelag und leidet unter ständigen Kopfschmerzen. Besonders nach jeder Bewegung ist sie erschöpft und muss sich den ganzen Tag hinlegen um sich auszuruhen.

Plumbum D 6 wird verschrieben, 3 Gran zweimal täglich.

Nach zwei Tagen ist der Stuhlgang normal. Nach drei Wochen sind die Kopfschmerzen verschwunden, die Zunge ist sauber und sie ist viel weniger nervös.

Arriaga aus Mexiko City berichtete über einen Fall einer 73-jährigen Frau, die Symptome eines Darmverschlusses aufwies, heftige Koliken, Übelkeit, Obstipation, Meteorismus, Anorexie, kein Fieber. *Nux vomica* befreite sie von den Koliken, *Plumbum* C 12 und später C 13 brachte die Heilung.

Nash heilte einen schweren Fall von postdiphtherischer Lähmung bei einem Mann mittleren Alters. Das Hauptsymptom war eine übermäßige Hyperästhesie, die Berührungen unerträglich machte. Eine einzige Gabe *Plumbum* C 40.000 heilte ihn.

Derselbe Autor berichtet auch von dem Fall eines 70-jährigen Mannes, der starke abdominale Schmerzen aufwies, schließlich eine Umfangsvermehrung in der Ileozökalregion entwickelte und sehr empfindlich gegen Berührung oder die geringste Bewegung war. Die Schwellung nahm eine bläuliche Farbe an, und in Anbetracht seines Alters und seiner Schwäche schien die Prognose ungünstig. Aber seine Tochter, die Frau eines Mediziners, fand die Symptome bei Raue unter *Plumbum* im Kapitel über Typhlitis (Entzündung der Umgebung des Blinddarmes) und heilte ihren Vater mit *Plumbum* C 200.

Anästhesie und Hyperästhesie sind zwei bezeichnende Symptome von *Plumbum*. Seine Wirkung auf das Rückenmark macht es zu einem der wichtigsten Mittel bei Muskelatrophie.

Spasmen treten in unterschiedlichen Formen auf: Vaginismus, Uterusspasmus und Austreibung seines Inhalts, Gefühl, nicht genug Platz für den Fötus zu haben, Blasenspasmus, klonische oder tonische krampfartige Bewegungen der Gliedmaßen aufgrund von zerebraler Sklerose oder durch einen Tumor. Der Epilepsie geht ein Schwindel voraus, manchmal Seufzen, gefolgt von einem stumpfsinnigen Gefühl.

In einem Fall, den Skinner betreute, drehte sich der Kopf nach einem Anfall nach rechts, mit Verschlimmerung von 8–9 Uhr morgens.

Plumbum

Abmagerung der gelähmten Körperteile.

Fortschreitende lokomotorische Ataxie. Ohnmacht, Ruhelosigkeit, Erschöpfung. In der Nacht Gefühl im Abdomen, das den Patienten zwingt, sich stundenlang stark in alle Richtungen zu strecken. Im Schlaf nimmt er eigentümliche Stellungen ein.

Die Schmerzen wandern oder strahlen aus, sind unbestimmt oder anfallsweise. Der Schmerz entwickelt sich langsam und setzt für eine Weile aus. Die Zustände ändern sich häufig: Delirium wechselt mit Kolik, Diarrhö mit Obstipation. Zuckungen der Beuge- und Streckmuskeln, Lähmung und Kolik. Die rechte Seite ist häufiger betroffen, Symptome wandern von links nach rechts (Hals). Bei Frauen Vergiftung durch Kosmetika, mit Vaginismus und nachfolgenden Lähmungserscheinungen.

Theuerkauf heilte ein sehr schmerzhaftes Hypopyon mit *Plumbum* C 6 in sechs Wochen.

Ein Fall von rechtsseitiger Ischialgie wurde durch *Gnaphalium* C1 erheblich gebessert. Die Erkrankung trat jedoch erneut mit folgenden Symptomen auf: Steifheit, Wundheitsgefühl vom Trochanter major und am Nervenaustrittspunkt zum Knie, Schwäche im Oberschenkel, schlimmer durch Bücken, Gehen ruft ein Gefühl hervor, als ob ein Messer in den Oberschenkel gestoßen wird.

Auf die Verordnung von *Plumbum* C 6, viermal täglich, gab es bis zum zwölften Tag keine Änderung. An diesem Tag dann verschwand der Schmerz, der neun Monate bestanden hatte, plötzlich.

Vergleich mit anderen Mitteln

Plumbum aceticum.

Plumbum iodatum, Alumina, Platinum, Opium, Podophyllum, Mercurius, Thallium.

Spastische Lähmung, spinale Form: *Plectranthus.*

Plumbum chromicum.

Verlust der Sexualkraft, Ataxie: *Plumbum phosphoricum.*

Antidote: *Platinum, Alumina, Petroleum.*

Plumbum in der Kinderheilkunde

1. **Kinder, denen zu viel Verantwortung übertragen wird, die sie aber nicht übernehmen**

Oft sind Geschwister des Kindes schwer krank oder ihnen wird eine Verantwortung aufgeladen, die nicht altersgemäß ist.

2. **Kinder, die Masken lieben und den ganzen Tag damit spielen**

Die Masken erlauben ihnen, vor anderen die Tatsache zu verbergen, dass sie das, was sie tun sollen, nicht tun können oder wollen.

Hinter der Maske können sie auch eventuelle Misserfolge oder das, was nicht annehmbar ist, verstecken.

3. **Extreme Obstipation**

Sie leiden schon seit ihrer Geburt an Stuhlverstopfung, mit schwarzen, kugelartigen Stühlen, die nur unter Schmerzen entleert werden.

4. **Sie schlafen in eigentümlichen Stellungen**

In unserem Fallbeispiel schläft Louis sogar im Sitzen!

5. **Ein gutes Mittel bei Konzentrationsschwierigkeiten und Lernstörungen**

Es wird bei psychomotorischen Entwicklungsstörungen und Lernstörungen eingesetzt.

Der französische Ausdruck „mettre du plomb dans la cervelle" (etwas Blei in das Gehirn tun) bedeutet „mehr denken und verantwortlicher handeln". Dies spiegelt den Nutzen von *Plumbum*, Jugendlichen auf die Sprünge zu helfen, wider. Tatsächlich ist *Plumbum* bei Schulversagen angezeigt, das verbunden ist mit Apathie, Abneigung gegen die Arbeit und der Neigung zu schummeln, um sein Gesicht zu wahren.

Zusammenfassung

Plumbum hilft Kindern, die mit zu viel Verantwortung belastet sind, sich zu wehren. Es bessert die Stuhlverstopfung Neugeborener und hilft trägen Jugendlichen, sich wieder zu motivieren.

Goldserie • Stadium 15

Bismuthum

Leitsymptome

Er verliert seine Macht und tritt den Rückzug an. Er fühlt sich zutiefst verlassen.

Mittel für Schlafstörungen bei Kindern, die durch In-vitro-Fertilisation gezeugt wurden.

„Sich noch mehr anzuklammern ist nicht möglich!" um Dr. Didier Grandgeorge zu zitieren – dieser Satz zeigt die Eigenschaft, welche die Verschreibung von *Bismuthum* erfordert. Es ist angezeigt, wenn sich das Problem des Anklammerns bei einem Kind nicht durch *Pulsatilla* lösen lässt.

Fall: Daniel

Eine Mutter bringt ihren 7-jährigen Sohn Daniel wegen wiederholt auftretender Rhinopharyngitis in die Praxis. Er leidet zu dieser Zeit an einem tief sitzenden Husten, der im Freien und nach dem Haarewaschen schlimmer wird. Seine Mutter zieht ihn immer sehr warm an, da sie Angst hat, dass er sich eine Erkältung zuzieht. Sein Husten wird im Liegen wirklich schlimmer und hat seinen Höhepunkt um 23 Uhr. Beim Husten bekommt er auch Magenschmerzen. Aus seiner Nase tröpfelt grüner Schleim. Er hat Dellwarzen am linken Oberschenkel, in der rechten Kniekehle und zwischen den Augen. Die Haut an seinen Handflächen schält sich in Form kleiner Hautfetzen ab. Daniel wurde durch In-vitro-Fertilisation gezeugt.

Schon als er klein war, schlief er nachts nicht und weinte viel. Auch tagsüber weinte er häufig. Offensichtlich beruhigte er sich, wenn er ins Freie gebracht wurde.

Während der Konsultation ist er aktiv, voller Kraft und lebhaft. Er spielt gern mit anderen Kindern und ist ein guter Schüler. Er reagiert schnell und mag es nicht, wenn er kritisiert wird. Wenn er ausgeschimpft wird, versteckt er sich in einer Ecke. Er fordert ständige Aufmerksamkeit und erträgt es nicht, wenn seine Mutter mit jemand anderem spricht. Um die Aufmerksamkeit wieder auf sich zu lenken, läuft er ihr nach und zieht an ihrem Rock.

Solange er Kontakt zu ihr hat, ist alles gut. Während der Konsultation neigt er sich zu seiner Mutter und hält ihre Hand. Er ist sehr freundlich und umarmt jeden.

Es geht ihm schlechter durch Feuchtigkeit und kaltes Wetter und besser durch Wärme. Er hat ein Verlangen nach bitteren Speisen und Chips und eine Abneigung gegen süße Kuchen und Fleisch. Er trinkt viel kaltes Wasser, was auch besonders seinen Husten beruhigt. Nachts knirscht er furchtbar mit den Zähnen und stößt die Bettdecke mit den Füßen weg.

Ich verschreibe daraufhin *Bismuthum subnitricum*.

Repertorium

» Allgemeines: Speisen und Getränke: kalte: Getränke: amel.
» Geist, Gemüt: Anklammern: Kinder: Hand der Mutter halten, möchte stets die
» Geist, Gemüt: Ruhelosigkeit, Nervosität: Kindern, bei
» Husten: Schlaf: stört den Schlaf.

Reaktion

Nach der Verschreibung von *Bismuthum* lässt seine Unruhe nach, die Warzen verschwinden und der Schnupfen wird immer seltener.

Er klebt aber weiterhin an seiner Mutter.

Eine Gabe *Bismuthum metallicum* hilft ihm in Bezug auf die übermäßig enge Beziehung zu seiner Mutter.

Als er das nächste Mal in die Praxis kommt, klammert er sich nicht mehr an ihr fest, sondern fragt, ob er malen darf.

Bismuthum

Kommentar

„Sich noch mehr anzuklammern ist nicht möglich!" Verschlimmerung durch Alleinsein (*Bismuthum*)

Er ist sehr gebieterisch (Goldserie) und voller Energie.

Sein Großvater ist an Magenkrebs gestorben (*Bismuthum*).

Folgen von In-vitro-Fertilisation (Ovarialinsuffizienz, Goldserie).

Materia medica[45]

Pharmakologie und Geschichte

Der Namen *Bismuthum* könnte vom deutschen Wort „Wismut", vielleicht einer Verfälschung von „Weiße Masse" (ein Hinweis auf die Farbe seines am weitesten verbreiteten Erzes), aber auch vom deutschen Wort „Wiese", abgeleitet sein. Wiesen sind oft mit rotem Klatschmohn bedeckt, so wie *Bismuthum* einen roten Schimmer erhält, wenn es oxidiert. Zwei arabische Worte wurden auch in Erwägung gezogen: „wiss majaht" – leicht schmelzbar – oder „bi smid", was Antimon bedeutet, aufgrund seiner ähnlichen Eigenschaften.

Bergarbeiter haben manchmal von „tectum argenti" oder „Silberdach" gesprochen, weil unter einer Schicht von Wismut häufig Silber gefunden wurde.

Bismuthum wurde 1450 entdeckt, das chemische Symbol ist **Bi.**

Als reines Metall ist es krümelig, schwer und silbrig mit blassrosa Färbung. In der Natur wird es in Kristallform in Sulfiderzen verschiedener Metalle wie Zinn, Silber, Nickel und Cobalt gefunden. Es ist auch möglich, große Kristalle von Wismut künstlich herzustellen.

Wie Antimon dehnt sich *Bismuthum* aus, wenn es kristallisiert. Der Schmelzpunkt liegt bei für ein Metall relativ niedrigen 271°C. In Legierungen mit Zinn und Blei schmilzt es sogar bei viel geringeren Temperaturen, etwa bei 47 °C.

---

[45] Dr. Jan Scholten

Daher ist es auch in automatischen Feuerlöschanlagen und Sicherungen von Nutzen. Außerdem findet es Anwendung in der kosmetischen und pharmazeutischen Industrie sowie bei Kaltschmelz-Prozessen.

In der Homöopathie ist *Bismuthum subnitricum* weitaus besser bekannt als das reine *Bismuthum*. Wismut-Tellurit und Wismut-Selenid können chronische, granulomatöse Hauterkrankungen hervorrufen (Dreisbach).

Gemütssymptome

Er ist mürrisch, unzufrieden und beklagt sich ständig. Kinder weinen viel.

Das klinische Bild

Magenkatarrh mit heftigen Magenschmerzen, die Schmerzen breiten sich vom Magen über den ganzen Körper bis zur Wirbelsäule aus. Die Magenprobleme, die *Bismuthum* erfordern, sind unterschiedlicher Art, aber die Patienten klagen im Allgemeinen über ein Gefühl von Schwere oder einer Masse im Magen (*Abies*). Erbrechen von Nahrung und Schleim. Die Magensymptome bessern sich durch kalte Getränke (*Pulsatilla*). *Bismuthum* ist sehr nützlich bei Magenentzündungen, die während der Entwicklung chronischer Krankheiten auftreten. Eine wichtige Indikation von *Bismuthum* ist die Besserung durch das Trinken von kaltem Wasser. Aber sobald der Magen voll ist, kommt es zu heftigem Erbrechen.

Körperliche Symptome

Abdomen

Flatulenzen. Rumoren und Kneifen im Abdomen. Schmerzlose Diarrhö, mit weiß belegter Zunge und Erbrechen.

Brust

Stechen in der Zwerchfellregion, das sich quer über die ganze Brust ausdehnt. Durchbohrende, brennende Schmerzen. Heftiges Herzklopfen.

Extremitäten

Allgemeine Schwäche. Reißende Schmerzen, besser durch Bewegung.

Bismuthum

Kopf

Verwirrtheit. Starke Schmerzen hier und dort. Schwindelanfälle, als ob sich das Gehirn im Kreis dreht.

Schneidende Schmerzen über dem rechten Auge, die sich auf den Hinterkopf ausdehnen. Druck und Schweregefühl im Hinterkopf, schlimmer durch Bewegung. (Die Kopfschmerzen scheinen sich bisweilen mit Magenschmerzen abzuwechseln.)

Lunge

Unterdrückte Atmung, mit brennendem Einschnürungsgefühl in der Brust. Husten bei Tag und Nacht, mit reichlichem Auswurf.

Magen

Aufstoßen und Blähungen, unangenehmes Gefühl im Magen. Die Übelkeit ist schlimmer nach dem Essen und durch Druck.

Brennende Schmerzen nach dem Essen.

Mund

Die Zunge ist weiß belegt, ohne Durst oder Hitzegefühl. Übelkeit erregender, metallischer, süßlicher, bitterer oder saurer Geschmack im Mund.

Nieren

Häufiges Wasserlassen, der Urin ist reichlich und wässrig.

Rücken

Durchbohrende und brennende Rückenschmerzen.

Schlaf

Schläfrigkeit am Nachmittag, nach den Mahlzeiten kann er jedoch nicht schlafen. Der Schlaf in der Nacht ist unruhig mit lebhaften Träumen, er erwacht mit großen Ängsten.

Vergleich mit anderen Mitteln

Plumbum besitzt immer noch Macht, auch wenn es nur noch eine formale Macht ist. *Bismuthum* verliert seine ganze Macht, und kann auch die Fassade nicht mehr aufrechterhalten.

Bismuthum in der Kinderheilkunde

1. Außergewöhnlich anhängliche Kinder

Diese Kinder sind reine „Saugnäpfe", es ist nicht möglich, sie für eine Auskultation von ihrer Mutter zu trennen.

Früher wurde in solchen Fällen oft *Pulsatilla* gegeben, was aber das Problem der Verschmelzung nicht ausreichend löste. Diese Kinder haben in Wirklichkeit eine ungeheure Angst, verlassen zu werden.

2. Kinder, die aus einer In-vitro-Fertilisation (IVF) hervorgegangen sind

Bei diesen Kindern war die Schwangerschaft häufig lang ersehnt und sehr kostbar, und daher ist die Bindung zwischen Mutter und Kind besonders eng.

Die Trägheit der Ovarien ist typisch für die Goldserie.

Es ist interessant zu sehen, dass eine IVF Konsequenzen für die Entwicklung des Kindes haben kann, und so lohnt es sich bei den ersehnten Kindern, die auf diese Weise gezeugt wurden, *Bismuthum* in Erwägung zu ziehen.

3. Schlafstörungen

Ihre Angst verlassen zu werden ist sehr groß und wird besonders in der Nacht und beim Einschlafen deutlich, wenn sie nicht allein gelassen werden wollen.

Bismuthum hat hier eine wichtige Indikation. Bemerkenswert ist die Tatsache, dass Kinder, die durch IVF gezeugt wurden, unverhältnismäßig häufiger von Schlafstörungen betroffen sind als andere Kinder.

Bismuthum

4. Mittel bei Molluscum contagiosum (Dellwarzen)

Kleine, sehr ansteckende warzenartige Wucherungen, die eine sehr aggressive allopathische Behandlung erforderlich machen („Scharfer Löffel").

5. Kinder, die furchtbar mit den Zähnen knirschen

Das nächtliche Zähneknirschen ist ein Zeichen für ihre Furcht und ihre Angst verlassen zu werden, die sie besonders im Schlaf überkommt.

Zusammenfassung

Bismuthum ist in der Kinderheilkunde häufig bei Kindern indiziert, die an ihrer Mutter kleben, eine ungeheure Angst haben verlassen zu werden, und durch In-vitro-Fertilisation gezeugt wurden.

Goldserie • Stadium 16

Polonium

Leitsymptome

Er hat seine Berühmtheit als Führer verloren. Er ist unterwürfig und träge.

Polonium ist in der homöopathischen Literatur noch nicht bekannt.

Materia medica[46]

Pharmakologie und Geschichte

Das Element *Polonium* wurde nach dem Land „Polen" benannt. *Polonium* wurde 1898 von Curie entdeckt, das chemische Symbol ist **Po**. Es ist das seltenste natürliche Element der Welt und wird als Neutronenquelle und in Neutronenbatterien verwendet.

Allgemeinsymptome

Das klinische Bild

Schwäche, Nervosität, Ruhelosigkeit.

Bohrende und zusammenziehende Schmerzen.

Gefühl, geschwollen, aufgeblasen, schwer und voll zu sein.

---

46 Dr. Jan Scholten

Polonium

Gefühllosigkeit.

Drüsen sind vergrößert, entzündet und verhärtet.

Nekrosen und Abszesse.

Paralyse, Parkinson-Syndrom. Multiple Sklerose.

Tonische, klonische und tetanische Epilepsie.

Zittern, schlimmer durch Zorn.

Krebs.

Kopfschmerzen. Geschwollenes Gesicht.

Beschwerden der Augen: Entzündung, Sehbehinderung.

Herzbeschwerden: Bluthochdruck, Herzinfarkt, Herzstillstand.

Der Puls ist zu schnell, zu langsam, voll, schwach, unregelmäßig.

Kongestion. Hirnblutung. Anämie.

Beschwerden von Ovarien und Hoden: Entzündung, Krebs, Kryptorchismus, Sterilität, Amenorrhö, Metrorrhagie.

Knochenerkrankungen, Nekrose, Entzündung.

Vergleich mit anderen Mitteln

Bismuthum

Bismuthum verliert sein Geschäft und seine Macht. Er fühlt sich sehr allein.

Polonium hat seinen Einfluss und seine Macht schon vor langer Zeit verloren, aber er erinnert sich an die guten alten Zeiten, als das Geschäft noch florierte. Er fühlt sich ebenfalls allein.

Symptome, die in Verbindung mit seiner Stellung im Periodensystem stehen

Polonium gehört in das sechzehnte Stadium des Periodensystems, welches das Thema hat, verloren zu sein und in Nachlässigkeit und Faulheit zu leben.

Polonium ist ein Metalloid der Goldserie, in der das handelnde Herrschen und Führen an erster Stelle steht und mit dem Ziel verbunden ist, sich selbst zu verwirklichen und dabei immer der Beste zu sein.

Das Bild von Polonium

Ihre Berühmtheit als Führer und ihre Macht ist verloren.

Beobachtungen und Erfahrungen

Sie haben sowohl ihre Macht als auch ihre Organisation verloren. Dennoch erwarten sie, dass man ihnen weiterhin den Respekt entgegen bringt, der ihnen als Führungsperson zusteht.

Sie sind voller experimenteller Ideen, wie die Gesellschaft geführt werden sollte, sind aber zu träge und machen sich nicht die Mühe, ihre Gedanken in die Tat umzusetzen.

Mitunter wollen sie ihren Rücktritt noch ein wenig hinauszögern, aber auch das wird nicht lange möglich sein, weil sie träge und nachlässig sind.

Sie werden sehr reizbar, wenn sie gekränkt werden.

Hochmütig.

Körperliche Symptome

Die Beschwerden lokalisieren sich bevorzugt auf der rechten Seite.

Sie haben ein Verlangen nach Alkohol, Drogen, Brot, Zucker, Fleisch und kaltes Wasser.

Schlaflosigkeit.

Verschlimmerung durch Ruhe, Sitzen, Liegen und Besserung durch Bewegung und Gehen.

Schlimmer bei Dunkelheit, besser durch Druck und Reiben, schlechter durch Berührung.

Polonium in der Kinderheilkunde

1. Mittel für faule Kinder

Diese Kinder sind träge, nachlässig und ein wenig lästig.

Sie besitzen eine gewisse Trägheit, die zu Nachlässigkeit führt, und aus diesem Grund geraten sie leicht in eine Abhängigkeit und versagen in der Schule.

Polonium

2. **Unterwürfige Kinder, die den Eindruck vermitteln, alles im Griff zu haben, aber in Wirklichkeit kommt nichts zu Stande**

Sie sind großartig darin, Anderen ihr Beileid auszusprechen, sich einzuschmeicheln und Komplimente zu machen. Damit vertuschen sie ihre Faulheit und Nachlässigkeit.

3. **Mittel bei Nostalgie**

Sie erinnern sich oft an die guten alten Tage. Tatsächlich versetzen sie sich in vergangene Zeiten zurück, in einen Moment, in dem alles unter Kontrolle schien. Aber jetzt sind sie an den Rand gedrängt und haben die Aufmerksamkeit der Anderen verloren.

Aus diesem Grund sind sie große Nostalgiker.

Zusammenfassung

Polonium wurde bisher in der pädiatrischen Praxis wenig gebraucht.

Goldserie • Stadium 17

Astatinum

Leitsymptome

Alles ist zu Ende.

Mittel bei schweren Erkrankungen oder am Lebensende.

Dieses Mittel ist angezeigt, wenn der Patient mit seinem Handeln, seiner Herrschaft oder seiner Krankheit am Ende ist.

Fall: Samy

Samy, 3 Jahre alt, ist seit 18 Monaten wegen eines Gehirntumors in Behandlung und tritt jetzt, Anfang Dezember 2003, in das palliative Stadium seiner Krankheit ein. Das Team für die Palliativpflege wurde zusammen mit der Krankenhausbelegschaft aufgestellt.

Die Ankündigung war sehr schmerzlich, die Mutter weinte und schrie im Krankenhausflur.

An den Sonntagen können die Eltern Samy länger besuchen, und wir verbringen die schweren Stunden mit ihnen. Samy wird zusehends schwächer. Die Eltern haben großes Vertrauen in die Homöopathie und spüren, dass die Globuli ihm trotz der Schwere seines Zustands helfen, gegen den Schmerz und die Schwäche anzukämpfen. Neben anderen Medikamenten erhält er *Astatinum* und als er zuhause bei seiner Familie ist, wird er durch eine palliative Chemotherapie unterstützt.

Das Weihnachtsfest naht. Am Heiligabend, dem 24. Dezember, erwartet Samy schon am Nachmittag mit großer Aufregung und einer geradezu unglaublichen Energie den Weihnachtsmann.

Astatinum

Einen Monat später schläft er nach drei Tagen im Koma in der Klinik sehr friedlich für immer ein.

Reaktion

Bei einer begleitenden Behandlung von Kindern mit einem metastasierenden Gehirntumor ist es im palliativen Stadium das wichtigste, ihnen das Leben so angenehm wie möglich zu machen und sicherzustellen, dass sie so wenig wie möglich leiden. Inzwischen gibt es vielerorts Netzwerke von Stadt und Krankenhaus, die es ermöglichen, Kinder in der Endphase ihrer Krankheit zuhause zu betreuen.

Samys außergewöhnliche Energie, die er trotz seines fortgeschrittenen Krankheitszustandes entwickeln konnte, war zweifellos die Reaktion auf die homöopathische Behandlung. Bemerkenswert ist auch die Tatsache, dass er nur in den letzten Tagen in der Klinik Morphium benötigte.

Anmerkung der Autorin

Es ist unwahrscheinlich, dass das reine Element jemals potenziert wird: natürliches *Astatinum* ist extrem selten (wahrscheinlich unter 30 g, weniger als eine Unze in der gesamten Erdkruste) und es ist hoch radioaktiv, mit einer kurzen Halbwertszeit. Das in diesem Fall verordnete *Astatinum* ist eine Potenzierung einer künstlich erzeugten Astatin-Quelle.

Materia medica[47]

Pharmakologie und Geschichte

Der Name *Astatinum* leitet sich von dem griechischen Wort „astatos" ab, was „instabil" bedeutet. Das chemische Symbol ist **At**.

Es ist nur wenig erforscht, da seine Isotope nur eine kurze Lebensdauer haben; die längste Halbwertszeit beträgt lediglich 8 Stunden. Man glaubt, dass sich wie bei Iod eine hohe Konzentration von *Astatinum* in der Schilddrüse findet.

Wenn man sich die drei Hauptmiasmen Psora, Sykose und Syphilinie in Beziehung zum Periodensystem ansieht, werden aufschlussreiche Muster auffallen. Die oberen Serien sind eher psorisch, die Eisenserie ist hauptsächlich sykotisch und die Goldserie, die *Aurum*, *Mercurius* und *Plumbum* enthält, ist vorwiegend syphilitisch.

---

[47] Dr. Jan Scholten

Innerhalb jeder Serie, geht man von links nach rechts, besteht immer die gleiche Tendenz. Auf der linken Seite befinden sich die psorischen Mittel mit ihrer spezifischen Problematik, in der Mitte sind die sykotischen Mittel, die versuchen, das Problem zu lösen, und rechts sind die syphilitischen Mittel, wie *Fluoricum, Bromium* und *Iodum*, zu finden, die aufgeben wollen.

Es besteht also von links nach rechts und von oben nach unten eine zunehmende Tendenz zum syphilitischen Miasma.

Das Arzneimittelbild von Astatinum

Astatinum ist in der Homöopathie praktisch unbekannt, es steht noch nicht in potenzierter Form zur Verfügung, auch aus dem Grund, weil es nur eine so kurze Lebensdauer hat.

Astatinum ist mit seiner Stellung im Periodensystem (ganz unten und am weitesten rechts) das Mittel, das die syphilitischen Eigenschaften am stärksten ausdrückt.

Seine kurze Lebensdauer ist ein weiterer Beweis für seine destruktive/syphilitische Tendenz.

Allgemeinsymptome

Das klinische Bild

Schwäche, Nervosität, Ruhelosigkeit.

Bohrende und zusammenziehende Schmerzen.

Gefühl, geschwollen, aufgeblasen, schwer und voll zu sein.

Gefühllosigkeit.

Drüsen sind vergrößert, entzündet und verhärtet.

Nekrosen und Abszesse.

Paralyse, Parkinson-Syndrom. Multiple Sklerose.

Tonische, klonische und tetanische Epilepsie.

Zittern, schlimmer durch Zorn.

Krebs.

Astatinum

Kopfschmerzen. Geschwollenes Gesicht.

Beschwerden der Augen: Entzündung, Sehbehinderung.

Herzbeschwerden: Bluthochdruck, Herzinfarkt, Herzstillstand.

Der Puls ist zu schnell, zu langsam, voll, schwach, unregelmäßig.

Kongestion. Hirnblutung. Anämie.

Beschwerden von Ovarien und Hoden: Entzündung, Krebs, Kryptorchismus, Sterilität, Amenorrhö, Metrorrhagie.

Knochenerkrankungen, Nekrose, Entzündung.

Symptome, die in Verbindung mit seiner Stellung im Periodensystem stehen

Astatinum gehört ins Stadium 17 des Periodensystems, welches das allgemeine Thema von „das ist das Ende – er lässt alles los, um zu entfliehen" hat.

Es ist ein Element der Goldserie, bei dem das Führen und Bestimmen immer an erster Stelle steht, mit der Vorstellung von persönlichem Erfolg zusammen mit der selbst auferlegten Verpflichtung, der Beste zu sein.

In Zusammenfassung ist es für *Astatinum* das Ende von Allem.

Das Bild von Astatinum

Für Astatinum ist es das Ende von Allem.

Beobachtungen und Erfahrungen

Es gibt nichts mehr zu sagen, alle Kraft, die sie hatten, ist verschwunden.

Sie haben alle Gedanken von Kraft fallen gelassen. Sie haben alles verloren, einschließlich der Hoffnung.

Hochmütig. Geistig unzulänglich, verwirrt, starr, verrückt.

Körperliche Symptome

Die Beschwerden sind eher rechtsseitig lokalisiert.

Sie haben Besserung in frischer Luft und Verschlimmerung durch wolkiges und trockenes Wetter.

Verlangen nach Alkohol, Drogen und Fleisch.

Verschlimmerung tritt auf durch Ruhe, Hinlegen, in der Dunkelheit, durch Berührung, Fahren im Auto und nach Quecksilber und Besserung durch Gehen, Bewegung, durch Druck und Reiben.

Vergleich mit anderen Mitteln

Polonium

Polonium kann einige glückliche Momente seiner Zeit als Führer in der Erinnerung festhalten. Er denkt über die guten alten Tage nach und träumt davon.

Astatinum muss alles loslassen, er ist zum Tode verurteilt und hat noch nicht einmal mehr die Gelegenheit, an frühere Zeiten zu denken. Er tut alles, was in seiner Macht steht, um Gnade zu erfahren.

Mercurius

Mercurius ist eher ein Revolutionär als ein Anarchist. Er kämpft gegen die herrschende Macht, während der Anarchist die Existenz der Macht ganz einfach leugnet.

Astatinum in der Kinderheilkunde

1. Kinder mit schweren Krankheiten, die wissen, dass nichts mehr für sie getan werden kann

Glücklicherweise kommt das in der Kinderheilkunde nicht sehr häufig vor, und es sind immer schwierige Situationen, in denen der homöopathische Kinderarzt um Hilfe gebeten wird. Dann ist neben anderen Mitteln auch an *Astatinum* zu denken.

2. Ihre Situation ist aufgrund dieser Tatsache unsicher

Die Unsicherheit der Situation ist vor allem eine Bürde für die Eltern, denen jede Hoffnung genommen wird und die nicht wissen, wie es weitergehen soll.

Astatinum

3. **Ein Mittel als mögliche Ergänzung der konventionellen Therapie in komplizierten Phasen einer schweren Krankheit**

Diese Situation kann auch bei schweren, nicht letalen Krankheiten auftreten, die das kranke Kind und seine Eltern und Geschwister aus dem Gleichgewicht bringt.

Zusammenfassung

Astatinum kann in möglicherweise schwerwiegenden Situationen oder bei hoffnungslosen Krankheiten indiziert sein.

Goldserie • Stadium 18

Radon

Leitsymptome
Die Ruhe nach dem Herrschen und Führen.

Pharmakologie und Geschichte

Radon ist nicht sehr bekannt. Es ist ein Gas, das bei Erdbeben aus der Erdkruste freigesetzt wird – als würde es das Ende der Welt anzeigen.

Der Name kommt von *Radium*. *Radon* ist eines der Zerfallsprodukte von radioaktivem *Radium*. *Radon* selbst spaltet sich in *Polonium* und Alphateilchen.

Radon wurde 1900 entdeckt, das chemische Symbol ist **Rn**.

Materia medica
Symptome, die sich aus der Stellung im Periodensystem ableiten

Radon gehört zum achtzehnten Stadium des Periodensystems, in dem das gemeinsame Thema das Loslassen ist – es ist das Ende und die Zeit zu entfliehen.

Es ist ein Mittel der Goldserie, in der das Herrschen und Führen im Vordergrund steht, immer mit der Absicht der Selbstverwirklichung und der selbstauferlegten Verpflichtung, der Beste zu sein.

Für *Radon* ist jetzt die Zeit der Ruhe nach der Phase des Herrschens und Führens gekommen.

Radon

Das Bild von Radon
Die Ruhe nach dem Herrschen und Führen.

Beobachtungen und Erfahrungen

Sie spüren, dass ihnen nichts mehr zu tun bleibt. Alle ihre Aufgaben sind erfüllt. Sie können sich mit dem Wissen zurückziehen, dass alles getan ist und kein Grund besteht, sich Sorgen zu machen. Sie müssen nichts mehr organisieren und sich nicht mehr aufreiben, um etwas aufzubauen.

Sie sind wie Weise, befreit von der Überheblichkeit und der Last der Macht.

Sie sind bereits in einem Zustand von Glück und Freude und lassen sich kaum noch von negativen Dingen beeinflussen.

Radon in der Kinderheilkunde

Da *Radon* in der Pädiatrie noch nie verschrieben wurde, sind für dieses Gas keine Indikationen bekannt.

Zusammenfassung

Diese Arbeit basiert auf der Verschreibung von Metallen in homöopathischer Aufbereitung aus der Eisen-, Silber- und Goldserie, zusammen mit einer kleineren Anzahl ihrer nicht-metallischen Nachbarn innerhalb dieser Reihen des Periodensystems.

Wir haben klar gezeigt, dass Kinder ihre gesamte Kindheit hindurch Projekte und Aktivitäten durchführen. Die ganze Jugend ist nichts anderes als eine Abfolge von Lehrzeiten und Lernmöglichkeiten, die unseren jungen Patienten auf dem Weg zum Erwachsenwerden führen.

Das Schlüsselerlebnis findet gewöhnlich in der Schule statt, wo die jungen Leute beginnen, ihren persönlichen Horizont der ursprünglichen Begrenzung auf Zuhause und Familie zu erweitern. Hier müssen sie sich in einem größeren sozialen Gefüge einbringen als sie es bisher gewöhnt waren und ihre Rolle an der Seite Anderer außerhalb des Familienkreises überdenken.

Ein Kind, das in einer künstlerisch veranlagten Familie oder einem entsprechenden Umfeld aufwächst, hat es leichter, seine Talente auf dem Gebiet der Musik, der Malerei, der Schriftstellerei, der Poesie usw. zur Entfaltung zu bringen. Die künstlerischen Disziplinen können in der Kindheit zu einer wahren Leidenschaft, und sogar zum Berufsziel werden. Das Kind entwickelt dann seine Talente im Lauf der Adoleszenz und baut sie bis ins Erwachsenenalter zu immer feineren Fähigkeiten aus. Ebenso kann ein Kind danach streben, sich auf sportlichem Gebiet zu verwirklichen und sucht dann mitunter Erfolg auf höchstem Niveau.

In der Materia medica der Metalle sind alle Situationen, welche die künstlerische oder sportliche Selbstverwirklichung betreffen, wiederzufinden.

Zwischen der Stellung, welche die Metalle im Periodensystem einnehmen, ihrer physikalisch-chemischen Reaktivität und der Art und Weise, wie sie auf die Außenwelt reagieren, besteht ein direkter Zusammenhang. Je umfassender unsere Kenntnisse der Materia medica der Ele-

Zusammenfassung

ment-Arzneimittel sind, umso reicher, feiner und genauer kann unsere Verschreibung sein.

Irgendwann im Lauf des Lebens benötigt jeder von uns möglicherweise ein „metallisches" Mittel, das uns bei der Bewältigung einer schwierigen Phase der Selbstverwirklichung hilft.

In der homöopathisch orientierten Kinderheilkunde werden häufig Metalle verordnet, mit deren Hilfe wir die Gesundheit unserer jungen Patienten, die sich um ihre Selbstverwirklichung in einer immer komplizierter werdenden Welt bemühen, wiederherstellen können. Es sind die Kenntnis der physikalisch-chemischen Eigenschaften der Metalle und das Wissen über ihre klinische Anwendung, welches wir aus der Materia medica und den zugrundeliegenden Arzneimittelprüfungen beziehen, die unserer Verschreibung die gewünschte Genauigkeit verleihen.

Schematisch lassen sich die Indikationen für die Metalle in drei Stufen darstellen:

» Der Beginn: die Entscheidung treffen und die Handlung in Gang bringen (Eisen)
» Die gewählte Handlung bis zum Ende fortführen (Silber)
» Verwirklichung und Erfüllung – bei „Metall-Kindern" wird diese Stufe gewöhnlich eine sportliche oder künstlerische Leistung betreffen (Gold)

Diese Hypothese, welche die Grundlage für die vorliegende Arbeit darstellt und uns erlaubt, die Metalle im Periodensystem umfassend zu untersuchen, wird durch Forschungsarbeiten internationaler Autoren unterstützt.

Alle in der Homöopathie gebräuchlichen Metalle sind im Periodensystem der Elemente zu finden, das durch Dmitri Ivanovitch Mendelejew vor mehr als 100 Jahren begründet wurde.

Das Studium der Elemente des Periodensystems ist selbstverständlich noch nicht beendet, und es bleibt in den bislang unerforschten Serien noch viel Neues zu entdecken. Hier sind besonders jene zu nennen, welche die radioaktiven Elemente betreffen, welche angesichts des zunehmenden Interesses an der Behandlung chronischer Krankheiten eine Bereicherung darstellen könnten.

Abschließend sei hinzugefügt, dass das Studium über die Anwendung homöopathisch aufbereiteter Mittel der Eisen-, Silber- oder Goldserien

Zusammenfassung

zu einer wertvollen Hilfe in der täglichen Praxis des Kinderarztes werden kann, besonders in den Fällen, in denen wir wegen Versagens in der Schule oder Schwierigkeiten in der persönlichen oder sportlichen Entwicklung eines Kindes oder Jugendlichen konsultiert werden.

Dank unseres neu erworbenen Wissens darüber, was Metalle zu leisten im Stande sind, können wir den üblichen Verordnungen jetzt eine große Anzahl von Metallen hinzufügen, mit denen wir unsere Kinder begleiten und ihnen helfen können, ihre Träume und Ziele auf dem Weg in ein erfülltes Erwachsenenleben zu verwirklichen.

Mendelejews Periodensystem hat sich in der Tat zu einer wahren Fundgrube für die homöopathische Praxis entwickelt!

LITERATURVERZEICHNIS

Allen H C: *Leitsymptome und Nosoden.* Narayana Verlag, Kandern 2008.

Allen T F: *Encyclopaedia of Pure Materia Medica* (12 vols). B Jain, New Delhi, 1982; *Handbook of Materia Medica.* B Jain, New Delhi, 1986.

Clarke J H: *Der Neue Clarke. Eine Enzyklopädie für den homöopathischen Praktiker.* Hahnemann Institut, Greifenberg 2005.

Deltombe M. et Jaegerschmidt: *Homöopathie für den Lebensanfang.* Narayana Verlag, Kandern 2016..

Grandgeorge D: *Homöopathische Essenzen inder Kinderheilkunde.* Narayana Verlag, Kandern 2015.

Guermonprez M: *Matière Médicale Homéopathique.* Boiron, Paris, 1989.

Guernsey H N: *Homöopathische Behandlung bei Säuglingen und Kindern.* Narayana Verlag, Kandern 2001.

Hahnemann S: *Organon der Heilkunst* (6. Auflage). Narayana Verlag, Kandern 2008.

Hahnemann S: *Hahnemanns Arzneimittellehre. Die Reine Arzneimittellehre, die Chronischen Krankheiten und weitere Prüfungen in einem Werk.* Narayana Verlag, Kandern 2008.

Horvilleur A: *Matière Médicale Homéopathique.* Camugli, Lyon, 1979.

Kent J T: *Gesamte homöopathische Arzneimittellehre.* Narayana Verlag, Kandern 2007.

Kent J T: *Repertorium der homöopathischen Arzneimittel.* Narayana Verlag, Kandern 2008.

Lamothe J: *Homéopathie Pédiatrique.* Similia, Paris, 1998.

Le Roux P: *Die Homöopathie der Säuren. Die wichtigsten 27 Säuremittel bei Kindern - von Acidum nitricum bis Ribonukleinsäure.* Narayana Verlag, Kandern 2007.

Literaturverzeichnis

Murphy R: *Klinisches Repertorium der Homöopathie. Ein modernes, praktisches, alphabetisch geordnetes Repertorium.* Narayana Verlag, Kandern 2008.

Murphy R: *Klinische Materia Medica. 1400 homöopathische und pflanzliche Mittel.* Narayana Verlag, Kandern 2008.

O'Connor J T: *The American Homoeopathic Pharmacopoeia* (2nd edition). Boericke & Tafel, Philadelphia, 1883.

Poitevin B: 'Evaluation de l'homéopathie.' *Homéopathie française,* 1998, 76, pp 93–100.

Sankaran R: *Die Substanz der Homöopathie.* Homoeopathic Medical Publishers, Mumbai, 1996. Auslieferung Narayana Verlag, Kandern.

Sankaran R: *Die Seele der Heilmittel.* Homoeopathic Medical Publishers, Mumbai, 2000. Auslieferung Narayana Verlag, Kandern.

Sarembaud A: *Homéopathie.* Abrégé de Masson, Paris, 2002.

Scholten J: *Homöopathie und die Minerale.* Stichting Alonnissos, Utrecht, 2003. Auslieferung Narayana Verlag, Kandern.

Scholten J: *Homöopathie und die Elemente.* Stichting Alonnissos, Utrecht, 2004. Auslieferung Narayana Verlag, Kandern.

Sherr J: *Dynamic Provings (vol 1),* Dynamis Books, Malvern, UK, 1997 (proving of *Germanium*).

Schroyens F: *Synthesis: Repertorium Homeopathicum Syntheticum* (9.2 ed). Hahnemann Institut, Greifenberg 2009.

Vannier L: *La Pratique de L'homéopathie.* Doin, Paris, 1973.

Vermeulen F: *Konkordanz der Materia Medica.* Emryss, Haarlem, Niederlande, 1994; *Prisma.* Emryss Haarlem, Niederlande, 1994. Auslieferung Narayana Verlag, Kandern.

Vithoulkas G: *Essenzen homöopathischer Arzneimittel.* Faust Verlag, Augsburg 2007.

Voisin A: *Matière Médicale du praticien homéopathe.* Narayana Verlag, kandern 2015.

Van Zandvoort R: *Complete Repertory, Reference Works,* KHA, San Rafael, USA, 2005. Complete Repertory. Narayana Verlag, Kandern 2007.

Arzneimittelindex

A

Abies 443
Abrotanum 317, 319
Aconitum 178, 391
Adrenalin 55
Aesculus 273
Agaricus 125, 127, 131, 272, 384
Agnus castus 93, 166
Allium cepa 303, 306, 369
Alumina 83, 166, 255, 256, 310, 314, 438
Ammonium carbonicum 55, 114, 178
Ampelopsis 256
Amylenum nitrosum 197
Anacardium 42, 164, 412, 430
Androctonus 412
Anisum stellatum 285
Antimonium **288**
Antimonium crudum 92, 290, 316, 319
Antimonium tartaricum 178, 289, 290, 291, 292
Apis 131, 314
Aranea diadema 423
Aranea ixobola 423
Argentum 4, 70, 185, 245
Argentum metallicum 369
Argentum muriaticum 243
Argentum nitricum 131, 166, 178, 242, 255, 256, 319, 423
Arnica 70, 178, 197
Arsen 306
Arsenicum album 55, 147, 149, 151, **153**
Arum triphyllum 131

Asa foetida 399, 405
Asarum 70
Asparagus 273
Astatinum 328, 412, 451
Asterias rubens 178, 261
Aurum 49, 325, 376, 391, 393, 453
Aurum arsenicosum 405
Aurum muriaticum 376
Aurum muriaticum kalinatum 405
Aurum muriaticum natronatum 404
Aurum sulphuricum 405

B

Bacillinum 55, 285, 306
Badiaga 319
Baptisia 412
Barium 326, 333, 340
Barium carbonicum 131, 319, 334, 430
Belladonna 117, 131, 151, 197, 242, 273, 306, 314, 369, 391, 405
Benzoicum acidum 273
Berberis 306
Bismuthum 297, 328, 440, 448
Bismuthum subnitricum 443
Bombyx 372
Borax 285, 319
Bovista 126
Bromium 26, 453
Brucea 273
Bryonia 266

Arzneimittelindex

C

Cactus 131, 314, 319
Cadmium 121, 187, 258
Cadmium oxydatum 261
Cadmium sulphuricum 131, 261, 266
Caesium 329, 326, 336
Caladium 166
Calcium 23, 24, **34**, 41, 121, 255, 256, 285, 286, 306, 319, 405
Calcium phosphoricum 131
Calcium sulphuricum 61
Calendula 310
Camphora 117, 131, 178
Cannabis indica 93
Cannabis sativa 261
Capsicum 405
Carbo animalis 105, 314, 431
Carbolicum acidum 402
Carboneum sulphuratum 432
Carbo vegetabilis 178
Carcinosinum 70, 262
Causticum 285, 286, 412, 423
Ceanothus 243
Cedron 423
Chamomilla 131, 292, 391
Chelidonium 285
China 83, 166, 178, 243, 292, 376, 405, 432
China sulphuricum 299
Chlorum 175, 178, 319, 369
Cholas terrapina 117
Chromium 25, **58**, 70
Cimicifuga 243
Cina 131, 178, 286, 317
Cistus 273
Cobaltum 23, 25, **86**, 104, 105, 131
Cocculus 285, 405
Coffea 178, 405

Colchicum 285
Conium 117, 178, 431
Crocus 197, 286
Cundurango 271
Cuprum 23, 83, **107**, 119, 178, 292, 405
Cuprum cyanatum 117
Cuprum sulphuricum 117
Curare 433
Cystein 144

D

Digitalis 405
Dopaminum 70
Dulcamara 117, 197

E

Eriodictyon californicum 285
Eupionum 126

F

Ferrum 4, 23, 24, 25, **72**, 105, 121, 273, 405
Ferrum aceticum 76, 77
Ferrum iodatum 76
Ferrum phosphoricum 76
Fluoricum 392, 453
Fluoricum acidum 105, 178, 365, 369
Fluoricum-Verbindungen 61

G

Gallium 26, **134**, 145
Gelsemium 105
Germanium 26, **139**
Glonoinum 197, 242, 243, 405
Gnaphalium 438
Graphites 70, 83, 243

Arzneimittelindex

H

Haematoxylon 314
Hafnium 326, **342**
Hamamelis 83
Helleborus 131
Helonias 242, 243, 412
Hepar sulphuris 83, 117, 131, 177, 178, 197, 243, 319, 369, 405, 412
Hydrastis 319, 435
Hydrobromicum acidum 178
Hydrocyanicum acidum 368
Hyoscyamus 104, 249, 391
Hypericum 306, 310

I

Ignatia 105, 131, 166, 391
Indium 187, **267**, 306
Iodum 151, 178, 188, **308**, 322, 453
Ipecacuanha 292
Iridium 4, 243, 327, 369, 3**71**, 380
Iridium muriaticum 376

J

Jaborandi 423

K

Kalium 23, 24, 27, 34, 37
Kalium arsenicosum 147
Kalium bichromicum 59, 60, 61, 62
Kalium bromatum 384, 391, 405
Kalium carbonicum 125, 131, 178, 365
Kalium iodatum 319, 405
Kalium phosphoricum 130

Krypton 26, 181, 191

L

Lac caninum 53
Lac caprinum 355
Lachesis 70, 110, 126, 178, 243, 273, 314, 405
Lanthanum 326, 338, 344
Lathyrus 423
Laurocerasus 116
Lilium tigrinum 242, 243
Lithium 49
Lycopodium 49, 104, 105, 131, 175, 178, 306, 319, 391, 405

M

Magnesium 292, 412
Magnesium carbonicum 178
Magnesium muriaticum 101, 197
Magnesium phosphoricum 447
Manganum 23, **63**, 83, 105, 369
Manganum aceticum 66
Manganum carbonicum 66
Medorrhinum 255, 412
Melilotus 115
Mercurialis 412
Mercurius 151, 166, 178, 256, 260, 292, 319, 328, 330, 331, 369, 404, 405, 418, 438, 453, 455
Mercurius vivus 408
Mezereum 197, 405, 412
Millefolium 81
Molybdaenum 186, **215**, 223
Muriaticum acidum 166, 273
Myosotis 285
Myrtus chekan 285

Arzneimittelindex

N

Natrium 30, 32, 34, 147, 412
Natrium carbonicum 49, 105, 151, 166, 273
Natrium muriaticum 104, 177, 285, 286, 306, 319
Natrium salicylicum 432
Natrium sulphuricum 268, 269
Niccolum 23, 46, **95**
Niccolum carbonicum 97
Niccolum sulphuricum 98
Niobium 186, **210**, 347, 348
Nitricum acidum 405
Nitri spiritus dulcis 391
Nux moschata 273
Nux vomica 93, 104, 117, 131, 151, 197, 306, 405, 412, 437

O

Opium 178, 273, 436, 438
Osmium 243, 306, 327, 360, 362, 368, 373, 376, 380
Osmium acidum 362, 368

P

Palladium 187, 234, 256, 369, 373, 376, 380, 391
Petroleum 105, 423, 438
Phosphoricum acidum 166, 369
Phosphorus 55, 70, 82, 104, 105, 113, 178, 273, 285, 299, 306, 314, 319, 391, 405, 423
Picrinicum acidum 70
Pilocarpinum 423
Pix liquida 285
Platinum 79, 101, 104, 236, 242, 243, 255, 256, 285, 327, 369, 373, 376, 378, 387, 438

Platinum muriaticum 390
Platinum muriaticum natronatum 390
Plectranthus 438
Plumbum 117, 125, 131, 292, 328, 390, 423, 425, 445, 453
Plumbum aceticum 427, 438
Plumbum chromicum 438
Plumbum iodatum 438
Plumbum phosphoricum 438
Podophyllum 131, 328, 438
Polonium 157, **447**, 455
Psorinum 70, 256
Pulsatilla 70, 99, 105, 113, 115, 117, 118, 166, 178, 255, 256, 285, 286, 306, 319, 391, 405, 440, 443, 445

R

Radium bromatum 298, 306
Radon 328, 457
Ratanhia 197
Rauwolfia 166
Rhenium 327, 356
Rhodium 187, 229, 380, 390
Rhododendron 197
Rhus toxicodendron 70, 151, 164, 178, 197, 268, 269, 306, 369, 391
Rubidium 186, **189**, 197
Rumex 82
Ruta 70
Ruthenium 187, **225**, 232

S

Sabadilla 379, 380
Sambucus 315
Sanguinaria 273
Sanicula 319
Santoninum 319

Arzneimittelindex

Sarracenia. 292
Scandium 24, **39**
Sedum acre 390
Selenium 26, 93, 269
Senega 285
Sepia 93, 105, 131, 178, 200, 255, 256, 281, 285, 306, 390, 391
Silicea 70, 105, 113, 197, 280, 285, 286, 315, 357, 369, 376 431
Solanum nigrum 405
Spigelia 151, 319, 405
Spongia tosta 176, 178, 369
Stannum 166, 188, 256, 273, **275**, 381, 384, 412
Stannum iodatum 285
Staphisagria 117, 286, 385, 412
Staphysagria 166
Stramonium 104
Strontium 186, **193**, 203, 285
Strontium bromatum 193
Strontium carbonicum 193, 194, 198
Strontium iodatum 193
Strontium nitricum 193
Strychninum 273
Sulphur 61, 70, 105, 126, 131, 135, 151, 157, 166, 197, 243, 286
Syphilinum 405, 412

T

Tabacum 261
Tantalum 326, 346, 354
Tarantula 243, 391, 405
Technetium 187, **221**, 227
Tellurium 157, 188, **294**, 369
Terebinthiniae oleum 306
Tetradymitum 306
Teucrium 306
Teucrium scorodonia 285

Thallium 93, 328, 369, **416**, 438
Theridium 125
Thuja 197
Titanium 25, **43**, 93, 269, 273
Tuberculinum 55, 131
Tungstenium 327, **351**, 358

V

Valeriana 390
Vanadium 25, **51**
Veratrum 285, 391
Veratrum album 117, 131
Veratrum viride 197
Viburnum 126

X

Xenon 188, **321**, 331

Y

Yttrium 186, **200**, 208, 213
Yttrium oxidatum 201

Z

Zincum 4, 23, 25, 93, 104, **119**, 137, 255, 256, 260, 273
Zirconium 186, **205**, 213

Periodensystem der Elemente

1 H Hydrogen								
3 Li Lithium	4 Be Beryllium	5 B Bor						
11 Na Natrium	12 Mg Magnesium	13 Al Aluminium						
19 K Kalium	20 Ca Calcium	21 Sc Scandium	22 Ti Titanium	23 V Vanadium	24 Cr Chrom	25 Mn Mangan	26 Fe Ferrum	27 Co Cobalt
37 Rb Rubidium	38 Sr Strontium	39 Y Yttrium	40 Zr Zirconium	41 Nb Niobium	42 Mo Molybdän	43 Tc Technetium	44 Ru Ruthenium	45 Rh Rhodium
55 Cs Cäsium	56 Ba Barium	57 La Lanthanum	58 Ce Cerium	59 Pr Praseodym	60 Nd Neodym	61 Pm Promethium	62 Sm Samarium	63 Eu Europium
			72 Hf Hafnium	73 Ta Tantalum	74 W Tungsten	75 Re Rhenium	76 Os Osmium	77 Ir Iridium
87 Fr Francium	88 Ra Radium	89 Ac Actinium	90 Th Thorium	91 Pa Protoactin	92 U Uranium	93 Np Neptunium	94 Pu Plutonium	95 Am Americium

Periodensystem der Elemente

								2 He Helium
bo					7 N Nitrogen	8 O Oxygen	9 F Fluor	10 N Neon
cium					15 P Phosphor	16 S Sulphur	17 Cl Chlor	18 A Argon
colum	29 Cu Cuprum	30 Zn Zincum	31 Ga Gallium	32 Ge Germanium	33 As Arsenicum	34 Se Selen	35 Br Brom	36 Kr Krypton
d ladium	47 Ag Silber	48 Cd Cadmium	49 In Indium	50 Sn Stannum	51 Sb Antimon	52 Te Tellur	53 I Iod	54 Xe Xenon
d dolinium	65 Tb Terbium	66 Dy Dysprosium	67 Ho Holmium	68 Er Erbium	69 Tm Thulium	70 Yb Ytterbium	71 Lu Lutetium	
t atinum	79 Au Aurum	80 Hg Mercurius	81 Tl Thallium	82 Pb Plumbum	83 Bi Bismut	84 Po Polonium	85 At Astatinum	86 Rn Radon
m urium	97 Bk Berkelium	98 Cf Californium	99 Es Einsteinium	100 Fm Fermium	101 Md Mendelev.	102 No Nobelium	103 Lw Lawrencium	

Weitere Titel von Patricia Le Roux

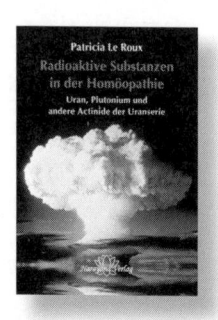

Radioaktive Substanzen in der Homöopathie

Uran, Plutonium und andere Actinide der Uranserie

160 Seiten., geb., € 34.-

Radioaktive Substanzen sind in der Homöopathie bislang nur wenig erforscht. Die bekannte Kinderärztin Patricia Le Roux leistete Bahnbrechendes, indem sie die Anwendung dieser gerade für die heutige Zeit bedeutenden Mittel erforschte.

In ihrem Werk vermag sie es, in wenigen Worten die Essenz der „Actinide" auf den Punkt zu bringen. Die eindrücklichen Fallbeispiele zeigen, wie sie diese mit Erfolg eingesetzt hat.

Patienten der Uranserie verfügen über ein großes Energiepotenzial, gleichzeitig droht Zerfall und Zerstörung. Oft gibt es einschneidende Erlebnisse wie Selbstmord oder schwere Erkrankungen in der Familie oder auch Katastrophen wie Erdbeben oder atomare Unfälle. Gleichzeitig verfügen diese Patienten über eine ausgesprochene Intuition. Die Kinder sind frühreif und ihrer körperlichen Entwicklung weit voraus.

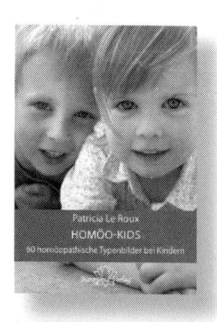

Homöo-Kids

60 homöopathische Typenbilder bei Kindern

256 Seiten., geb., € 34.-

Eine moderne Arzneimittellehre für Kinder, die an Prägnanz und Praxisnähe unübertroffen ist.

Die 60 beschriebenen Arzneimittel reichen von klassischen Polychresten wie Pulsatilla, Calcium carbonicum und Lycopodium zu weniger bekannten, aber bei Kindern äußerst bewährten Mitteln wie Beryllium, Helium, Saccharum officinale, Falco, Oxygenium und Chocolate.

Aufbauend auf dem homöopathischen Klassiker der Kindertypen von Borland gliedert sie die 60 Mittelbilder in die vier Haupttypen kälteempfindlich, warmblütig, langsam und unruhig. Dies ermöglicht eine rasche Differenzierung. Besonders praktisch ist die weitere Unterteilung jedes Mittels in Symptome beim Säugling und beim Kind.

Ein originelles Werk, das die homöopathische Verschreibung bei Kindern erstaunlich erleichtert.

Weitere Titel von Patricia Le Roux

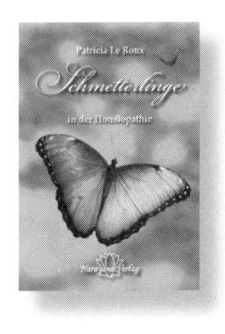

Schmetterlinge in der Homöopathie

13 Schmetterlinge - Prüfungen, Essenzen und Fälle

150 Seiten., geb., € 28.-

Die bekannte französische Kinderärztin Patricia Le Roux begibt sich in diesem Werk auf das fast unbekannte Territorium der Schmetterlingsmittel in der Homöopathie. Sie hat diese u. a. mit großem Erfolg bei hyperaktiven Kindern (ADHS) eingesetzt. Ein weiteres Thema bei diesen Mitteln ist die Verwandlung, der Wunsch sich zu verkleiden – zu „verpuppen". Das Buch beinhaltet Prüfungen, Essenzen und Fälle von 13 Schmetterlingen: Kalifornischer Eisvogel, Schwalbenschwanz, Fliederspanner, Prozessionsspinner, Goldafter, Zitronenfalter, Totenkopfschwärmer, Blauer Morphofalter, Tagpfauenauge, Goldener Scheckenfalter, Großer Kohlweißling, Kleiner Fuchs und Brombeerspinner.

„Patricia Le Roux hat wieder ein hervorragendes Buch geschrieben. Das Bild der Schmetterlingsmittel tritt sehr lebendig hervor - mit einer klaren Beschreibung der Mittelessenz." Jan Scholten

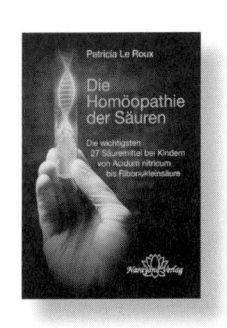

Die Homöopathie der Säuren

Die wichtigsten 27 Säuremittel bei Kindern - von Acidum nitricum bis Ribonukleinsäure

208 Seiten., geb., € 35.-

Die Autorin zeigt an 27 verschiedenen Säuren, wie die einzelne Säure dieses allgemeine Thema modifiziert. Die gezeigten kurzen Fallbeispiele sind alle aus ihrer eigenen Praxis und beschreiben teilweise erstaunliche Heilungserfolge. Neben Ph-ac oder Nit-ac werden auch weniger bekannte Säuren wie Ribonukleinsäure, Hippursäure oder Milchsäure beschrieben. Mit alphabetisch gegliederter Materia Medica, Essenzen und Fallbeispielen liegt hier ein ideales Nachschlagewerk vor: die umfassendste homöopathische Darstellung der Säuren.

„Wer sich mit den Säuren in der Homöopathie auseinandersetzten möchte, dem sei dieses wertvolle Buch wärmstens ans Herz gelegt."
Dorit Zimmermann

Narayana Verlag

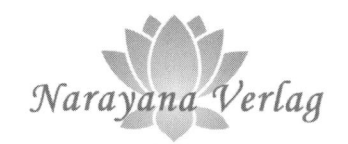

Blumenplatz 2, D-79400 Kandern
Tel: +49 7626-974970-0, Fax: +49 7626-974970-9
info@narayana-verlag.de

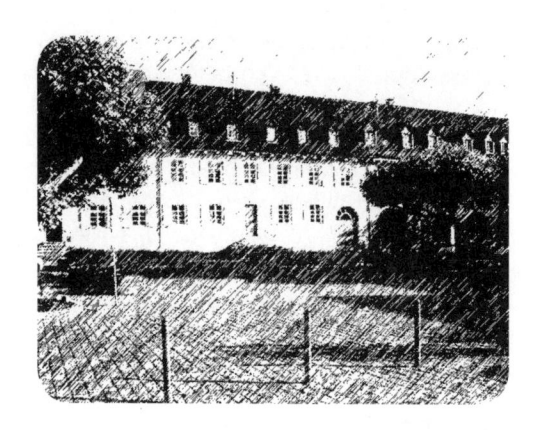

In unserer Online Buchhandlung
www.narayana-verlag.de
führen wir alle deutschen, englischen und französischen Bücher zu Homöopathie und Naturheilkunde. Es gibt zu jedem Titel aussagekräftige Leseproben.

Auf der Webseite gibt es ständig Neuigkeiten zu aktuellen Themen, Studien und Seminaren mit weltweit führenden Homöopathen, sowie einen Erfahrungsaustausch bei Krankheiten und Epidemien.

Ein Gesamtverzeichnis ist kostenlos erhältlich.